歯科衛生士のための
摂食嚥下
リハビリテーション
第2版

Dysphagia Rehabilitation for Dental Hygienists

公益社団法人 日本歯科衛生士会 監修
植田耕一郎 編集代表

医歯薬出版株式会社

執筆者一覧

●監 修
公益社団法人　日本歯科衛生士会

●編集代表
植田耕一郎　日本大学歯学部摂食機能療法学講座特任教授

●編著者（五十音順）
井上　誠　新潟大学大学院医歯学総合研究科摂食嚥下リハビリテーション学分野教授

菊谷　武　日本歯科大学教授・口腔リハビリテーション多摩クリニック院長

佐藤　陽子　仙台青葉学院短期大学歯科衛生学科教授

下山　和弘　東京医科歯科大学名誉教授

藤谷　順子　国立国際医療研究センター病院リハビリテーション科医長

古屋　純一　昭和大学歯学部口腔機能管理部門教授

水上　美樹　日本歯科大学口腔リハビリテーション多摩クリニック

向井　美惠　昭和大学名誉教授

●執筆者（五十音順）
赤塚　澄子　日本大学歯学部付属歯科病院歯科衛生室

阿部　伸一　東京歯科大学解剖学講座教授

有友たかね　東京歯科大学短期大学歯科衛生学科講師

小田　奈央　昭和大学江東豊洲病院歯科室

小野　高裕　大阪歯科大学高齢者歯科学講座教授

金久　弥生　明海大学保健医療学部口腔保健学科教授

菊池　真依　元日本歯科大学口腔リハビリテーション多摩クリニック

木村　有子　昭和大学歯科病院歯科衛生室責任者／昭和大学大学院保健医療学研究科講師

久保山裕子　日本歯科衛生士会副会長

小城　明子　東京医療保健大学医療保健学部医療栄養学科教授

佐藤　光保　日本大学歯学部摂食機能療法学講座兼任講師

柴田　由美　昭和大学歯科病院歯科衛生室／昭和大学大学院保健医療学研究科講師

白部　麻樹　東京都健康長寿医療センター研究所自立促進と精神保健研究チーム研究員

鈴木いずみ　元日本歯科大学口腔リハビリテーション多摩クリニック

鈴木　啓之　昭和大学歯学部口腔機能管理学部門講師

田頭いとゑ　東京科学大学大学院医歯学総合研究科医歯学系専攻老化制御学講座摂食嚥下リハビリテーション学分野非常勤講師

髙橋　浩二　医療法人徳洲会館山病院口腔機能リハビリテーションセンターセンター長／昭和大学名誉教授

田中　祐子　日本歯科大学口腔リハビリテーション多摩クリニック

田村　文誉　日本歯科大学口腔リハビリテーション科教授

角田　由美　日本大学歯学部付属歯科病院歯科衛生室

戸原　玄　東京科学大学大学院医歯学総合研究科医歯学系専攻老化制御学講座摂食嚥下リハビリテーション学分野教授

日髙　玲奈　東京科学大学大学院医歯学総合研究科地域・福祉口腔機能管理学分野講師

西澤加代子　日本歯科大学口腔リハビリテーション多摩クリニック

西村　瑠美　広島大学大学院医系科学研究科口腔健康科学講座口腔保健疫学研究室助教

福井沙矢香　日本大学歯学部付属歯科病院歯科衛生室

藤本　雅史　国立国際医療研究センター病院リハビリテーション科

三鬼　達人　藤田医科大学ばんたね病院看護部看護部長

村松　倫　国立国際医療研究センター病院リハビリテーション科

吉田　光由　藤田医科大学医学部歯科口腔外科学講座教授

渡邊　裕　北海道大学大学院歯学研究院口腔健康科学分野高齢者歯科学教室准教授

渡邉　理沙　医療法人静心会桶狭間病院藤田こころケアセンター歯科

This book is originally published in Japanese
under the title of :

Sʜɪᴋᴀᴇɪsᴇɪsʜɪ-ɴᴏ Tᴀᴍᴇ-ɴᴏ
Sᴇssʜᴏᴋᴜ Eɴɢᴇ Rɪʜᴀʙɪʀɪᴛᴇsʜᴏɴ

（Dysphagia Rehabilitation for Dental Hygienists）

General Editor：

Japan Dental Hygienist's Association

Chief Editor：

Uᴇᴅᴀ, Koichiro
　Professor, Department of Dysphagia Rehabilitation Nihon University School of Dentistry
　A Chairperson
　The Japanese Society of Dysphagia Rehabilitation

Ⓒ 2011　1st ed.
Ⓒ 2019　2nd ed.

ISHIYAKU PUBLISHERS, INC.
　7-10, Honkomagome 1 chome, Bunkyo-ku,
　Tokyo 113-8612, Japan

第2版 監修にあたって

　口から食べることは，人が生きるための力の「みなもと」であり，そしてまた「喜び」です．さらに口腔には，食べる機能をはじめ味覚，呼吸，構音など，まさに人が人として生きるために必要な多くの機能があり，傷病や障害，あるいは加齢による口腔機能の低下を予防することは極めて重要です．そうした観点から，口腔機能のリハビリテーションの重要性が高まっております．2008年には，「安心と希望の医療確保ビジョン」が示され，これからの医療について「治す医療」から「治し支える医療」への方向性が提言されました．ビジョンの中で摂食嚥下機能等に関わる歯科医療は，人々の生活の基本を支える「生活の医療」と位置づけられ，歯科医師・歯科衛生士と医師・看護師等との連携によるチーム医療の必要性が強調されました．そこで，歯科衛生士においてもチーム医療の一員として摂食嚥下リハビリテーションに関わる専門性を一層高めることが必要であるとの認識から，基礎となる教育・研修が重要であり，そこで活用するための体系化された教本・テキスト「歯科衛生士のための摂食嚥下リハビリテーション」を2011年に発刊いたしました．

　その後，歯科衛生士を取り巻く環境はさらに変化し，またその役割は深化してきております．歯科衛生士の90%以上は，歯科診療所に勤務しておりますが，その来院患者の45%以上が65歳以上の高齢者であり（2017年患者調査），全身管理，医科歯科連携への対応が必要となってきています．さらに，地域包括ケアシステムの構築が急がれる中，「歯科医院完結型」から「地域完結型」へ大きくシフトしています．診療所の歯科衛生士も，地域に出向き多職種と連携しながら，その専門性を発揮することが求められています．今後ますます，在宅療養者や要介護高齢者の口から食べる機能を維持して，低栄養や誤嚥性肺炎を予防するなど，口腔衛生・口腔機能管理を担う役割に期待が高まっております．

　このような歯科衛生士を取り巻く環境や背景の変化に対応して，この度7年ぶりに「歯科衛生士のための摂食嚥下リハビリテーション－第2版」としてリニューアルいたしました．本書では，地域包括ケアシステムの中での多職種連携や地域連携，フレイルへの対応，2018年に保険収載された小児の口腔機能発達不全症や，高齢者の口腔機能低下症について追加しました．また，病態別への対応や栄養管理についても強化いたしました．今後，歯科衛生士には，口腔領域の疾病対応のみならず，予防や健康増進，口腔機能の維持回復，ひいてはQOLの向上にも寄与できるような業務展開が期待されています．また，多職種との連携・協働においては，歯科衛生士の専門性を活かした問題解決能力が求められています．今後，社会や多職種からの要請に応えるためにも本書を活用いただけますことを願っております．

　本書の企画に際し，植田耕一郎先生に編集委員長としてご指導を仰ぎ，また，第一線で活躍されている諸先生方に編集の労をおとりいただき，さらに，ご専門の多くの先生方にご執筆を賜ったことは，誠に感謝の念に堪えないところです．本書が，歯科衛生士教育において，また，診療所・病院，介護施設や在宅医療の場で活動する歯科衛生士の人材育成に活用され，摂食嚥下障害の改善・回復に寄与することができれば望外の喜びです．

2019年8月　公益社団法人日本歯科衛生士会　会長　武井典子

第2版　はじめに

　「歯科衛生士は歯科医師の指示のもと摂食機能療法を実施する」1994年に摂食機能療法が医科と歯科で同時に保険診療に導入された時に記された文です．保険医療導入に至ったのは，本書第1版の編集代表をなさった金子芳洋氏，本書第2版の編集および執筆をいただいた向井美惠氏等の功績によるものです．摂食機能療法において歯科衛生士は，診療補助のみならず，診療実施者になったのです．

　対象とする患者は新生児から幼児，小児，成人，高齢者まで年齢を問いません．脳性麻痺，脳卒中やパーキンソン病などの疾患から派生する不都合や後遺症が「障害」です．疾患は治癒しても障害は残るということがあるために，どの疾患も行き着くところは摂食嚥下障害になります．

　摂食機能療法のトレーニング技術の習得が大事であることは述べるまでもありません．しかし技術論に傾聴する中で，何時も忘れてならないのは「理念」です．摂食機能障害を引き起こす疾患が同じ病名であろうと，10名と対峙すれば対応は10通りです．なぜなら患者ごとに今日に至るまでの生活過程や置かれている環境が異なるからです．対応が多岐だからこそ，その時必要とされるのは，揺るぎのない理念であろうかと思います．

　そこでリハビリテーションの理念が摂食機能障害への対応を体系立て，整理してくれます．近代西洋医学は臓器単位で発展していますが，リハビリテーションは“生活単位”で人を見ます．排泄，入浴，移動，食事などの日常生活活動を少しでも自立すべく務めていきます．例えば食事行為を自立するために，麻痺した上肢の機能訓練をし，麻痺の治癒が見込めない時には利き手交換の訓練をし，さらに人的・物的な環境を整えることで自立の支援をしていきます．

　う蝕治療ならば「完治」がゴールになりますが，治癒が見込めない場合には，何をゴールにしたら良いのでしょうか？治癒のない障害を持った者は二度と健康になれないのでしょうか？そもそも健康とは何なのでしょうか？

　本書は，摂食嚥下機能の基礎的な知識から摂食嚥下リハビリテーションの実践的な手技まで体系立てられています．普段の学習の時，または臨床の場面で混乱や壁にあたった時に，明日から新しい一歩を踏み出す羅針盤の役割を果たしてくれることでしょう．

2019年8月　編集代表　植田耕一郎

第1版 序

　"ひと"は，食物と水分を取りこむことにとって生命活動を維持している．この食物や水分を摂り込み胃に送り込むための一連の経過が摂食・嚥下であり，そのために働く機能が摂食・嚥下機能と呼ばれる．

　"ひと"を含め哺乳動物は皆摂食・嚥下機能を有しているが，その解剖生理は全てが同じではない．もっとも特徴的なことは，喉頭の位置である．ひとの新生児と他の哺乳動物では喉頭の位置は咽頭の高い位置にある．しかし成人では，喉頭は咽頭のかなり低い位置にある．そうすると咽頭部における呼吸の通路と食物の通路が同じ場所を占める長さが長くなる．こうなると成人では元もと嚥下障害を起こすリスクが高くなる．

　摂食・嚥下障害（Dysphagia）は次のように定義されている．「dysphagia とは，嚥下の複数に段階の一つあるいは複数の段階に何らかの障害がある状態である．その障害は，口腔への食物の摂り込みに始まって，口腔内での食物を巧妙に処理する能力，食塊のコントロール，嚥下反応（反射）の発現，咽頭の収縮（蠕動運動），輪状咽頭筋の弛緩によるとそれによる食塊の食道への送り込みに至る広い範囲において発生するものである（M. E. Groher, 1992）．またアメリカの言語聴覚士協会（American Speech and Hearing Associasion：ASHA,）では次ぎのように定義している．「dysphagia とは，嚥下するために必要な口腔内での食物処理がうまくいかないとか，食物を口腔から胃へ移送させることがうまくいかないというというような嚥下機能の障害のことである．この定義には，口腔内に食物を摂り込んだり，嚥下に先立って口腔内で食物を処理したりという機能に問題がある場合を含んでいるものであり，その機能には吸啜や吸引，咀嚼も含まれている．」

　嚥下は食物を口から胃へ送るために顎や咽頭，食道の筋が高度に協調して行われる一連の複雑な運動経過であり，嚥下第1相，第2相，第三相から成り立っている．Leopold ら（1983）は，これら人の食べる過程である摂食・嚥下を5段階に分けている．すなわち先行期，口腔期，嚥下口腔期，咽頭期，食道期，の5段階である．前述した定義中の複数の段階とはこの5段階を指している．

　近年，摂食・嚥下機能にプロセスモデルという新しいモデルが提唱されるようになってきた．このモデルでは摂食・嚥下を oral phase, pharyngeal phase, esophageal phase の3つの相に分けられている（詳細は後章で詳述）．

　わが国では人口の高齢化が急速に進み，高齢に関係する疾患の多発に対する医学的処理や管理が重要な課題となってきている．この中でとくにリハビリテーションは21世紀の医療と呼ばれるほど需要が増しており，摂食・嚥下障害に対するリハビリテーションもその中の重要な位置を占めるようになってきている．このような状況を踏まえ，平成6年4月には国も社会保険診療に"摂食機能療法"を取り入れている．この摂食・嚥下リハビリテーションには歯科医師，歯科衛生士も携わることができる．しかし従来，歯科医師，歯科衛生士の教育には摂食嚥下・リハビリテーションは含まれておらず，その対応が著しく遅れている．近年，歯科衛生に教育は3年制，4年制に変わりつつあり，その中で摂食嚥下・リハビリテーションの卒然教育が一部で始まっている．

vii

摂食・嚥下リハビリテーションのおおきな特徴は，その学際的な面である．この領域には医師，歯科医師，言語聴覚士，理学療法士，作業療法士，栄養士，看護師，歯科衛生士，保健婦など多くの専門分野の関与が是非必要である．しかもその各職種が別々に関与するにではなく，いわゆる"学際的なチームアプローチ"が必要である．

　摂食・嚥下障害は摂食・嚥下機能に関係する神経系その他の関係する構造に傷害が生じたときにその合併症状として発生するものであり，これを引き起こす疾患や傷害は非常に多種多様である．大きく分けるといわゆる子ども（障害児）に起こる発達障害的なものと，成人以降に起こる中途傷害がある．そのためにこの領域の摂食・嚥下リハビリテーションを成功に導くためには，広く深い知識とリハビリテーション手技についての熟練が必要である．これは，卒前教育だけでは習得することが不可能である．そこで本著の内容は主に基本的な基礎的な知識の習得のために必要な事項だけに止め，さらに必要の部分は本著に引き続いて出版される卒後の教育，勉強用の書物に記載することとした．

　摂食障害を抱えている人びとの口腔内は健常者（児）の口腔内とは比較にならないほど衛生状態が不良であり，衛生状態を管理するにはどうしても歯科衛生士が直接関与するか，あるは行き届いた指導をすることが不可欠である．また口腔内の不衛生度と摂食・嚥下障害の重症度はほぼ並行していると考えられる．従って歯科衛生士は摂食・嚥下リハビリテーションと口腔ケアが同時にできる専門家として貴重な存在であり，この面での活躍が期待されている職業である．

平成 23 年 3 月　金子芳洋

第1版　監修にあたって

　口から食べることは，生きる力のみなもとであり喜びである．しかし，何らかの原因で口から食べる機能が失われたときの健康障害やQOL（Quolity of Life，生命の質，生活の質，人生の質）の低下ははかり知れないものがある．そのため，口腔は生命維持にとって重要な働きを持つ器官であり，また，人間としての尊厳を保ち，質の高い生活を送るうえでも重要な器官である．

　一方，口腔は，温度，湿度，栄養等において微生物が繁殖しやすい環境にあり，う蝕や歯周病等，歯科疾患の発症や進行の原因となるばかりでなく，誤嚥性肺炎等，口腔に起因する感染症をはじめ，糖尿病や心臓病等の全身の健康状態を悪化させる要因ともなることが報告されている．

　また，口腔には，食べる機能をはじめ味覚，呼吸，構音など，多くの機能があり，傷病や障害，あるいは加齢による口腔機能の低下を予防するうえで，口腔機能のリハビリテーションの重要性が高まっている．歯科衛生士はこれまで，口腔衛生の管理に関わる分野を中心として，う蝕や歯周病等，歯科疾患の予防やプライマリーケア等，器質的ケアにおいて大きな役割を果たしてきたが，機能的ケアへの対応は十分とはいえない状況にある．

　医療法第1条の2に定める医療提供の理念には「医療は（略）単に治療のみならず，疾病の予防のための措置及びリハビリテーションを含む良質かつ適正なものでなければならない」とある．また「安心と希望の医療確保ビジョン」（厚生労働省，平成20年6月）では，これからの医療について「治す医療」から「治し支える医療」への方向性を提言し，その中で，摂食・嚥下機能等に関わる歯科医療を，人々の生活の基本を支える「生活の医療」と位置づけ，歯科医師・歯科衛生士と医師・看護師等との連携によるチーム医療の必要性を強調している．

　これらのことから，摂食・嚥下リハビリテーションは，多職種協働によるチームアプローチにより，各職種の専門性に基づく質の高い業務を実践することが求められている．歯科衛生士においても，チーム医療の一員として目的と情報を共有するとともに，摂食・嚥下リハビリテーションにおける歯科衛生士の専門性を高めることが必要である．また，歯科医療の専門職として口腔内に直接関与できるという特性を活かし，歯科衛生士の役割を十分に発揮することが期待されている．そのためには，基礎となる教育研修が重要であり，体系化された教本・テキストの発行を急ぐこととなった．本書の企画にあたり，この分野における歯科衛生士の最初の教本・テキストであることを考慮し，学校教育や卒後研修における基礎編として編集することとした．

　本書は，歯科衛生士と摂食・嚥下の関わりについて認識し，リハビリテーション及び摂食・嚥下リハビリテーションの概念やメカニズム，さらには発達，障害の状態を正しく理解したうえで，小児期，成人期，高齢期の摂食・嚥下障害の特徴や変化，歯科衛生士の実践についての考え方や方法及び訓練法の実際，チームアプローチや連携に必要な関係職種の理解など，摂食・嚥下リハビリテーションに関する基礎的知識・技術の修得に必要な学習過程を考慮し

た構成となっている.

　歯科衛生士の実践については，摂食・嚥下障害のある対象者に対して，歯科衛生上の問題点を明確にし，最も望ましい支援とはどのようなことかを歯科衛生士の立場で考え，計画的，科学的に実践するための方法として，歯科衛生過程（歯科衛生ケアプロセス）の流れに沿って解説されている.

　歯科衛生士の役割は，口腔領域の疾病対応のみならず，予防や健康増進，口腔機能の維持回復，ひいてはQOLの向上にも寄与できるよう，対象となる人のニーズに対して適切な支援を提供することであり，多職種との連携・協働においては，歯科衛生士の専門性を活かした問題解決能力が求められる.そのため,対象となる人のアセスメント（情報の収集・分析），問題の明確化，計画立案（目標の設定及び方法の決定），実施計画の立案，実施（介入），評価などのプロセスにより展開することが重要である.また，実施記録をシステム化することでスタッフ間の情報の共有が可能となる.このような考え方は，歯科衛生士の臨床では既に経験的に導入されており，また，教育・研修においても，専門職としての姿勢や態度を育成し，質の高い，根拠に基づいたケアを提供するための具体的なツールとして検討・試行されている.摂食・嚥下リハビリテーションが学際的チームアプローチとして実践されることを考慮し，歯科衛生過程による展開方法を取り入れ，紹介することとした.

　本書の企画に際し，この分野の先駆者である金子芳洋先生に編集委員長としてご指導を仰ぎ，また，第一線で活躍されている先生方に編集の労をおとりいただき，さらに，ご専門の多くの先生方にご執筆を賜ったことは，誠に感謝の念に堪えないところである.

　本書が，歯科衛生士教育において，また，診療所・病院，介護施設や在宅医療の場で活動する歯科衛生士の人材育成に活用され，摂食・嚥下障害の改善・回復に寄与することができれば望外の喜びである.

平成23年3月　社団法人日本歯科衛生士会　会長　金澤紀子

歯科衛生士のための摂食嚥下リハビリテーション 第2版

CONTENTS

CHAPTER 1 歯科衛生士と摂食嚥下リハビリテーション ……… 1

1 歯科衛生士は摂食機能療法を実施する ……… 1
2 生活をみる ……… 1
3 第三の医学 ……… 2
4 生涯を通じて ……… 3

CHAPTER 2 リハビリテーションと摂食嚥下リハビリテーション ……… 5

Ⅰ リハビリテーション医学・医療総論 ……… 5

1 リハビリテーション医学とは ……… 5
2 運動学とは ……… 6
3 障害の分類 ……… 8
4 リハビリテーション治療のプランニング ……… 10

Ⅱ 摂食嚥下リハビリテーションの実際と歯科衛生士の役割 ……… 11

1 摂食嚥下とは ……… 12
2 摂食嚥下機能のプロセス ……… 12
3 摂食嚥下障害の特徴に基づいた対応領域 ……… 13
4 摂食嚥下障害の原因 ……… 14
5 摂食嚥下障害の重症度分類 ……… 15
6 摂食嚥下リハビリテーションの進め方 ……… 15
7 摂食嚥下リハビリテーションの取り組みと課題 ……… 17

Ⅲ 摂食嚥下リハビリテーションにおける口腔健康管理 ……… 19

1 口腔ケアとは ……… 19
2 口腔健康管理とは ……… 20
3 歯科口腔保健の推進に関する法律 ……… 21

CHAPTER 3 摂食嚥下障害者への口腔管理と制度の理解 ……… 24

Ⅰ 摂食嚥下障害者に関する制度 ……… 24

1 地域包括ケアシステム ……… 24
2 地域連携 ……… 24
　　1 在宅医療／2 地域包括支援センター／3 地域ケア会議
3 チーム医療（多職種連携） ……… 25
　　1 チームアプローチの種類／2 地域医療における多職種連携／3 地域包括ケアシステムにおける歯科衛生士の在り方／4 歯科衛生による口腔衛生管理
4 医療保険，介護保険制度と口腔健康管理 ……… 30
　　1 医療保険における口腔健康管理／2 介護保険制度における口腔健康管理／3 施設における口腔衛生管理のための取り組み／4 経口維持のための取り組み（経口維持加算）

xi

CHAPTER 4 摂食嚥下機能のメカニズム ……… 34

I 摂食嚥下に関わる構造（解剖）……… 34

1 口腔の構造 ……… 35
1 口腔粘膜／2 口唇／3 口蓋／4 口峡／5 頬／6 舌／7 歯／8 唾液腺

2 咽頭の構造 ……… 40

3 喉頭の構造 ……… 41

4 鼻腔の構造 ……… 42

5 摂食嚥下に関与する筋 ……… 42
1 口裂周囲の表情筋群／2 咀嚼筋群／3 舌骨上筋群・舌骨下筋群／4 舌筋群／5 軟口蓋の筋群／6 咽頭の筋群／7 喉頭の筋群

II 摂食嚥下に関わる機能（生理）……… 46

1 摂食運動 ……… 46

2 咀嚼から嚥下への過程 ……… 47

3 嚥下運動の過程 ……… 48

4 嚥下運動の誘発 ……… 50

5 嚥下運動と呼吸のかかわり ……… 51

6 嚥下運動の関連する器官における種々の反射 ……… 53

III 発達期の摂食嚥下機能 ……… 56

1 発達期の口腔形態，口腔機能の定型発達 ……… 56

2 乳児期における形態変化と機能発達 ……… 57
1 経口摂取準備期

3 離乳期から幼児期における機能発達 ……… 60
1 嚥下機能の発達／2 捕食機能の発達／3 押しつぶし機能の発達／4 すりつぶし機能の発達／5 水分摂取機能の獲得／6 自食準備期／7 手づかみ食べ機能の発達／8 食具食べ機能の発達

4 幼児期における機能発達 ……… 66

CHAPTER 5 咬合および咀嚼機能の管理と評価 ……… 68

I 咬合と咀嚼機能 ……… 68

1 下顎運動と咬合様式 ……… 68
1 下顎運動／2 咬合様式

2 歯の欠損による口腔の変化と口腔機能の低下 ……… 70
1 歯の欠損による短期的変化／2 歯の欠損による長期的変化／3 欠損様式の分類

3 摂食嚥下と義歯・咬合の役割 ……… 71
1 歯の欠損と摂食嚥下／2 義歯と摂食嚥下／3 義歯と PAP，PLP

II 咀嚼の評価と管理 ……… 74

1 咀嚼機能の評価法（歯科補綴学的な咀嚼の評価法）……… 74
1 摂食嚥下における咀嚼の位置づけ／2 臨床における咀嚼の評価法

2 嚥下からみた咀嚼の評価 ……… 77
1 摂食嚥下障害患者における咀嚼機能評価の重要性／2 嚥下造影検査（VF）を用いた咀嚼機能評価／3 嚥下内視鏡検査（VE）を用いた咀嚼機能評価／4 食品を用いた簡便な咀嚼機能評価

CONTENTS

　　3 咀嚼・咬合の管理に必要な口腔機能の評価と管理 ……… 79
　　　　1 歯，咬合／2 義歯／3 口腔衛生／4 唾液／5 舌／6 口唇，頬／7 軟口蓋／8 疼痛

　III 咬合・咀嚼と全身 ……… 84

　　1 オーラルフレイルとフレイル ……… 84
　　　　1 オーラルフレイルとは／2 オーラルフレイルからみたフレイル予防

　　2 口腔機能低下症 ……… 86

　　3 咀嚼と栄養 ……… 88

　　4 咀嚼と全身 ……… 90
　　　　1 咀嚼と全身機能／2 咀嚼と認知機能

CHAPTER 6 栄養管理 ……… 93

　I 栄養スクリーニングと栄養アセスメント ……… 93

　　1 栄養スクリーニング ……… 93
　　　　1 主観的包括的評価／2 MNA-SF／3 CONUT／4 GNRI／5 予後栄養指数／6 GLIM 基準

　　2 栄養アセスメント ……… 98

　II 栄養ケア ……… 99

　　1 栄養必要量 ……… 99
　　　　1 エネルギー／2 たんぱく質，アミノ酸／3 水分

　　2 栄養補給方法 ……… 101
　　　　1 栄養補給方法の種類と特徴／2 栄養補給方法の選択

　　3 食形態（嚥下調整食を含む） ……… 103
　　　　1 嚥下調整食／2 水分

　III 栄養サポートチーム（NST）の概念 ……… 106

CHAPTER 7 リスクマネジメント ……… 108

　I 全身管理の把握と対応 ……… 108

　　1 バイタルサイン ……… 108
　　　　1 意識／2 血圧／3 脈拍／4 呼吸／5 体温

　　2 バイタルサインのチェック，モニタリング，アセスメント ……… 111

　II 緊急時の対応 ……… 112

　　1 誤嚥 ……… 112

　　2 窒息 ……… 112

　III 気管切開 ……… 113

　　1 適応 ……… 113

　　2 解剖 ……… 113

　　3 気管カニューレの構造と種類 ……… 114
　　　　1 基本構造／2 種類

　　4 気管切開と摂食嚥下リハビリテーション ……… 115
　　　　1 目的／2 内容／3 気管切開患者にリハビリテーションを実施する際の注意点

xiii

Ⅳ 吸　引 ……… 117

1 喀痰吸引 ……… 117
2 吸引の適応条件 ……… 118
3 禁忌と注意を要する状態 ……… 119
4 吸引時の注意点 ……… 119
5 吸引手順 ……… 120

CHAPTER **8** 病態別摂食嚥下障害 ……… 124

Ⅰ 発達期の摂食嚥下障害と原因疾患 ……… 124

1 小児の摂食嚥下障害の原因 ……… 124
　　1 母体側の要因／2 小児側の要因
2 口腔機能発達不全症 ……… 132
　　1 口腔機能発達不全症の特徴／2 診断基準／3 口腔機能発達不全症の評価／4 指導訓練の概要

Ⅱ 成人期・老年期の疾患に伴い多くみられる摂食嚥下障害 ……… 135

1 脳卒中 ……… 135
　　1 球麻痺と偽性球麻痺／2 高次脳機能障害／3 脳卒中に伴う二次的障害
2 神経筋疾患 ……… 141
　　1 パーキンソン病ならびにパーキンソン症候群（パーキンソニズム）／2 筋萎縮性側索硬化症／3 神経筋疾患への対応
3 サルコペニア ……… 144
4 認知症 ……… 145
　　1 認知症にみられる摂食困難／2 その他，認知症にみられる摂食場面での問題／3 認知症患者に対する食環境の調整
5 口腔癌関連 ……… 147
　　1 口腔癌治療に伴う摂食嚥下障害の特徴

CHAPTER **9** 摂食嚥下の評価 ……… 150

Ⅰ 歯科衛生士が行うスクリーニングテストと観察評価 ……… 150

1 発達期の摂食嚥下機能の評価 ……… 150
　　1 医療情報の聴取／2 食事時の外部観察における摂食嚥下機能の評価基準／3 発達期における精密検査
2 成人期（中途障害患者）および老年期（高齢期）に対する評価 ……… 167
　　1 フィジカルアセスメント／2 スクリーニング検査
3 精密検査 ……… 175
　　1 嚥下造影検査（VF）／2 嚥下内視鏡検査（VE）

CONTENTS

CHAPTER 10 摂食嚥下リハビリテーションと口腔衛生管理 ········179

Ⅰ 口腔衛生管理の実際 ········179

1 口腔衛生管理実施前の評価 ········179
　1 口腔以外の評価（全身・環境の評価）／2 口腔内の評価
2 姿勢調整 ········182
　1 座位が取れる場合／2 座位が困難な場合／
3 口腔衛生管理の方法 ········185
4 口腔衛生管理中のリスク管理 ········188
　1 開口保持困難な場合／2 出血が多い場合／3 口腔粘膜炎がある場合／4 口腔がん患者の場合

CHAPTER 11 摂食嚥下訓練 ········194

Ⅰ 摂食嚥下障害に対する訓練計画立案 ········194

1 摂食嚥下障害に対する訓練の考え方 ········194
2 摂食嚥下障害に対する訓練計画の立案 ········195

Ⅱ 摂食嚥下障害に対する食事指導 ········196

1 摂食嚥下障害児・者に用いられている食形態の分類 ········196
2 食指導のポイント ········198

Ⅲ 各病態に対する訓練法とその選択 ········202

1 摂食嚥下障害に対する訓練 ········202
2 基礎訓練（間接訓練）の選択と実施 ········203
　1 嚥下体操／2 過敏除去（脱感作）／3 ガムラビング（歯肉マッサージ）／4 筋刺激訓練法（バンゲード法）／5 冷圧刺激／6 喉のアイスマッサージ／7 氷なめ訓練／8 ハフィング／9 息こらえ嚥下法（声門閉鎖嚥下法，声門越え嚥下法）／10 強い息こらえ嚥下法／11 頭部挙上訓練（シャキアエクササイズ）／12 声帯内転運動（プッシング・プリング訓練）／13 メンデルソン手技／14 前舌保持嚥下訓練
3 摂食訓練（直接訓練）の選択と実施 ········216
　1 適切な評価とリスク管理／2 訓練の選択／3 小児，発達障害児の摂食訓練（直接訓練）の目的と意義／4 成人（中途障害），老年期の摂食訓練（直接訓練）の目的と意義／5 摂食訓練（直接訓練）に必要な因子／6 摂食訓練（直接訓練）の実際

CHAPTER 12 歯科衛生士が行う摂食嚥下リハビリテーションの基本 ········227

Ⅰ 摂食嚥下障害者の症例展開 ········227

1 アセスメント ········229
2 計画立案 ········234
3 実施 ········236
4 評価 ········239

文献 ········243
索引 ········256

XV

CHAPTER 1 歯科衛生士と摂食嚥下リハビリテーション

> **本章の要点** 歯科衛生士は，歯科予防処置，歯科診療補助，歯科保健指導が3大業務であるが，摂食機能療法においては，実施者である．口腔や咽頭といった臓器をみる前に患者の生活をみることが肝要である．そのためにはリハビリテーション医学の理念に基づいたアプローチが求められる．

1 歯科衛生士は摂食機能療法を実施する

　1994年に医科，歯科同時に摂食機能療法が保険医療に導入された．これは，『歯科衛生士のための摂食嚥下リハビリテーション』（初版）の編集代表を務められた金子芳洋氏，本書第2版のCHAPTER 2を執筆された向井美惠氏らの功績によるところが大きい．障害児者の摂食機能障害に対して食べる機能のリハビリテーションを施すことで，丸のみをしていた者が咀嚼機能を獲得し味わいをもった食事をするようになり，さらには誤嚥や窒息を予防し生命予後にも好影響を与えるといった疫学的な立証が公に認められたのである．

　歯科衛生士は，歯科医師の指示のもと多職種協働を旨とするものであり，その中で「歯科衛生士は摂食機能療法を実施する」と『歯科点数表の解釈』に明記されている．摂食機能療法における歯科衛生士は補助者ではなく実施者である．すなわち医学的診断を得てから，歯科衛生士は摂食機能を評価し（アセスメント），摂食機能療法を施して，評価と実施を繰り返しながら効果のほどを確認し診療にあたる．実施する以上は，それに対して責任が生じることも認識しなくてはならない．

2 生活をみる

　近代西洋医学は，心臓，肝臓，脳など臓器単位で体系立てられている．歯科医学も例に漏れず歯という臓器を対象として成り立っている．しかし，リハビリテーションは従来の西洋医学とは異なり，臓器ではなく生活単位で1人の患者と対峙する．

　具体的には，脳卒中後の右片麻痺（**図1-1**）に対して，どの臓器に問題がある

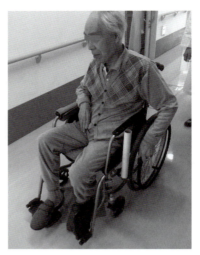

図1-1 脳卒中の右片麻痺患者

のだろうか、ということとは別に、例えば本人がトイレに行きたいとなれば、車椅子を自分で操作して移動し、トイレで立ち上がり下着を脱いで用足しをする、これら一連の行為をするためにどのような機能を獲得すればよいだろうかと生活目線で対応していく。

したがって摂食機能療法が対象とするのは、口腔や咽頭の機能のみではなく、咀嚼や嚥下の前段である食べる行為、食べ物への認知（先行期）における問題も含まれる。歯科衛生士が実施する口腔機能管理は、口腔の機能というよりも、口腔を通じての生活機能を担当するという取り組みでありたい。「木を見て森を見ず」にならないようにすることが肝要である。

3 第三の医学

第一の医学が治療の医学、第二の医学が予防の医学、そして第三の医学とよばれるのがリハビリテーション医学である。

図1-1の場合、右片麻痺の機能改善を目的に機能訓練を施す（治療的アプローチ）。しかし、必ずしも右側上下肢の機能が元のように戻るとは限らない。右手でスプーンやお箸が持てないからといって食事を諦めるわけにはいかない。そこで利き手交換の訓練をして左側の上肢で食事ができるように努める（代償的アプローチ）。左側の手指で把持しやすいようにハンドル部分を改良したり、咀嚼・嚥下に有利な食事を介護者が調理したりする（環境改善的アプローチ）。心理的な支援を絶えず怠ることなく接していく（心理的アプローチ）。これら4つの側面からのアプローチがリハビリテーションの基本姿勢であり、第三とよばれるゆえんは、"治らない"を認め、だからこそ潜在的な能力を発掘し機能の代償を図

るという点にある．さらに障害は，機能のみで決まるのではなく，むしろ環境により重度にも軽度にもなる．環境を整え，心理的なサポートをするという側面をもつことがリハビリテーション医療の特徴である．

う蝕治療のように治癒という右肩上がりのイメージではないところの医療を，これからの歯科衛生士の技量に期待したい．

4 生涯を通じて

超高齢社会となった日本に健康長寿が叫ばれて久しい．健康長寿とはいえ，死期は万人共通に訪れる．そのときに歯科衛生士は何ができるだろう．

口腔という器官は，触圧覚，温度覚，痛覚に加えて，特殊感覚としての味覚など多くの感覚を備えている．それらの刺激を与えることで口腔は全身的にも血流と潤いに影響を与える．生まれて間もなく母の乳首を口で探り，口を閉じて人生の終焉となる．口から始まり口で終わる，誕生から死に至るまで摂食機能療法の対象は年齢を問わない（**図 1-2**）．

スプーン一口だけの経口摂取が，栄養や水分補給に貢献することはないだろう．しかし，一口のお陰で"食事のある暮らし"が得られる（**図 1-3**）．これにより「お

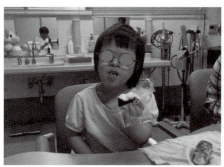
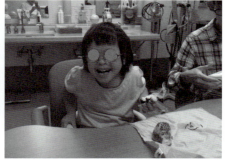

図 1-2　手づかみによる捕食を達成した瞬間

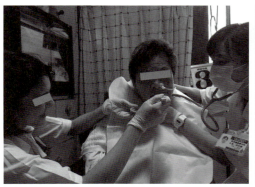
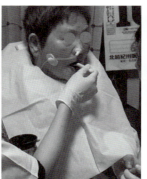
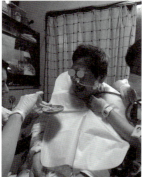

図 1-3　スプーンによる一口の摂取．たとえ一口であっても食事のある暮らしが戻る

いしい」「うれしい」に端を発して，本人や家族に笑顔が生まれる．医学的な数値として表現しにくいことではあるが，こうした医療に歯科衛生士はどこまで価値観を抱けるだろうか．口腔を直視直達できる稀有な職能をもつのが歯科衛生士である．長寿も大事であるが，生きる長短に依らない"百人百様の生きる質"に関わることが摂食嚥下障害における歯科衛生士の立ち位置であると思う．

　歯科衛生士を職業とする限り，摂食機能障害は程度の差こそあれ日々遭遇することになる．本書には，摂食嚥下リハビリテーションの基本的な知識と技術が網羅されている．本書により摂食嚥下リハビリテーションを卒前に学び，また卒後に迷ったならば本書に戻って原点回帰し，明日からの診療の一助とされたい．そのときには，技術論だけではなく"今，すべきこと"に対する理念こそが患者対応の軸となることを忘れてはならない．

（植田耕一郎）

CHAPTER 2

リハビリテーションと
摂食嚥下リハビリテーション

本章の要点　医学の発達に伴い，疾病や外傷で命を落とす人は減ってきている．一方，疾病や外傷の後遺症をもったまま，人生を送らなければならない人は増加している．また，高齢化に伴って身体機能的・認知機能的に虚弱な高齢者も増加している．

現在の日本におけるリハビリテーションは，広い意味では，これらの人々が，その人らしいよりよい状態になることを目指して行う支援活動である．

本章ではリハビリテーション医学の概要を把握し理解する．

I　リハビリテーション医学・医療総論

1　リハビリテーション医学とは

リハビリテーションという言葉はその起源では医学に限定した用語ではない．リハビリテーション（rehabilitation）の語源はラテン語で，re ＝再び，habilis ＝適した，ation ＝すること，からなる．つまり「再び適した状態にすること」，「本来あるべき状態への回復」という意味である．他に「権利の回復，復権」，「犯罪者の社会復帰，更生」，ヨーロッパにおいては「教会からの破門を取り消され，復権すること」も意味している．

つまり，リハビリテーションとは，誰もが，疾病や外傷などによって低下した身体的・精神心理的な機能を回復させ，残った障害を克服しながら，最も適した活動を再獲得することを意味する．なお，この再獲得の過程は，医療の現場においては時間を限定して行われるものである．

そして，リハビリテーション医学は，その再獲得の過程や活動の支援方法に，医学的・学術的な裏づけ＝エビデンスを構築する医学分野である．また，リハビリテーション医学に基づいて行われるリハビリテーションの実践をリハビリテーション医療とよぶ．

リハビリテーション医療は，大きくは診断と治療からなる．これは他の医療と変わらない．

リハビリテーション医療における診断は，いくつもの評価に基づいて行われる．

まず，一般的な医療上の評価がなされる．疾病や外傷が発生してからの時期（急性期，回復期，維持期など），疾病や外傷の重症度，行われている治療内容，現在の状態に影響しうる既往症や併存症，家族歴などである．さらに，バイタルサイン，一般理学的所見や神経学的所見などから身体・精神機能も評価され，そのうえで，障害の有無と種類，程度が診断される．また家族構成や生活環境など，その人を取り巻く社会的な状況も評価される．これらの評価をふまえて，疾患の病態や障害の生じる背景，機能の予後予測，活動を行ううえでのリスクが把握され，短期的・長期的目標が設定され，治療プログラム（療法や装具の指示など）が組まれる．この過程では，必要に応じて各種検査が行われることもある．

治療プログラムが決定すると，理学療法士（PT），作業療法士（OT），言語聴覚士（ST），義肢装具士（PO）などが，実際の療法を行ったり装具を作成・調整したり患者や家族へ指導を行ったりする．PT・OT・ST が，リハビリテーション専門職として国家資格化されているが，リハビリテーション医療の実践にあたっては，もちろん，これらの職種だけではなくチーム医療を行っている（p.26 参照）．

摂食嚥下障害であれば，歯科医師や歯科衛生士，看護，栄養の役割が重要である．リハビリテーション専門職の役割としては，PT は呼吸や姿勢，全身体力向上に，OT は座位姿勢や摂食動作の改善に，ST は口腔運動から嚥下機能の改善のための治療プログラムの遂行にあたることが多い．

多職種連携によるチームアプローチは重要であるが，単に多くの職種がかかわるだけ（p29 **図 3-1** 参照）では，どの職種が，どの内容を行う，という発想からのチームアプローチとなりがちで，「いないからできない」「いないから気がつかない」というデメリットが生じうる．実際の臨床場面では，あらゆる職種がそろうわけではないし，使える時間，あるいは個々の知識や実力にも差がある．したがって，「誰が何をする」という発想（seeds oriented：seed ＝種）から，「患者さんにはこれが必要，それを誰が対応する？」という，needs oriented あるいは，goal oriented なアプローチが望まれる．そして，現場の資源に応じて，職種間の垣根を越えた柔軟な対応を行うことを，transdisciplinary アプローチという（p29 **図 3-1** 参照）．

その症例に何が必要か，どんなゴールがふさわしいか，ということもまた，リハビリテーション診断に基づいて，患者家族を含めたチームで共有する．そのゴールを適切に考える際には，疾患や病態，治療方法についての知識と，後述する ICF などを用いて，構造的に考えることが重要である．

2　運動学とは

運動学とは，活動を支える体の仕組みを学ぶ学問領域である．その中には，力学，運動器の構造，神経系を含む運動制御，姿勢や歩行といった基本動作，運動

発達，運動学習理論などが含まれる．リハビリテーション診察，リハビリテーション治療の組み立てのうえで重要な学問領域である．

力学では，力は大きさと向きをもつことや複数の力を合わせることで力の大きさや向きを変えられること，重さのある物体は速度をもつか基準より高い位置にあることでエネルギーを得ること，回転を含む運動の特徴などを学ぶ．

運動器の構造では，たとえば，食物の最初の入り口である口腔には，上唇・下唇や歯，歯肉，舌，口蓋，頬といった構造物があることを学ぶ．また，舌の動きは舌下神経によって支配され，触覚は三叉神経が，味覚は前 2/3 は顔面神経が，後 1/3 は舌咽神経が司っているといった，その構造物を動かすシステムである筋や神経系の構造についても学ぶ．

運動制御では，ある構造物がどのような神経系によって活動の指令を与えられ，どのような力を生み出せるのか，その結果どのような運動が行われるのか，といったことを学ぶ．咀嚼を例とすると，大脳皮質から脳幹の咀嚼中枢を経由して各運動神経に伝達され，その運動指令が顔面や舌，咀嚼筋に伝わって咀嚼運動が行われる．その咀嚼運動によって発生する感覚を，三叉神経や顔面神経から視床を経由して大脳皮質に戻すことで，スムーズな咀嚼運動が可能になる．一方，食べるものによっては途中で咀嚼を止めるなど随意的な運動も行うことが可能である．このように無意識にも行えるし，注意を払って行うこともできる運動を半自動運動という．咀嚼の場合は，咀嚼のリズムを作るリズム発生器と，各筋の収縮を調整する筋収縮パターン発生器からなる咀嚼中枢が脳幹にあり，無意識でスムーズな咀嚼を担っている．なお，似たような自動運動・半自動運動をつかさどる中枢には，歩行中枢などがある．

基本動作では，ある状態を保つために働く相互の力について，ある状態から次の状態に移るときの重心の変化などを学ぶ．座位と立ち上がりや立位と歩行など，バランスのとれた状態からバランスを崩しつつ行う動作がわかりやすいが，実は，摂食動作のように，座位から腕を伸ばして食物を箸やスプーンでとらえるときも，バランスは変化し，それを調整している．この場合，腰から下の安定性がなければ，上肢や頭の動きによって，座位姿勢そのものが崩れてしまい，摂食動作の妨げになる．

運動発達とは子供が時間経過とともに習得する運動変化の過程を指す．寝たきりの赤ん坊が頭を上げたり，手足を別々に動かしたり，見つめ合って微笑んだりしながら，次第に寝返りを打ち，おもちゃをつまめるようになり，親の顔を認識し，言葉を話せるようになる．母乳を吸啜する状態から，固形物を咀嚼して飲み込めるようになる．

複雑な運動を行うには，さまざまな基本的な運動を組み合わせてスムーズに行うよう統合することが必要になる．その統合過程を学習というが，その学習についての理論が運動学習理論である．学習とは，結果として行動に変化を起こし，練習・経験の結果として生じ，比較的永続する変化である．運動学習には，たと

えば，触られるとはじめはびっくりしても，何度も同じように触られると驚かなくなる単純学習，ベルが鳴ったら餌がもらえると思ってよだれを垂らすパブロフの犬のような古典的条件付けや，小脳を中心に据えた滑らかな運動に関する教師あり学習理論など，現在でも精神神経生理学的な方面から多数の理論が提案されている．リハビリテーション治療における訓練とは，運動学習であり，どのような目的で，どのような種類の訓練を，どのような強度で行うか，などの訓練の選択のうえで，さまざまな学習理論を知っておくことは有用である．

3 障害の分類

　世界保健機構（WHO）は1946年にWHO憲章前文で「健康」とは「肉体的，精神的，社会的に完全で良好な状態で，単に疾病や虚弱さがないことではない」と定義した．WHOは1948年から疾病や外傷とその障害を把握する指標として国際疾病分類（ICD）を策定・改定している．1980年には，ICIDH（国際障害分類）が策定されたが，2001年にWHOは，ICDにおける障害の把握を補うために，「生きることの全体像」についての「共通言語」として機能することを目的とした，国際生活機能分類（ICF）を採択した．ICFは，障害の分類を行うツールとして，国際的に，医療・福祉・介護・政策などの現場で使用されつつある．

　ICFの特徴として，生活機能＝生きることの分類であるため誰にでも適応できる分類であること，障害を記述することが目的ではなく健康状態を把握することが目的であるため中立的な言葉が使われていること，生活機能は個人の健康状態だけで決まるのではなく個人と社会の相互作用によって決まるものとしたこと，がある．この特徴を支えるのは，疾病によって日常生活・社会生活が制限されるという医学モデルと，社会の制約によって障害は形成されるという社会モデルが統合された考え方である．

　ICFでは，健康を構成する各要素は「生活機能と障害」と「背景因子」に大きく二分され，前者はさらに「心身機能・身体構造」と「活動」と「参加」に，後者は「環境因子」と「個人因子」に分けられている．矢印はすべて双方向性であり，それぞれ相互に関わり影響しあっている．「健康状態」とは，「健康であること」だけでなく「病気であること」「加齢」などの変調や疾病状態を含むものである．

　嚥下障害の症例を例にしたものを**図2-1**に示す（＜＞内はICFの要素名，数字は図内の数字に一致）．「認知症」＋「骨折・臥床状態」＜健康状態＞により，嚥下機能＜心身機能・身体構造＞が障害された状態となる（①）．嚥下機能＜心身機能・身体構造＞が障害されることにより，食事摂取＜活動＞が，全量経口摂取できない，あるいは食形態の制限があるなどの状態に陥り（②），それにより，社会参加＜参加＞について「家に帰れない」「外出できない」といった状況が起

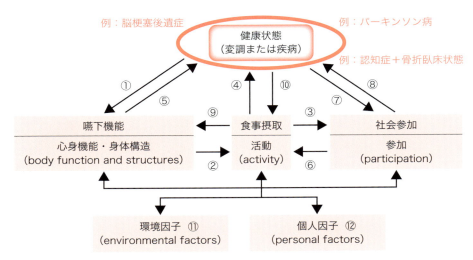

図 2-1　ICF（国際機能分類）2001，WHO と摂食嚥下障害

こる（③）．一方，図の二段目の食事の摂食量＜活動＞の少なさは，体力＜健康状態＞の低下をもたらす（④）．嚥下機能の障害＜心身機能・身体構造＞はまた，低栄養状態＜健康状態＞招くこともある（⑤）．骨折による臥床が，嚥下の安全性の低下をもたらしたりする（変調または疾病）．「家に帰れない」＜参加＞ために，食べなれた味の食事が提供されず，食事の摂食量＜活動＞が低下することもある（⑥）．「認知症」＋「骨折・臥床状態」＜健康状態＞は，それ自体が「家族と食卓を囲む」＜社会参加＞を困難にし（⑦），「家族と食卓を囲む」時間が減ることによって，ますます「認知症」が＜健康状態＞悪化することもあるだろう（⑧）．一方，食事摂取量＜活動＞の低下は，さらに嚥下筋力・嚥下機能＜心身機能・身体構造＞を低下させたり（⑨），骨粗鬆症を悪化させたり（⑩）することもあるだろう．そして，家族の人数や介護力といった＜環境因子＞（⑪），もともとの偏食・頑固といった＜個人因子＞（⑫）が，状態をさらに修飾している．

したがって，リハビリテーション治療においては，「嚥下機能」そのものの訓練による改善だけでなく，「同じ嚥下機能でもより安全に食べるための方策の指導」（「活動」を変化させる）や，「胃瘻でも嚥下食でも外出する」といった「参加」の面，あるいは，訪問看護や訪問管理栄養士の派遣，嚥下食の宅配の確保といった環境因子へのアプローチも必要になってくる．口腔ケアは，「誤嚥しても肺炎をおこしにくくする」（食事での誤嚥，という活動の状況から，「変調・疾病」への悪影響の矢印のブロック）効果もあり，また，直接的に嚥下機能（心身機能）の向上に働きかける効果もある．（歯科衛生士さんと接する，冗談を言い合う，楽しい，という社会参加の効果もあるかもしれない．）

4 リハビリテーション治療のプランニング

前述したICFの考え方から導けるように，リハビリテーション治療とは，単に「訓練を行うこと」でもなければ，「嚥下機能を改善させること」のみでもなく，「活動と参加を支援する」ことである．したがって，図2-2に示すような手段の中から，個々の症例のその時期に応じて，多層的，併行的に，プランを立てることになる．併行的，という観点が重要であり，「全量経口摂取できてから，退院を考えましょう」ではなく，「退院を想定した準備をしておく」ことや，「全量経口摂取できなくても退院できる可能性を検討する」視点が大事である．そして，全体像を把握し，ゴールを目指したプランの中で，どの役割を自分が担うか，を把握しておく．

患者さんの中には，必ずしも改善するとは限らず，「維持」が当面の目標になる場合や，下り坂でも，その時々のベストの対応をしていくことがゴールである場合もある．特に，下り坂の場合には，何を重視するか，ということに関して，shared decision making（患者と医師の両方が医学的な意思決定プロセスに貢献すること）が重要である（下り坂でなくてももちろん重要であるが，改善中の場合には意見の相違が少ない）．

そして，患者さんや家族に，「食事」という基本的な生活要素の制限を受けているストレスがあることや，誤嚥性肺炎や低栄養の不安を常に抱えているということを忘れず，真摯な心理的なサポートは必須である．さらに，家族指導は，ともすれば，わからない言葉をたくさん聞かされたり，家族がしなければならないことが増やされたり，家族の責任が増やされたりすることになりがちである．多職種連携も，患者さんや家族にとっては，よいことばかりではない．複数の人に言われた内容が少しずつ異なることによるストレスがあるし，多くの人とかかわれば，言葉使いや態度が気になる人と接する確率もある．多職種連携の良い面を享受してもらえるように，医療者としては心がけたい．

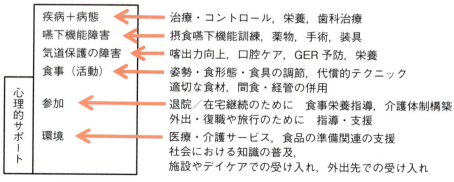

図2-2 多層的・併行的にプランを考える

（藤谷順子・村松　倫）

Ⅱ 摂食嚥下リハビリテーションの実際と歯科衛生士の役割

　摂食嚥下機能は，発達期，維持期，低下期と大きく3つの領域に分けられる．機能を獲得する発達期，獲得した機能を維持する維持期，獲得した機能が減退していく低下期である．摂食嚥下リハビリテーションの大きな枠組みの中で3領域の特徴は**表2-1** ①〜③のようになる．

　これら3領域に対して，歯科医療が主として担当する摂食嚥下リハビリテーションの特徴と歯科衛生士が連携して担う内容をそれぞれ示す．

表2-1　摂食嚥下障害の3領域と歯科医療の担う内容の特徴

摂食嚥下障害の領域		歯科医療の担う内容
① 発達期	疾患（脳性麻痺，遺伝子疾患，各種症候群など）が原因の機能未獲得の状態から機能獲得を目指す「ハビリテーション」の領域	乳幼児期，学齢期，成人期の摂食嚥下機能未獲得児者に対して，乳歯の萌出，永久歯への交換に伴う口腔の容積や歯列咬合の成長変化を考慮し，年齢にかかわらず原疾患の特徴とその症状，成育の経緯等の医療情報提供書などを参考に摂食嚥下の評価・診断をした歯科医からの指示に基づいて，歯科衛生士が行うスクリーニングテストや摂食動作を評価し指導訓練を行う．
② 維持期	獲得された機能が，疾病（脳血管疾患，神経疾患など）や事故などにより一部，または全部に機能不全を生じ，その機能不全となった機能の再獲得を目指す「リハビリテーション」の領域	疾患によって生じる口腔領域の下顎，舌，口唇，頰などの動きの麻痺や，形態の部分的な欠如などで機能不全となる摂食嚥下障害である．全体の摂食嚥下リハビリテーションの中でも，歯科に特化した口腔領域のリハビリテーションの特徴としては，補綴処置による形態の回復をはじめとした歯列咬合の回復と，捕食・咀嚼・嚥下の各機能に関与する口腔領域の筋の訓練，舌の運動範囲を形態面から補う嚥下補助装置の必要性などを評価・診断した歯科医師の指示に基づいて歯科衛生士が行うスクリーニングテストや，摂食動作を評価した指導・訓練を行うことがあげられる．
③ 機能低下期	加齢に伴い環境因子に対する脆弱性が高まったフレイルやサルコペニア，認知症などによる摂食嚥下機能の低下の進行を可能な限り遅くする，または一部回復を目指す「機能維持（回復）」の領域．	獲得された機能の老化とともに，筋力の低下による咀嚼，嚥下が低下し，それに加えて唾液分泌の低下による口腔乾燥などの口腔内環境の悪化が摂食嚥下機能全体の機能低下による栄養不良を招き，感染に対する免疫能も低下して誤嚥による誤嚥性肺炎を招くことも多い．これらに対して口腔の健康衛生管理や口腔機能管理を行うことは，機能の減退を遅らせ，または維持して食事の経口摂取の期間を長くすることを可能とする．口腔領域の機能低下に対する評価・診断を行った歯科医師の指示に基づいて口腔衛生管理，口腔機能管理など，医科や他領域の多職種と連携して進めていく．

1 摂食嚥下とは

　人は年齢や疾病の有無にかかわらず，日常生活において摂食嚥下，呼吸，言語・表情の表出などの機能を営んでいる．このような多様な機能の中で，食物を口に摂り込む前（先行期）の食品の認知，視覚，嗅覚などの感覚機能を含めて食物摂取の機能を営む場である口腔・咽頭・喉頭・食道領域のいずれかの機能が障害された状態を，摂食嚥下障害という．摂食嚥下にかかわる機能は，毎日高い頻度で使われているが，わが国では，食にかかわる長い歴史の中で摂食嚥下機能とその障害についての医療は新しく，運動機能障害などに対するハビリテーション，リハビリテーション医学の進歩に伴い，摂食にかかわる機能も医療対応が可能との考えと，臨床経験から摂食嚥下障害に関する研究と臨床が急速に広がった．医療分野ばかりでなく，療育や介護など，日々の生活の中で機能障害のある人と関わる領域は広い．

　摂食嚥下障害に関する代表的な用語を**表 2-2** に示す．

表 2-2　摂食嚥下障害に関する用語

用語	定義
捕食	口腔内に食物を取り込む
咀嚼	食物を噛み砕き唾液と混和すること
食塊	嚥下しやすいよう一塊にした食物
嚥下	食塊を口腔から胃に送り込む一連の輸送運動
嚥下障害	一連の嚥下に関わる機能が障害されること
摂食障害	神経性食思不振症，拒食症，過食症など精神・心理的障害
摂食嚥下障害	摂食機能障害．食物を確認し，口腔に取り込み，咀嚼や舌で押しつぶし，嚥下する機能における障害をいう．
誤嚥	食物などが声門を越え気道に侵入すること
誤飲	食物以外のものの飲み込み
喉頭侵入	食物などの喉頭内，声門上への侵入

2 摂食嚥下の過程と食物の流れ （図 2-3）

　摂食嚥下の過程と食物の流れを**図 2-3** に示した．摂食嚥下の機能は，食物を外部から取込み消化吸収されるように処理する機能である．機能を営むためには，食べる人の意思が反映され，味覚をはじめ種々の感覚や好き嫌い，空腹程度，食物の物性（テクスチャー），食具の形などが複雑に関与して機能が営まれている．口腔の機能面の健康に関与する歯科衛生士は，単に口の動きだけでなく，食べる

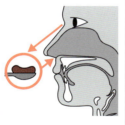
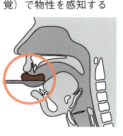
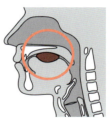
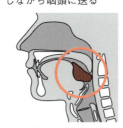
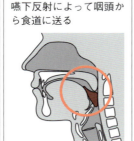
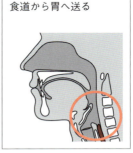

図 2-3 摂食嚥下の過程と食物の流れ

意欲や食物の物性によって食べ方が少し変わることも意識して対応することも大切である．摂食嚥下を営むのは人である．摂食嚥下リハビリテーションにおいては，図 2-3 の機能過程と食物の流れを基本にして機能不全を呈する人に寄り添ったリハビリテーションの担い手であるという心構えが歯科衛生士にも望まれる．

3 摂食嚥下障害の特徴に基づいた対応領域

　摂食嚥下障害のある多くの小児や，機能獲得がなされないままの成人や高齢者は，経口摂取する種々の食物の物性や味，香りなどを経験していない．経験のない感覚刺激に対応した機能発達を目指す小児にとっては，基本的な意味ではリハビリテーションではなく，摂食嚥下機能獲得のためのハビリテーションと理解するのが適当であろう．

　これに対して，おもに成人期における摂食嚥下障害では，食物を食べた経験があり，摂食嚥下機能は獲得されたものの，脳卒中や神経疾患などにより失われた機能のリハビリテーション（再獲得）を目指すものである．

　高齢者の機能維持（回復）は，摂食嚥下機能が加齢による機能減退を生じるが，その進行をできるだけ遅くし，または一部回復することを目指す領域である．

このように摂食嚥下障害はその対象領域の障害特徴を考慮して，ハビリテーション，リハビリテーション，機能維持の3領域に分けられる．この3領域の区別は，対象者の状態と対応の違いの基本となるので十分な理解が必要である．

4 摂食嚥下障害の原因

摂食嚥下障害の原因として**表2-3**に代表的な疾患を示したが，ライフステージからみると，先天異常や染色体異常などが原因で発達期に機能獲得を妨げている疾患，成人期から高齢期にかけての後天的な神経疾患や筋疾患，加齢に伴う機能減退など多岐にわたる．これらは，摂食嚥下関連器官の形態的な異常，神経・筋疾患による機能障害の原因となる疾患，さらに精神・心理的問題や認知機能の障害によるものに大別される．

原因疾患を形態異常，機能異常，その他に分けたが，原因が2項目以上にわたることもあり，厳密に分けることは困難である．

表2-3　摂食嚥下障害の原因

形態異常	先天異常，欠損など	口唇裂・口蓋裂，巨舌症・小舌症，無歯顎，歯の欠損，咬合異常，喉頭軟化症，食道閉鎖症，食道狭窄症，気管切開，トリーチャーコリンズ症候群など
	腫瘍	歯肉，舌，喉頭，咽頭
	外傷，骨折	下顎骨骨折，下顎頭骨折，脳底部骨折
機能異常	神経疾患	脳血管障害，パーキンソン病，筋萎縮性側索硬化症（ALS），ギラン-バレー症候群，多発性硬化症，脳性麻痺，染色体異常，脳形成不全，中枢神経系感染症，など
	神経接合部筋疾患	進行性筋ジストロフィー，先天性筋ジストロフィー，重症筋無力症，多発性筋炎，先天性ミオパチー，ミトコンドリア脳筋症，プラダー-ウィリー症候群，メビウス症候群など
その他	精神・心理的問題	経管依存症，反芻，食事恐怖症，拒食症，コステロ症候群，コルネリア・デ・ランゲなど
	認知機能の障害	認知症，高次脳機能障害
	加齢による機能減退	フレイル，サルコペニア，ロコモティブシンドローム，など

5　摂食嚥下障害の重症度分類

　摂食嚥下障害への対応時には，対象者の障害の重症度を把握しておくことが重要である．重症度の把握は，臨床での介入方法の検討やその効果判定に不可欠である．摂食嚥下障害の原因は**表2-3**に示したように多様であり，さらに，先行期から食道期までの過程での場合多くは複数の問題を含んでいる．これらに対応する際の摂食嚥下障害の重症度別対応法が明記された分類が知られている（**表2-4，5**）．

6　摂食嚥下リハビリテーションの進め方

　摂食嚥下リハビリテーションの臨床は，日々の生活の中で，以下のような問題に対処しなければならない．
①誤嚥性肺炎の予防（口腔衛生管理）
②窒息の危険回避（嚥下調整食）
③脱水の予防
④低栄養への対応（栄養サポート）
⑤食べる楽しみの再獲得
　摂食嚥下リハビリテーションは，摂食嚥下障害者の機能状態に応じて①～④を考慮しつつ，⑤の食べる楽しみを再獲得させながら，機能の回復と維持ができるよう包括的な対応によって進められる必要がある．摂食嚥下リハビリテーションにおける臨床現場では，学際的な多くの医療職，福祉職，介護職などの協働した

表2-4　摂食嚥下能力のグレード

Ⅰ　重症	経口不可	1	嚥下困難または不能，嚥下訓練適応なし
		2	基礎的な嚥下訓練のみの適応あり
		3	厳密な条件下での摂食訓練レベル
		4	楽しみとしての摂食は可能
Ⅱ　中等症	経口と補助栄養	5	一部（1～2食）経口摂取
		6	3食経口摂取＋補助栄養
		7	嚥下食で，3食とも経口摂取
Ⅲ　軽症	経口のみ	8	特別に嚥下しにくい食品を除き，3食経口摂取
		9	常食の経口摂取可能，臨床的観察と指導を要する
Ⅳ正常		10	正常の摂食嚥下能力

（藤島，1998[6]を一部改変）

表 2-5　臨床的摂食嚥下障害重症度分類（Dysphagia Severity Scale：DSS）

	分類	定義	解説	対応法	直接訓練[*1]
誤嚥なし	7　正常範囲	臨床的に問題なし	治療の必要なし	必要なし	必要なし
	6　軽度問題	主観的問題を含め，何らかの軽度の問題がある．	主訴を含め，臨床的な何らかの原因により摂食嚥下が困難である．	簡単な訓練，食事の工夫，義歯調整などを必要とする．	症例によっては施行
	5　口腔問題	誤嚥はないが，摂食嚥下に問題がある．	先行期・準備期も含め，口腔期中心に問題があり，脱水や低栄養の危険を有する．	口腔問題の評価に基づき，訓練，食物形態・食事法の工夫，食事中の監視が必要である．	一般医療機関や住宅で施行可能
誤嚥あり	4　機会誤嚥	ときどき誤嚥する．もしくは咽頭残留が著明で臨床上誤嚥が疑われる．	通常の VF において咽頭残留著明，もしくは，ときに誤嚥を認める．また，食事場面で誤嚥が疑われる．	上記の対応法に加え，咽頭問題の評価，咀嚼の影響の検討が必要である．	一般医療機関や住宅で施行
	3　水分誤嚥	水分は誤嚥するが，工夫した食物は誤嚥しない．	水分で誤嚥を認め，誤嚥・咽頭残留防止手段の効果は不十分だが，調整食など食形態効果を十分認める．	上記の対応法に加え，水分摂取の際に間欠的経管栄養法を適応する場合がある．	一般医療機関で施行可能
	2　食物誤嚥	あらゆるものを誤嚥し嚥下できないが，呼吸状態は安定．	水分，半固形，固形食で誤嚥を認め，食形態効果が不十分である．	経口摂取は不可能で経管栄養が基本となる．	専門医療機関で施行可能[*2]
	1　唾液誤嚥	唾液を含めすべてを誤嚥し，呼吸状態が不良．あるいは，嚥下反射が全く惹起されず，呼吸状態が不良．	常に唾液も誤嚥していると考えられる状態で，医学的な安定が保てない．	医学的安定を目指した対応法が基本となり，持続的な経管栄養法を要する．	困難

＊1：訓練には，食物を使った直接訓練と食物を使わない間接訓練がある．間接訓練は 6 以下のどのレベルにも適応があるが，在宅で施行する場合，訓練施行者に適切な指導をすることが必要である．
＊2：慎重に行う必要がある．

（才藤栄一，他．2007[10]）

対応が必要であり，個々の職種の知識や意識は職種を越えて共有されなければならない．

また，食物による誤嚥窒息の事故は，詰め込み食べや食品の物性に合わない食べ方，歯の生え方，歯列咬合状態などによって引き起こされる．摂食嚥下障害のある場合には，代謝の維持とともに発育・機能減退を考慮した栄養管理が必要とされ，経口による栄養摂取困難を考慮した長期にわたるきめ細かな栄養管理も求められ，医療だけでなく療育や介護福祉との地域包括ケアの連携が不可欠である．

摂食嚥下リハビリテーションの基本診査から診断・治療に至る流れを**表 2-6**に示す．

7 摂食嚥下リハビリテーションへの取り組みと課題

生涯にわたる生活の質（QOL）を高めるための摂食嚥下リハビリテーションは，個々の疾患の重度化や多様化に応じて栄養摂取方法（胃瘻，経鼻経管，経口など）も異なり，また日々の体調によって摂取量や食べ方にも変化がみられる．このよ

表 2-6 摂食嚥下リハビリテーションの流れ

基本診査	医療面接	日常生活状態，食事量・時間・不快事項，服薬，介助状態，摂取食物内容，身長，体重，など
	一般診査	身体所見，神経学的所見，意識障害程度，認知機能程度，可動域（頸部，顎関節），姿勢（上肢，体幹，下肢）
	血液の生化学検査 バイタルサイン	血清アルブミン（Alb），総蛋白（TP）など 呼吸速度，心拍数（脈拍），血圧，体温，サチュレーション（SpO_2*）など
	口腔内診査	触覚異常，原始反射残存，可動域（口唇，舌），異常運動，麻痺部位と程度，口腔乾燥，OHAT などによる口腔評価，顎顔面形態，歯列・咬合，口蓋形態，顎関節
臨床評価	一次スクリーニングテスト	頸部聴診法，反復唾液嚥下テスト（RSST），改良水飲みテスト（MWST），味覚刺激による嚥下誘発テスト
機能評価	二次スクリーニングテスト（客観評価）	段階的フードテスト，嚥下造影検査（VF），嚥下内視鏡検査（VE），超音波検査（US）・など
	摂食状況の観察評価	呼吸動態評価，摂食・咀嚼・嚥下動作評価，口腔の運動評価（口唇，舌，顎，頬），サチュレーション（SpO_2）
診断と治療計画	口腔衛生管理（口腔のケア）	口腔のケア
	摂食機能療法	食環境の整備，食内容の評価と見直し，機能訓練（間接・直接）
	歯科治療対応	機能補助装置（PAP，PLP，Swalloaid）

＊個々の内容については他の章・項目を参照．
＊ SpO_2：経皮的動脈血酸素飽和度

うな中で摂食嚥下リハビリテーションや介助を行う現場の医療担当者や介護者の負担は大変なものと思われる．上記のような現状を認識しつつ，取り組みと課題は，以下のようにまとめることができる．

①基礎疾患と関連する摂食嚥下機能不全の状態の医療側における客観的な評価診断に応じて連携した多職種での対応が基本である．医療側と介助側の連携を密にとれる体制が双方ともに早急に構築されるよう努力することが大きな課題である．

②食事においては，個々の機能不全の内容と程度に応じて調理された嚥下調整食（調理形態）が必要となる．調理段階から機能発達や機能不全・減退程度に応じた調整食を作り提供する合理的な配慮が望まれる．

③摂食嚥下リハビリテーションを担う臨床現場の職種は，機能発達・回復・維持を促す介助を行うと同時に，十分に五感を使って味わって食べる"食べ方"についても十分に理解し，誤嚥や窒息事故の予防とその対処などの基本を身につける必要がある．

　このような認識に立って，食物を単に栄養摂取を目的にした"食べる"だけでなく，"味わって食べる"食べ方を摂食嚥下リハビリテーションの中で指導訓練すること，日常の食事介助者には，食べ方によっては命の危険が伴うことに気づかせること，そして，食に伴う本来の人への効用である心の健康をも意識した命をつなぐ心身の健康回復に根ざした摂食嚥下リハビリテーションの取り組みが臨床現場でなされることが大切である．

（向井美惠）

| Ⅲ | 摂食嚥下リハビリテーションにおける口腔健康管理 |

本章の要点 口腔は，食べる（摂食嚥下機能），話をする（コミュニケーション機能），呼吸をする（呼吸機能），喜怒哀楽を表す（心理表現の機能）など，多様な役割を担っている．口腔の健康，とりわけ口腔機能が生活の質（quality of life: QOL）と密接な関係をもつことから，口腔衛生とともに口腔機能の維持，向上が重要視されている．

1 口腔ケアとは

　医療職や介護職などにも認知度が高い用語として "口腔ケア" という用語がある．看護大事典第2版では「口腔ケアは口腔内に付着した汚れや分泌物をふきとる，ブラッシングするなどして汚れを取り除き，口腔粘膜を刺激し，唾液分泌を促進することで，自浄作用を保つために行うケア[1]」としており，2008年に発行された老年歯科医学用語辞典第1版では「口腔保健ケア（口腔ケアは同義語）は狭義には歯口清掃（口腔清掃は同義語）をさすが，広義には食べ物の摂り方（栄養改善）や誤嚥の防止，唾液分泌促進や摂食嚥下障害のための指導やリハビリテーションなどの機能訓練あるいは歯科治療までを含む[2]」としている．前者は誤嚥性肺炎の予防や摂食嚥下機能の回復をも目的にあげているが口腔清掃という狭義の口腔ケアであり，後者は口腔清掃のみならず歯科治療や摂食嚥下リハビリテーションなども含む広義の口腔ケアについても触れている．口腔ケアという用語があまりに多様な意味をもつようになり，広義の口腔ケアは口腔にかかわるすべての行為が含まれるともいえるようになった．

　職種により，個々人により，また同一個人でも使用される状況により，さまざまな意味で使われるようになり，また "口腔ケア" が商標登録されていることもあって，口腔ケアという用語を使うのを控える動きが生じた．

　2016年に発行された老年歯科医学用語辞典第2版では，"口腔ケア" は口腔清掃を含む口腔環境の改善から摂食嚥下の機能回復や維持・増進をめざした行為すべてを含む一般用語[3]であり，"口腔のケア" は口腔清掃を含む口腔環境の改善から摂食嚥下の機能回復や維持増進をめざした行為すべてを含む一般用語であるが，"口腔ケア" の用語が商標登録されているために使われた経緯がある[4]としている．"口腔ケア"，"口腔のケア" は一般用語であり，学術用語としては "口腔健康管理" を用いる[3,4]としている．

2　口腔健康管理とは

　日本歯科医学会「口腔ケア」に関する検討委員会では，口腔健康管理を歯科医師の関与度が高い口腔機能管理および口腔衛生管理，他職種も関与する口腔ケアに大別している[5]（**図 2-4**，**表 2-7**）．口腔機能管理にはう蝕処置，感染根管処置，

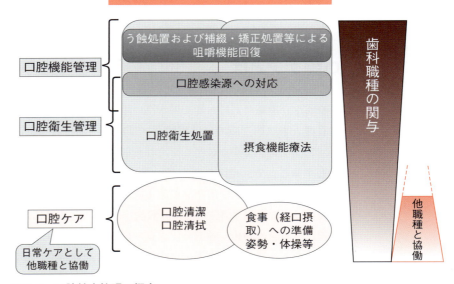

図 2-4　口腔健康管理の概念
（日本歯科医学会「口腔ケア」に関する検討委員会，2015[5]より）

表 2-7　口腔健康管理
（日本歯科医学会「口腔ケア」に関する検討委員会，2015[5]より）

口腔健康管理			
口腔機能管理	口腔衛生管理	口腔ケア	
^	^	口腔清潔等	食事への準備等
項目例	項目例	項目例	項目例
う蝕処置 感染根管処置 口腔粘膜炎処置 歯周関連処置＊ 抜歯 ブリッジや義歯等の処置 ブリッジや義歯等の調整 摂食機能療法 など	バイオフィルム除去 歯間部清掃 口腔内洗浄 舌苔除去 歯石除去等 など	口腔清拭 歯ブラシの保管 義歯の清掃・着脱・保管 歯磨き など	嚥下体操指導（ごっくん体操など） 唾液腺マッサージ 舌・口唇・頰粘膜ストレッチ訓練 姿勢調整 食事介助 など

＊歯周関連処置と口腔衛生管理には重複する行為がある

抜歯，補綴歯科治療等の歯科治療に該当する項目があげられ，口腔衛生管理には歯科医師，歯科衛生士が行うバイオフィルム除去，歯間部清掃，口腔内洗浄，舌苔除去，歯石除去等が含まれる[5, 6]としている．口腔機能管理と口腔衛生管理は歯科医師，歯科衛生士が行うものである．これに対し，口腔ケアは歯科医療者だけではなく他職種や一般の人々も行うものであり，口腔清拭，歯ブラシの保管，義歯の清掃・着脱・保管，歯磨き，嚥下体操指導，唾液腺マッサージ，食事介助等が含まれる[5, 6]としている．口腔ケアは口腔清潔等と食事への準備等に分けられており，食事をするための姿勢調整等も含まれているので，狭義の意味ではなく，ある程度広い意味で口腔ケアを捉えていると考えられる．口腔健康管理は従来いわれてきた広義の口腔ケア，口腔にかかわるケアすべてを含んでいるといえる．なお，ここでいうケアには医療という意味も含まれている．

　疾患予防の概念からみると，一次予防とはいわゆる健康な時期における健康増進やフッ化物の応用などの特異的予防の段階であり，二次予防とは早期発見・即時治療を行い重症化を防ぐ機能喪失防止の段階であり，三次予防とは治療の過程において保健指導やリハビリテーションによる機能回復を図るなど，QOLに配慮することによって再発防止対策や社会復帰対策を講じる段階である[7]．口腔健康管理の概念には一次予防，二次予防，三次予防のすべての予防レベルが含まれているといえる．

　老年歯科医学用語辞典第2版では，口腔健康管理，口腔衛生管理，口腔機能管理の項目が追加されている．口腔健康管理は口腔衛生管理と口腔機能管理からなる．口腔衛生管理とは，口腔清掃を含む口腔環境の改善など口腔衛生に関わるセルフケア，コミュニティケアおよびプロフェッショナルケアの総称である[8]．口腔機能管理とは，口腔機能の回復および維持・増進に関わるセルフケア，コミュニティケアおよびプロフェッショナルケアの総称である[9]．

　日本歯科医学会「口腔ケア」に関する検討委員会では口腔機能管理と口腔衛生管理は歯科医療者が行うものとしているが，老年歯科医学用語辞典第2版では口腔機能管理と口腔衛生管理にセルフケアも含まれている点が異なる．いずれにしても口腔健康管理には口腔衛生と口腔機能の両面からのアプローチが必須のものといえる．

3 歯科口腔保健の推進に関する法律

　口腔の健康を保つためには生涯を通じた口腔健康管理が重要となる．ここでは『歯科口腔保健の推進に関する法律』（以下，歯科口腔保健法）について概説を行う．

　2011年に制定された歯科口腔保健法は，歯科口腔保健に関する考え方や理念などを示した基本法としての性格が強い[10]．歯科口腔保健法の第一条には，「歯

┌───┐
│ ○口腔の健康は，国民が健康で質の高い生活を営むうえで基礎的かつ重要な役割 │
│ ○国民の日常生活における歯科疾患の予防に向けた取組が口腔の健康の保持にきわめて有効 │
└───┘
　　　　　　　　　　　　　　　　↓

国民保健の向上に寄与するため，歯科疾患の予防等による口腔の健康の保持（以下「歯科口腔保健」）の推進に関する施策を総合的に推進

　【基本理念】
① 国民が，生涯にわたって日常生活において歯科疾患の予防に向けた取り組みを行うとともに，歯科疾患を早期に発見し，早期に治療を受けることを促進
② 乳幼児期から高齢期までのそれぞれの時期における口腔とその機能の状態および歯科疾患の特性に応じて，適切かつ効果的に歯科口腔保健を推進
③ 保健，医療，社会福祉，労働衛生，教育その他の関連施策との有機的な連携を図りつつ，その関係者の協力を得て，総合的に歯科口腔保健を推進

　【責務】
① 国および地方公共団体，②歯科医師，歯科衛生士等，③国民の健康の保持増進のために必要な事業を行う者，④国民について，責務を規定

┌───┐
│ 　【歯科口腔保健の推進に関する施策】   │
│ ① 歯科口腔保健に関する知識等の普及啓発等   │
│ ② 定期的に歯科検診を受けること等の勧奨等   │
│ ③ 障害者等が定期的に歯科検診を受けること等のための施策等   │
│ ④ 歯科疾患の予防のための措置等   │
│ ⑤ 口腔の健康に関する調査および研究の推進等   │
│   │
│   │
│ 　　　　　　　　　【実施体制】   │
│   │
│ 【基本的事項の策定等】   【口腔保健支援センター】   │
│ 国：施策の総合的な実施のための方針，目標，│都道府県，保健所設置市および特別区が設置│
│ 　　計画その他の基本的事項を策定・公表   │〔任意設置〕   │
│ 都道府県：基本的事項の策定の努力義務   │※センターは，歯科医療等業務に従事する者等に│
│   │対する情報の提供，研修の実施等の支援を実施│
│   │
│ 　　※国および地方公共団体は，必要な財政上の措置等を講ずるよう努める │
└───┘

図 2-5　歯科口腔保健の推進に関する法律の概要（厚生労働省[13]より）

科疾患の予防等による口腔の健康の保持（以下「歯科口腔保健」という）の推進に関し，基本理念を定め，並びに国及び地方公共団体の責務等を明らかにするとともに，歯科口腔保健の推進に関する施策の基本となる事項を定めること等により，歯科口腔保健の推進に関する施策を総合的に推進し，もって国民保健の向上に寄与することを目的とする」と記されている[11]．歯科口腔保健法は，生涯を通じた歯科口腔保健施策の総合的かつ効果的な推進を図るという観点から，地域保健法，健康増進法と連携しつつ，歯科口腔保健領域に特化した補足を加えるという，基本法としての位置づけになっている[10, 12]（**図 2-5**）．

「歯科口腔保健の推進に関する基本的事項」に示された基本的な方針の1つに，「生活の質の向上に向けた口腔機能の維持・向上」があげられており，食べる喜び，話す楽しみなどのQOL（生活の質）の向上を図るためには，口腔機能の維持・向上が重要であり，高齢期において摂食嚥下等の口腔機能が低下しやすいため，

これを防ぐためには，特に乳幼児期から学齢期にかけては良好な口腔・顎・顔面の成長発育および適切な口腔機能の獲得が，成人期から高齢期にかけては口腔機能の維持・向上を図っていくことが重要であるとしている[14]．

（下山和弘）

CHAPTER 3

摂食嚥下障害者への口腔管理と制度の理解

本章の要点　超高齢社会を迎え，地域で高齢者を支える取り組みが行われている．さまざまな職種と手を取り合い，互いを尊重し，各々の専門性を生かし支援をしていくことが必要であり，私たち歯科衛生士も社会資源の1つとして，口腔健康管理を担う者として，高齢者を支えていくことが期待されている．そのためには，制度を理解し，その中で歯科衛生士に何が求められているのかを知り，役割を果たすことが大切である．

I　摂食嚥下障害者に関する制度

1　地域包括ケアシステム

厚生労働省は団塊の世代が75歳以上となる2025年度（令和7年度）を目途に，地域包括ケアシステムの構築を推進している．地域包括ケアシステムとは，高齢者の尊厳の保持と自立生活の支援を目的として，可能な限り住み慣れた地域で，自分らしい暮らしを人生の最期まで続けることができるよう，地域の包括的な支援・サービスを提供する体制をいう．居宅からおおむね30分以内に必要なサービスが提供される日常生活圏域（具体的には中学校区）を単位として想定している．

地域包括システムを構築する構成要素には，住まい・医療・介護・予防・生活支援の5つがある．これらの要素が相互に関係しながら，一体的に提供されるものである[1]．

2　地域連携

1　在宅医療

在宅とは人々の生活の場のことであり，居宅（自宅）のことをいう．医療従事

者が患者の生活の場である居宅（自宅）に赴き医療サービスを提供することをいう[2].

2 地域包括支援センター

地域包括ケアシステムの実現に向け，各市区町村に中核的な機関として地域包括支援センターが設置されている．地域包括支援センターは，地域の高齢者の総合相談，権利擁護や地域の支援体制作り，介護予防に必要な援助などを行い，高齢者の保健医療の向上および福祉の増進を包括的に支援することを目的としている．

3 地域ケア会議

厚生労働省は，地域包括ケアシステムを構築するためには，高齢者個人に対する支援の充実と，それを支える社会基盤の整備とを同時に進めることが重要という観点から，これらを実現するための手法として地域ケア会議を推奨している．地域包括支援センター等で個別事例の検討を通じて，地域のニーズや社会資源を把握する目的で開催される地域ケア会議への参加を，歯科も求められている．普段は書面で連携を図っている多職種が会議に参加することで，顔と顔を合わせたコミュニケーションがその後の臨床現場でも生かされることになる．

3 チーム医療（多職種連携）

摂食嚥下障害の診療においてチーム医療は欠かせない．摂食嚥下障害が抱える問題は，①脱水や栄養障害の原因となる，②誤嚥が肺炎や呼吸器合併症の発症につながる，③食べる楽しみの喪失につながる，であり，患者の病状は軽症から重症まで多岐にわたる．患者の重症度に合わせて関わってくる職種も変わってくる．歯科以外のおもな職種を**表 3-1**[3] に示す．日常生活の支援では，介護職による身体介護や入浴介護，食事介助などの摂食支援も行われる．全身状態の管理は医師や看護師，栄養管理では管理栄養士，口腔健康管理では歯科医師や歯科衛生士が関わってくる．また，摂食嚥下障害患者は，原因となる疾患を有しており，脳血管障害や認知症，身体機能障害を伴うことが多い．身体機能の回復に，理学療法士や作業療法士，言語聴覚士などのセラピストによるリハビリテーションが欠かせない[4].

表 3-1 摂食嚥下リハビリテーションに関わる歯科以外のおもな職種とその役割（森戸光彦，2016[3]）

職種	役割
医師 （リハビリテーション科医）	物理医学とリハビリテーションを熟知し，医師としての一般知識と技能に加えて，行動科学や社会科学の知識を有している．リハビリテーションチームの中心的役割を担うことが多い
看護師	医師や歯科医師と協働して医療行為を実施することができる．看護を手段として，機能的制限（機能低下）の予防，心身機能の維持回復に協力する
薬剤師	調剤および調剤時の服薬指導や医薬品の供給．その他薬事衛生に関する情報提供を行う
理学療法士	身体に障害のある者に治療体操などの運動（運動療法）を行わせたり，電気刺激，マッサージ，その他の物理的手段を加えて，主として基本的運動能力の回復を図る
作業療法士	身体または精神に障害のある者に対して，主として応用的動作能力あるいは社会的適応能力の回復を図るために手芸やその他の作業を行わせる
言語聴覚士	音声機能，言語機能または聴覚に障害のある者に対して，その機能の維持向上を図るために訓練，それに必要な評価や指導などの援助を行う．診療の補助として，医師・歯科医師の指示のもとに，嚥下訓練を行う
栄養士 管理栄養士	栄養アセスメントと栄養ケアプランの作成を行う．個々の嚥下機能に合わせた嚥下食の調整や栄養補助食品の利用について他職種へ助言を行う
社会福祉士	身体上あるいは精神上の障害があること，または環境上の理由により日常生活を営むのに支障がある者の福祉に関する相談に応じ，助言，指導，その他の援助を行う
介護福祉士	身体上あるいは精神上の障害があることにより日常生活を営むのに支障がある者に対し，入浴，排泄，食事，その他の介護を行う．また，その者ならびに介護者に対して介護に関する指導も行う

1 チームアプローチの種類

　摂食嚥下障害患者のリハビリテーションでは，患者や家族を中心としたチームアプローチが基本である．チームアプローチはチームの構成メンバーと患者との間の相互関係やコミュニケーションパターンの違いによって，3つのチーム形態がある（**表 3-2**）[5, 6]．

① multidisciplinary team model（マルチディシプリナリーチームモデル）

② interdisciplinary team model（インターディシプリナリーチームモデル）

③ transdisciplinary team model（トランスディシプナリーチームモデル）

　① multidisciplinary team model および② interdisciplinary team model では医療者の個々の役割や機能は決まっていて，患者はその必要性に合わせて対応する役割の医療者を求める．両者の違いは，①が個々の医療者側に機能的連絡が少ないのに対して，②では機能的連絡が存在する点にある．multidisciplinary team model は患者が各科を受診する総合病院がイメージしやすい．interdisciplinary

表 3-2　各チームアプローチの特徴（Lefton-Greif MA. 1997[5]，金子芳洋. 2005[6]）

チームの種類	特徴	利点	欠点
multidisciplinary	・多種の専門職が参加 ・専門職が調整を行う ・個々のチームメンバーは自分の専門領域に責任をもつ	・最も実施しやすい方法 ・費用効率が良い ・時間効率が良い	・チームメンバーの相互の関わりは必ずしも必要ではない ・家族の参加は必ずしも必要ではない
interdisciplinary	・多種の専門職が参加 ・専門職が調整を行う ・チームメンバー相互の関わりを前提とする ・個々のチームメンバーは自分の専門領域とチームの両方に責任をもつ	・チームメンバー間のコミュニケーションを容易にするには最もやりやすい方法 ・家族の参加によってチームの決定が助長される	・費用がかかることが多い ・時間の消費が大きいことが多い ・サービスの調整にはサポートするスタッフが必要になることが多い ・チームの機能を明確にする必要がある
transdisciplinary	・多種の専門職が評価を行う ・指導・訓練計画は多職種によって行われる ・サービスは1～2人のクロストレーニングを受けた専門職によって行われる ・個々のチームメンバーは自分の専門領域やチーム，指名されたサービス提供者に対して責任をもつ	・NICU（Neonatal Intensive Care Unit，新生児集中治療室）のように患者との接触に制限が必要とされる場合に使われる方法 ・特殊なチームメンバーの参加が限られている場合（rural settings）にやりやすい方法	・時間の消費が大きいことが多い ・監督が必要であり，またクロストレーニングが必要 ・チームメンバーの役割を描写したものが必要

team model は通常のリハビリテーションチームにみられるような各専門医療の間に定期的かつ事前のコミュニケーションが存在するチーム形態である．そして，transdisciplinary team model は患者の必要性がまず存在し，その必要性をそこに存在する医療者で区分し担当する．そのため，医療者は状況に応じてその役割が変動する．これは，地域医療における地域包括ケアシステムの構成要素と類似している．患者の意思決定があり，多職種が各専門性を持ち寄って支えていくチーム形態である（図 3-1）.

2　地域医療における多職種連携

　地域医療では，在宅療養生活を送る患者をさまざまな面から支援しなくてはならない．先述したチーム医療においては，病院の中のみならず，退院した住居先でも同様に，医療や福祉が提供されるような仕組みが求められている．病院には

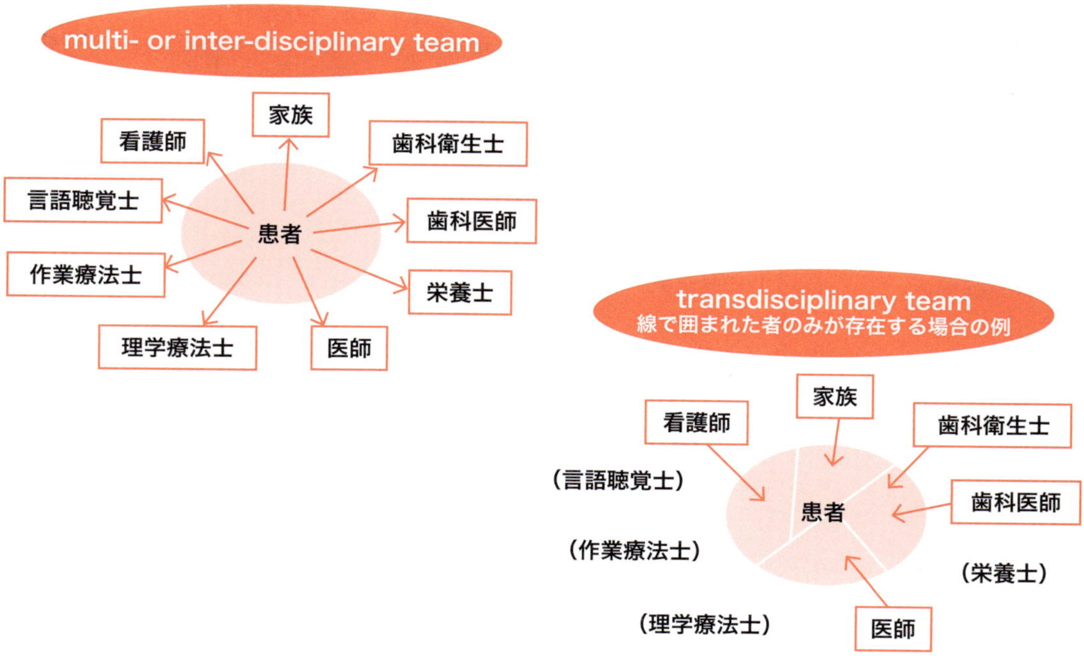

図 3-1　チームアプローチの例（才藤栄一，2001[7]）

　医療ソーシャルワーカー（medical social worker：MSW）が存在し，入院中に退院してからの生活に必要な医療や福祉サービスを整える．退院後は，在宅においては，介護保険受給者であれば介護支援専門員が統括してその役割を担い，在宅支援につなげていく．医療や福祉，行政が手を取り合い各々の専門性を生かし，連携を図り，患者や家族の意思のもとで療養生活を支えていく．地域医療における多職種連携（チームアプローチ）の意義は，患者の療養生活の目標を共通認識し，同じ目的をもって，それぞれの職能を活かし，対応していくことにある．

3　地域包括ケアシステムにおける歯科衛生士の在り方

　歯科衛生士による口腔衛生管理や口腔リハビリテーションにおいても，多職種との連携は欠かせない．口腔清掃は身の回りを清潔に保つ日常生活動作の 1 つであるということを再認識し，食べることや呼吸することなどの口腔機能を維持，または向上させるための口腔リハビリテーションにおいても他職種と協働することで，口腔ケアの質の均てん化や口腔リハビリテーションの充実を図ることにつながる．

　歯科が行う口腔健康管理は，口腔機能を維持向上させる口腔機能管理と，口腔を清潔に保つ口腔衛生管理という 2 つの側面をもつ．

　歯科衛生士が行う専門的口腔ケアは，「口腔衛生管理」とし，他職種や患者またはその家族が日常的に行う口腔清掃を「口腔ケア」と捉え，歯科衛生士は管理

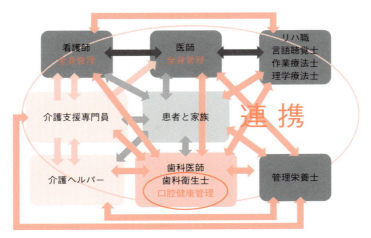

図 3-2　在宅における多職種との連携の模式図

者として、オーラルケアマネジメントを行う役割がある．また、歯科治療が必要な場合は迅速に歯科医師と連携を図る役割も忘れてはならない．歯科衛生士法の第 13 条の 5 に「歯科衛生士は、その業務を行うにあたっては、歯科医師その他の歯科医療関係者と緊密な連携を図り、適正な歯科医療の確保に努めなければならない」と示されているように、適正な歯科医療の確保に努める使命があることは明らかである．

多職種協働が叫ばれる中、口腔衛生管理の専門家としてエビデンスに基づいた発言をする機会が増えてきている．多職種の専門性を尊重し、協働することで、歯科衛生士が可能な歯科的支援を自ら発信することが求められている[8]（**図 3-2**）．

4　歯科衛生士による口腔衛生管理

歯科衛生士による口腔衛生管理を歯科のみで行うよりも、多職種と協働することで、口腔衛生状態の安定と肺炎発症率の低下を図れることがわかっている．菊谷ら[11]は、歯科専門職の評価に基づく口腔衛生管理の効果を検証し、介護保険施設入所者において、歯科医師または歯科衛生士の評価に基づく口腔ケアマネジメントおよび歯科衛生士による週 1 回の専門的口腔ケア（口腔衛生管理）を組み合わせた実施群は、介護施設職員による口腔ケア群に比べて、肺炎の発症率が低かったことを示した（**図 3-3**）．これは施設だけでなく、他の環境下においても同様のことがいえるであろう．患者が自身の口腔清掃が困難になり、他者からの口腔ケアを受ける際、歯科専門職である歯科医師または歯科衛生士が、オーラルケアマネジメント（口腔衛生管理）を行うことが重要なのである．

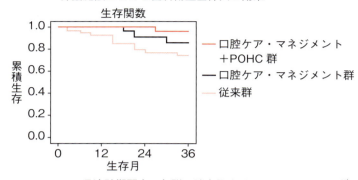

図 3-3 36 か月追跡期間中の各群の肺炎発症（菊谷武，ほか．2011[11]）
各群間の肺炎発症に有意差が認められた．

（菊谷　武・有友たかね）

4 医療保険，介護保険制度と口腔健康管理

　わが国では 1961（昭和 36）年に国民皆保険，国民皆年金制度が整い，すべての国民が医療保険制度，年金保険制度でカバーされるようになった．社会保険は，カバーする保険事故の種類により，医療保険，年金保険，雇用保険，労働災害保険，介護保険に分けることができる．ここでは，医療保険と介護保険制度における口腔健康管理について説明する．

1 医療保険における口腔健康管理

　医療保険とは，疾病，負傷，死亡，出産など短期的な社会損失について給付する制度である．診療所などに来院してきた患者に対して歯科保健指導を行うと，歯科衛生実施指導料が算定される．これは歯科衛生士が行わなければ算定できない項目である．訪問診療においては，訪問歯科衛生指導料として算定される．

2 介護保険制度における口腔健康管理

　介護保険法が 1997 年に制定，2000 年に施行されたことを受けて，介護保険制度がスタートした．これは高齢者に対して保険，医療，福祉にわたる総合的な介護サービスを提供する制度である．（**表 3-3**）．介護保険制度法等改正・報酬改定は 3 年ごとに行われる．平成 29 年度には，地域包括ケアシステム強化のための介護保険法等の一部が改正され，「高齢者の自立支援と要介護状態の重度化防止，地域共存社会の実現を図るとともに，制度の持続可能性を確保することに配

表 3-3 介護保険における口腔衛生関連サービス

	要支援 1・2（予防給付）	要介護 1〜5（介護給付）
居宅・介護予防サービス	〈居宅療養管理指導費〉 サービス内容 ：口腔清掃の指導，摂食嚥下訓練 サービス担当者：歯科医師，歯科医院の指示を受けた歯科衛生士 報酬単位数 ：（歯科医師）同一建物居住者以外の者（月 2 回限度） 同一建物居住者：（月 2 回限度） ※指定居宅介護支援事業者に対する情報提供は，必須要件 （歯科衛生士）同一建物居住者以外の者（月 4 回限度） 同一建物居住者：（月 4 回限度）	
	〈口腔機能向上加算〉 サービス内容：口腔清掃の指導，摂食嚥下訓練 サービス担当者：歯科衛生士，看護師，言語聴覚士 報酬単位数：（予防給付） （介護給付）（月 2 回を限度）	
	〈選択的サービス複数実施加算〉 サービス内容：運動機能向上／栄養改善／口腔機能向上の各プログラムを複数実施	
施設サービス		〈口腔衛生管理体制加算〉 内容：口腔ケアに係る介護職員への技術的助言／指導 サービス担当者：歯科医師，歯科医師の指示を受けた歯科衛生士
		〈口腔衛生管理加算〉 サービス内容：入所者に対する口腔衛生管理 サービス担当者：歯科医師の指示を受けた歯科衛生士

慮し，サービスを必要とする方に必要なサービスが提供されるようにする」とされた[9].

　口腔衛生管理の充実を目指して，特定施設入居者生活介護，地域密着型特定施設入居者生活介護，認知症対応型共同生活介護の施設に加え，居住系サービスにおいても，歯科医師またはその指示を受けた歯科衛生士が介護職員に対して口腔ケアに関する技術的助言および指導を行った場合，口腔衛生管理体制加算が算定される．また，上記加算を算定している施設において，歯科医師の指示を受けた歯科衛生士が入所者に対し口腔ケアを月 2 回以上行った場合や，歯科衛生士が介護職員に対して口腔ケアの具体的な助言や指導を行った場合などは，口腔衛生管理加算が算定される．在宅訪問診療においての口腔衛生管理は，居宅療養管理指導となる[10].

3 施設における口腔衛生管理のための取り組み（図3-4）

1. 口腔衛生管理体制加算

　介護保険施設における口腔ケアは，口腔疾患の予防，気道感染の予防，摂食嚥下機能の向上，栄養改善を目的に行われている．施設での口腔ケアを推進していくためには，日々の口腔ケアを担っている施設職員と協働することが重要である．介護保険施設（介護老人福祉施設，地域密着型介護老人福祉施設入所者生活介護，介護老人保健施設，介護療養型医療施設，介護医療院），特定施設入居者生活介護，地域密着型特定施設入居者生活介護，認知症対応型共同生活介護では，口腔衛生管理を施設で実施することに対して，口腔衛生管理体制加算の算定が可能である．口腔衛生管理体制加算を算定するにあたっては，歯科医師またはその指示を受けた歯科衛生士が，口腔ケアに関して介護職員に技術的助言および指導を行う必要がある．助言や指導の内容としては，①口腔内状態の評価方法，②適切な口腔ケアの手技，③口腔ケアに必要な物品整備の留意点，④口腔ケアに伴うリスク管理，⑤施設において日常的な口腔ケアの実施にあたり必要と思われる事項などがあり，月に1回以上行ってその内容を書面に残しておく必要がある．そのうえで，施設は「口腔ケアマネジメント計画書」を作成する．

2. 口腔衛生管理加算

　口腔衛生管理体制加算を算定している上記の施設において，歯科衛生士が入所者に対して口腔ケアを実施することに加え，介護職員に対し具体的な技術的助言および指導を行った場合には，口腔衛生管理加算が算定できる．

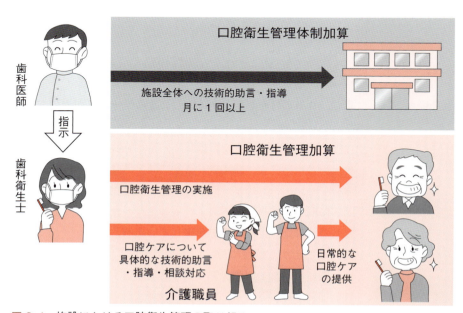

図3-4　施設における口腔衛生管理の取り組み

4 経口維持のための取り組み（経口維持加算）

　介護保険施設入所者が，自分の口から食べる楽しみを継続できるよう，摂食嚥下障害を有する入所者や，食事摂取に関する認知機能の低下が著しい入所者に対して，多職種による食事場面の観察や会議（ミールラウンド）を行って，経口摂取が維持されるよう支援する．この支援に対しては，経口維持加算が算定可能である．

　協力歯科医療機関の歯科衛生士も参加が求められており，咀嚼能力などの口腔機能を含む摂食嚥下機能を踏まえた経口維持支援が必要とされている．支援内容の例としては，①咀嚼・嚥下能力に応じた食形態・水分量の工夫，②認知機能に応じた食事介助の工夫，③食べるときの姿勢の工夫（机や椅子の高さ・硬さ，ベッドの角度，食具など），④嚥下の意識化，声がけ，⑤食欲増進のための嗜好，温度等への配慮などがあげられる．

（菊谷　武・久保山裕子）

CHAPTER 4 摂食嚥下機能のメカニズム

I 摂食嚥下に関わる構造（解剖）

本項の要点 摂食嚥下の一連の動作を理解するために口腔・咽頭・喉頭領域の構造，生理学的知識を系統的に修得する．

呼吸のための空気の通り道を気道とよび，空気は「鼻腔→咽頭→喉頭→気管→気管支→肺」の順に体内をめぐる．一方，食物，飲み物は「口腔→咽頭→食道→胃」という順序をたどる．すなわち気道と飲食物の通り道は咽頭を共有する．呼吸，摂食嚥下は「咽頭」という舞台を共有しており，非常に複雑なメカニズムでその舞台を使い分けている（**図 4-1**）．

摂食嚥下の一連の動作は，随意運動と反射運動を伴った非常に複雑な一連の動作である．この動作を理解するためには，解剖・生理学的知識の総合的な学習が望まれる．

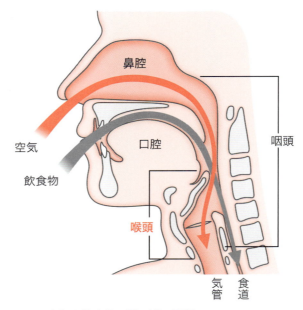

図 4-1　空気と飲食物の通り道の関係
咽頭は 2 つの通り道が交差する場所でもある．

ここでは摂食嚥下の理解の基本となる口腔，咽頭の解剖学的構造について解説する．

1 口腔の構造

食物が最初に入る口腔は，食物摂取と咀嚼，唾液による消化，食物を咽頭へ送り込む働きなど多くの役割を担っている．

口腔は口裂から口峡までのスペースで，前方を口唇（上唇・下唇），側方を頬，上方を口蓋（硬口蓋・軟口蓋），下方を口腔底で囲まれる．この口腔は，歯列と口唇・頬との狭い間隙である口腔前庭と上・下顎の歯列より内方で広いスペースを有する固有口腔とに分けられる．固有口腔の大部分を舌が占める（**図 4-2**）．口腔の内面は，口腔粘膜で覆われ，口腔内は唾液により常に湿潤している．

1 口腔粘膜

口腔粘膜は，表層から重層扁平上皮よりなる粘膜上皮，緻密な結合組織よりなる粘膜固有層，疎な結合組織よりなる粘膜下組織の3層で構成される（**図 4-3**）．

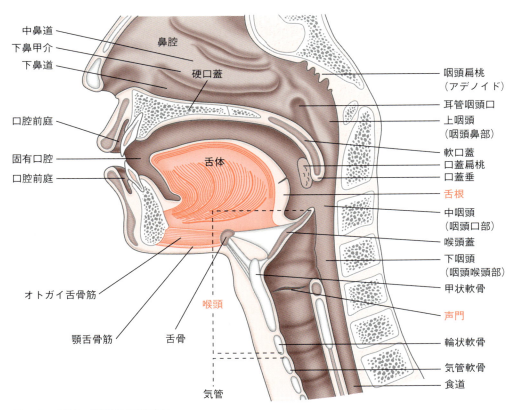

図 4-2 口腔，咽頭の矢状断面

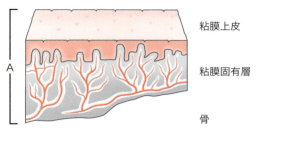
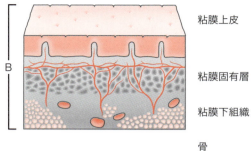

図 4-3 咀嚼粘膜（A）と被覆粘膜（B）の違い
咀嚼粘膜は粘膜下組織を欠く．

　この口腔粘膜は，物理的・化学的刺激・細菌の侵襲から深部の組織を保護する働き，痛覚・触覚・圧覚・温度感覚・味覚の感覚器としての働き，唾液腺による粘膜表面を潤す働きなど多くの機能を有する．これらの機能に適応して，組織構造にも違いがみられる．

　口腔粘膜の各部は，この機能的，組織学的特徴から，咀嚼粘膜，被覆粘膜，特殊粘膜の3種類に分類される（図 4-4）．

　咀嚼粘膜は，咀嚼に伴う機械的刺激を強く受ける領域に存在する粘膜で，歯肉粘膜（口腔面側）と硬口蓋粘膜（正中縫合部）の大部分がこれに属する．粘膜下組織を欠き，粘膜固有層が骨膜を介して骨と直接結合するため非可動性である．被覆粘膜は，咀嚼時にあまり圧力を受けない部位で，分布範囲は広く，口唇，頰，硬口蓋の後方部，軟口蓋，歯槽粘膜，舌下部粘膜，口腔底がこの粘膜におおわれる．この被覆粘膜は，粘膜上皮が非角化性で比較的厚く，粘膜下組織が存在するため可動性を示す．舌背部の粘膜は，特殊粘膜に分類される．

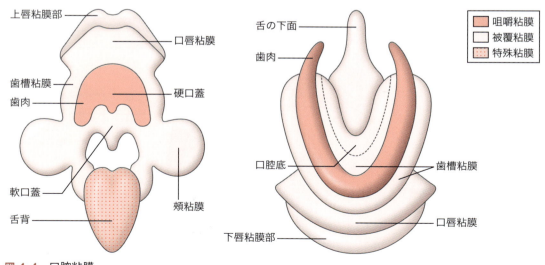

図 4-4 口腔粘膜

2 口唇

　口腔の入口である口唇は，口裂を挟んで上唇と下唇とからなり，摂食の際に食物が口腔外にこぼれるのを防ぎ，咀嚼・嚥下の動作に協力的に働く（図 4-5）．また，口腔に取り込んだ食物の硬さ・温度などを口唇粘膜の粘膜固有層に分布する感覚受容器が即座に感受し，中枢に伝達する．口唇で赤く見える部分は唇紅（紅唇，赤唇）とよび，口腔粘膜の移行部である．

　口唇の形態を支持する中核をなすのは口輪筋であり，この筋は口裂を輪状に取り囲み，口裂を閉じ，口唇を尖らせ，歯列に口唇を密着させ口腔前庭を狭めるなどの働きを有する．さらに，構音動作においても重要な役割を果たす．粘膜下組織中には小唾液腺の口唇腺（混合腺）が存在し，口腔内を湿潤に保つ役割を担っている．

3 口蓋

　口蓋は，鼻腔と口腔の隔壁であり，前方の硬口蓋と後方の軟口蓋とに区分される（図 4-2〈p.35 参照〉，5）．さらに軟口蓋後端中央に口蓋垂が位置する．これ

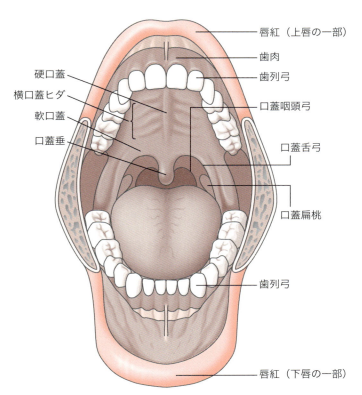

図 4-5　口腔の内観
　口腔は上下の口唇から口峡までの空間である．

ら口蓋の鼻腔面表面は鼻腔粘膜の上皮と同様の多列線毛円柱上皮で，口腔面は重層扁平上皮で覆われる．

硬口蓋には，中核に上顎骨の口蓋突起と口蓋骨の水平板から構成される骨が存在する．口腔内面における硬口蓋前方の粘膜には，口蓋縫線の両側に横走する粘膜隆起である横口蓋ヒダ（**図 4-5** 参照）が数条存在する．この部の上皮は角質化しており，舌と協力して食物を挟んで潰す役割をなし食塊形成の一助となる．一方，軟口蓋の中核には腱膜と横紋筋からなる口蓋筋群が存在する（p.44 参照）．この筋群の働きにより，嚥下時に軟口蓋を挙上して鼻咽腔を閉鎖し，舌の後方と密接し，食塊が口腔に逆戻りするのを防ぐなど複雑な運動がなされる．また，軟口蓋の粘膜上皮には舌背と同様に味蕾が存在し，味覚を受容する．ここでキャッチした味覚は，顔面神経の大錐体神経を介して中枢に伝達される．

4 口峡

左右の口蓋舌弓をつないだ面が口峡の基準となる．上壁は軟口蓋，下壁は舌根部で構成される（**図 4-2** 〈p.35 参照〉，**5**〈p.37 参照〉）．口蓋舌弓および上下の壁は動的組織であり，この稼動範囲を考慮し「口峡柱」とする場合もある．

5 頬

頬は，口腔の側壁を構成し口唇と同様，口腔粘膜と皮膚に覆われる．両者の中核として，表情筋の 1 つである頬筋が存在する．口腔内に食物が取り込まれると咀嚼運動（下顎運動）が開始し，歯によって食べ物は粉砕され，唾液と混和されることによって食塊が形成される．この際，食物が頬側の口腔前庭側に落ちないように，頬筋と舌筋が協調して食物をうまく歯列の上に乗せ，上・下顎の歯によってすりつぶされる（**図 4-6，8**）．

6 舌

舌は，固有口腔の大半を占める筋性の器官で，表面を粘膜が覆っている．舌の上面を舌背とよび，表面粘膜の性状の違いから舌下面と区別できる．舌背は V字形を呈する舌分界溝によって舌前方 2/3 の舌体と後方 1/3 の舌根とに区分される．舌体の粘膜には粘膜の小隆起である舌乳頭が発達している．舌乳頭は，その形から糸状乳頭，茸状乳頭，葉状乳頭，有郭乳頭の 4 種類に分類される．

舌背全面には，角化し重層扁平上皮で覆われた円錐状の突起状を呈する糸状乳頭が多数存在する．この構造により，食塊は舌背面で滑らず停留可能となる．糸状乳頭の間には，ほとんど角化していない茸状乳頭が存在する，また，分界溝に沿って 8 ～ 12 個の有郭乳頭が配列している．有郭乳頭周囲には溝があり，多数

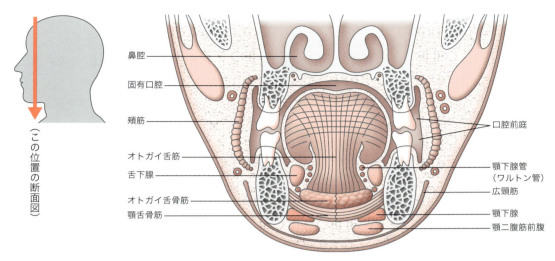

図 4-6　口腔の第一大臼歯部での断面

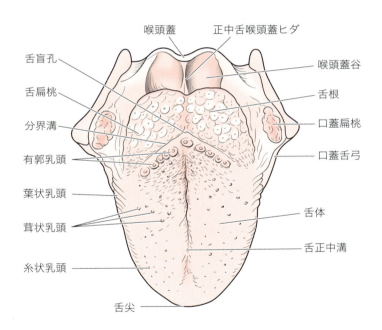

図 4-7　舌の構造

の味蕾と Ebner 腺が存在する．さらに，舌側縁には，ヒダ状を呈し多数の味蕾をもつ葉状乳頭が存在する（図 4-7）．この中で，糸状乳頭を除く他の 3 種類の乳頭には，味覚の受容器である味蕾が存在する．

　舌前方 2/3 における味覚は顔面神経の枝である鼓索神経が，舌後方 1/3 の味覚は舌咽神経が，さらに舌奥の喉頭蓋，咽頭部における味覚は迷走神経が支配する．

7 歯

歯のおもな機能は，食物の摂取，切断，咀嚼などである．歯は，これら機能に適した形を呈する．ヒトは雑食性であることから「切り裂く」，「すりつぶす」など種々の機能に対応するよう異なる形の歯から構成される異形歯性である．すなわち，ヒトの歯は，咬断のための前歯（切歯・犬歯）と臼磨運動のための臼歯（小臼歯・大臼歯）に分類され，それぞれ機能が発揮できる形態を呈する．前歯には切縁，尖頭がみられ，臼歯には咬合面が存在し，咬頭・三角隆線などが付与されることにより，全体として切り裂き，咬断，臼磨運動が可能となる．これら個々の歯は顎骨に植立し，並ぶことにより歯列を形成する．スムーズで効率の良い咀嚼を行うためには（**図 4-8**），健全な歯を有することが重要である．

8 唾液腺

口腔内に開口する唾液腺には，大唾液腺と小唾液腺がある．大唾液腺は，耳下腺，顎下腺，舌下腺の 3 種類で，分泌細胞（腺房細胞）でつくられた唾液が太い導管系により口腔の特定の場所に排泄される．小唾液腺は，その腺房が口腔粘膜の粘膜下組織に存在し多数の細い導管を介して口腔の広範囲に分泌される．この小唾液腺には口唇腺，頬腺，口蓋腺，臼歯腺，舌腺がある．

唾液は大部分が水分からなり，1 日に約 1.0 ～ 1.5L 分泌される．唾液の種類には，デンプンの消化酵素であるアミラーゼ（プチアリン）を多く含んだ漿液性唾液（純漿液腺は耳下腺と Ebner 腺（エブネル腺）であるが，舌下腺，顎下腺他，多くの小唾液腺にも漿液腺は含まれる）と，粘膜の表面を滑らかにする粘液を含んだ粘液性唾液（舌下腺，顎下腺などの混合腺に含まれる．）とがある．唾液腺の分泌は，交感神経と副交感神経の両者でコントロールされる．唾液は，口腔内を湿潤し，摂取した食物と混合し食塊形成を助け，抗菌作用・消化作用を示し，食物の一部を溶解し味覚の媒体となるなど，多くの機能を有する．

2 咽頭の構造

咽頭は上，中，下の 3 部位から構成される．それぞれ鼻腔の後方を咽頭鼻部（上咽頭），口腔の後方を咽頭口部（中咽頭），喉頭の後方を咽頭喉頭部（下咽頭）とよぶ．咽頭鼻部は軟口蓋の高さより上方で，粘膜は鼻腔と同様多列線毛円柱上皮である．咽頭口部は口峡より後方を指し，舌根の一部，喉頭蓋谷などが含まれる．粘膜は重層扁平上皮である．咽頭を縦切開し後方から観察すると，喉頭蓋の左右に軟組織のくぼみである梨状陥凹が存在する．梨状陥凹には嚥下反射が生じるまで飲食物が貯留する（**図 4-9**）．

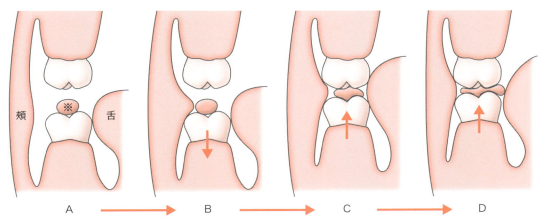

図 4-8 咀嚼中の頬（頬筋）と舌の動き（第一大臼歯部の前頭断面）
歯列にのった食物（※）を頬と舌が上下の歯の動きと協調してA→B→C→Dと粉砕していく．

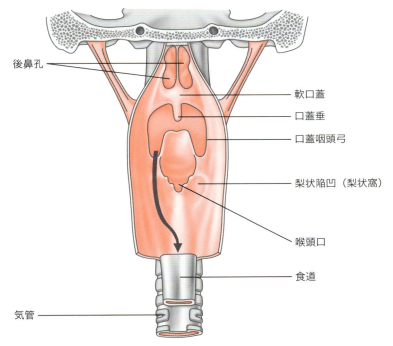

図 4-9 後方から観察した咽頭内部
食物は矢印で示した喉頭の左右を流れる．嚥下反射まで梨状陥凹に貯留する．

3 喉頭の構造

　喉頭は上方は舌骨，下方は気管によって固定されている．その間隙および周囲を靱帯，膜組織などの結合組織がつないでいる（**図 4-10**）．大型の軟骨が3つ（甲状軟骨，輪状軟骨，喉頭蓋軟骨）存在する．喉頭蓋前面正中には正中舌喉頭蓋ヒ

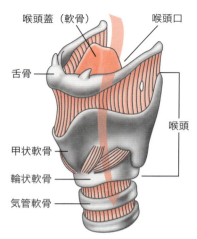

図 4-10 舌骨と喉頭の関係
空気は矢印で示した経路を流れ肺に至る.

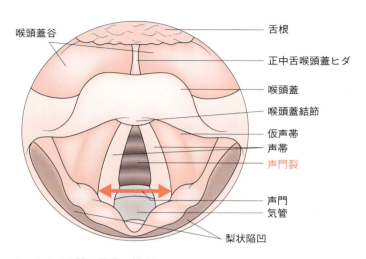

図 4-11 声門と周囲の構造
声門は，左右の声帯と間の声門裂で構成される.

ダが存在し，その左右の窪みを喉頭蓋谷とよぶ．食道入口部上部（下咽頭）の左右には，深い陥凹が存在し，食物や水分が貯留する．この陥凹を梨状陥凹と称する（図 4-11）．喉頭は管状を呈し，各軟骨は靱帯で結合している．またそれぞれの軟骨間には内喉頭筋（図 4-14 参照）が存在する．

4 鼻腔の構造

鼻腔内部は多列線毛上皮に覆われ，鼻中隔によって左右に分けられる．また下鼻甲介の下方を下鼻道，上方を中鼻道とよび，後方の上咽頭に続く（p.35 図 4-2 参照）．

5 摂食嚥下に関与する筋

顎・口腔および頸部周囲には多くの筋群が存在し，これらの筋が互いに協調し，摂食嚥下運動がスムーズに行われる．摂食嚥下にかかわる筋群として口裂周囲の表情筋群，咀嚼筋群，舌骨上筋・舌骨下筋群，舌筋群，軟口蓋の筋群，咽頭筋群，喉頭筋群などがあげられる．

1 口裂周囲の表情筋群

口裂周囲の表情筋群は，口裂を開閉し食物を口腔へ取り込み，口腔から逸脱しないように働く筋群である．これらの筋の運動は，顔面神経で支配される．この中で頬筋は，比較的深部（口腔側）に位置する強大な筋で頬粘膜を裏打ちすることにより，咀嚼された食物が口腔前庭側に落ちないように働く．これらの筋に運

動麻痺が生じると，口腔前庭に食物が溜まることがある．

2 咀嚼筋群

　咀嚼筋群は，咬筋，側頭筋，内側翼突筋，外側翼突筋の4種類の筋から構成され，顎関節を含む下顎骨の下顎枝に停止し，下顎運動に関与する．咀嚼筋の運動を支配する神経は，三叉神経第3枝の下顎神経である．

3 舌骨上筋群・舌骨下筋群

　舌骨上筋群と舌骨下筋群は前頸部に位置し，咀嚼時の開口と嚥下に働く．舌骨上筋群は，舌骨の上方を走行する筋で，下顎骨内面の顎舌骨筋線から起始する顎舌骨筋，下顎底部の二腹筋窩（前腹）と側頭骨乳様突起の乳突切痕から起始する顎二腹筋（後腹），側頭骨茎状突起から起始する茎突舌骨筋，下顎骨内面のオトガイ棘から起始するオトガイ舌骨筋から構成される（**図4-12**）．これらは全て舌骨に停止する．舌骨下筋群（胸骨舌骨筋，胸骨甲状筋，甲状舌骨筋，肩甲舌骨筋）は，舌骨の下方，すなわち胸骨，肩甲骨と舌骨間を走行する筋である．下顎骨を下方に移動する開口時には，舌骨下筋群が舌骨を固定し，舌骨上筋群が収縮することにより開口する．また，上・下の歯が接触し，下顎骨が固定されているときには舌骨上筋群の収縮により舌骨が挙上し，嚥下に働く．舌骨上筋群の中で，

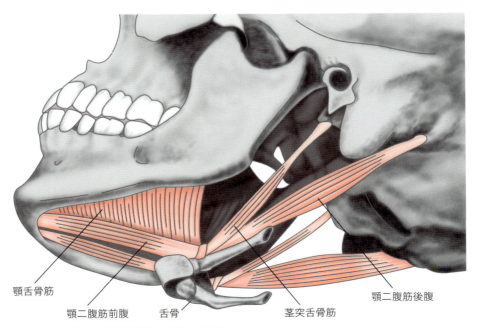

図4-12　下方から観察可能な舌骨上筋群
舌骨上筋はすべて舌骨に付着する．オトガイ舌骨筋は，さらに内側に位置するため観察できない．

顎舌骨筋と顎二腹筋前腹は三叉神経第3枝の下顎神経支配，顎二腹筋後腹と茎突舌骨筋は顔面神経支配，オトガイ舌骨筋は舌下神経支配である．

4　舌筋群

　舌の中心部には舌の大部分を占める舌筋が存在する．この舌筋は，随意筋である骨格筋が種々な方向に走行する筋群で，筋の起始部が舌の中にある内舌筋（上縦舌筋，下縦舌筋，横舌筋，垂直舌筋）と舌外部の骨から起始する外舌筋（オトガイ舌筋，舌骨舌筋，茎突舌筋）とに区分される．7つの舌筋はすべて舌下神経支配である．これら舌筋により，舌は咀嚼の際に固有口腔に落ちた食物を再び歯列上に戻し，咀嚼効率を上げるのに有効に働く（**図4-6，8**参照）．また，咀嚼され唾液と混和された食塊は，最初に内舌筋の働きにより舌が挙上し，硬口蓋を前方から後方に圧することにより舌後部に送られる．次いで外舌筋の働きにより舌根部が下がり，舌圧で食塊は口腔から咽頭腔に移送される（**図4-13**）．

5　軟口蓋の筋群

　軟口蓋の支柱をなす筋で，走行の異なる口蓋帆張筋，口蓋帆挙筋，口蓋垂筋，

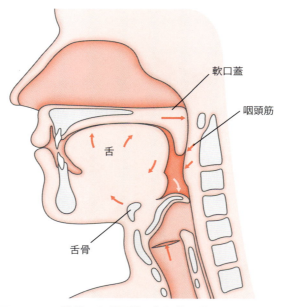

図4-13　口腔期から咽頭期の各組織の動き
嚥下口腔期では，口腔内の食塊が舌によって咽頭に運ばれる．舌は舌骨上筋群の働きにより，口蓋の前上方から後上方へ順次圧接されるため，食塊を移送することが可能となる．また軟口蓋および咽頭の筋の収縮により，鼻咽腔閉鎖が生じる．喉頭蓋は後方に倒れ，食塊の誤嚥防止に役立つ．

口蓋舌筋, 口蓋咽頭筋から構成される. 口蓋帆挙筋が主に働き咽頭鼻部と口部の間を遮断する（鼻咽腔閉鎖）（図 4-17 参照）. 一方, 口蓋舌筋と口蓋咽頭筋は軟口蓋を引き下げ, 口峡を閉じることにより口腔と咽頭の間を遮断する. 支配神経は口蓋帆張筋のみが三叉神経第 3 枝の下顎神経で, 他の筋はすべて咽頭神経叢（迷走神経, 舌咽神経）からの運動神経で支配される.

6 咽頭の筋群

咽頭壁を構成する筋は, 内・外 2 層の横紋筋よりなる. 内層は, 耳管咽頭筋, 茎突咽頭筋からなる縦走筋で, 咽頭の挙上に働く. 外層は, 輪走する上咽頭収縮筋, 中咽頭収縮筋, 下咽頭収縮筋よりなり, 咽頭の収縮に働く. 支配神経は茎突咽頭筋のみが舌咽神経で, 他の筋はすべて咽頭神経叢（迷走神経, 舌咽神経）からの運動神経で支配される.

7 喉頭の筋群（内喉頭筋）

喉頭の外枠を構成する軟骨に種々の筋が付着し, 喉頭の動きを調節している. この内喉頭筋には, 声帯を緊張させる輪状甲状筋, 声門を開く後輪状披裂筋, 声門を閉鎖する外側輪状披裂筋, 披裂筋, 甲状披裂筋などがある（図 4-14）. この中で, 輪状甲状筋のみは喉頭軟骨の外側に位置し, 迷走神経の上喉頭神経に支配されるが, その他は喉頭軟骨の内側を走行し, 迷走神経の下喉頭神経（反回神経）支配である. よって反回神経の麻痺があるとうまく発声することができない（嗄声）.

嚥下の際には, 舌骨・甲状軟骨がこれらに付着する筋の収縮により, 引き上げられ, 喉頭蓋が喉頭口を閉じて食物が気道に入らないようにする. この動作のタイミングがずれると誤嚥が生じる.

（阿部伸一）

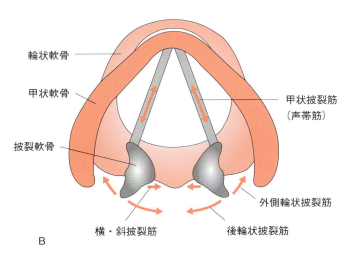

図 4-14 喉頭の筋群

Ⅱ 摂食嚥下に関わる機能（生理）

本章の要点 摂食嚥下障害の病態を理解するためには正常な形態・機能を知る必要がある．嚥下運動は口腔内で処理された食塊を咽頭，食道を経て胃にまではこび込む消化管運動であるが，一方では誤嚥や窒息を防ぐための気道の防御反応でもある．このことは，摂食嚥下運動を単なる消化活動の一部としてではなく，全身の機能としてとらえる必要があることを意味する．本項では嚥下反射を中心として，摂食嚥下運動を生理機能の面から解説する．

1 摂食運動

　動物は，生命の維持に必要な栄養と水分を体外から取り込む．この水分や栄養摂取のための摂食行動は，本能行動の1つである．本能とは食欲，飲水欲，性欲，集団欲などのように生まれながらにして身についている生きていくために欠くことのできない機能であり，その中枢は脳の視床下部と辺縁系にある（**図4-15**）．視床下部は体内の恒常性の維持，辺縁系は外部環境への適応の統合中枢であり，欲求が満たされたときや，あるいは満たされることがわかったときに活性化して快の感覚を与える神経系でもある．動物は経験を通して行動を変化させていくので，本来は本能行動であったものが学習の影響を受けていることもある．特にヒトでは，体に必要とされる食べ物であっても，説明のつかない理由で好き嫌いがあることは珍しくない．

　食べる行為は，摂食嚥下の5期モデルでは先行期，準備期，口腔期，咽頭期，食道期に分けられている．先行期では，目の前の食物を視覚，嗅覚，時には聴覚を使って認識する．その際，これまでの食経験（記憶）とも照らし合わせる．「お

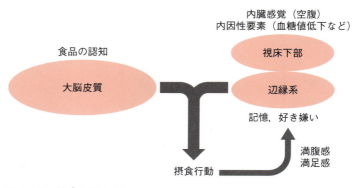

図4-15　摂食行動と脳

いしそう」と認識したり，「食べたい」という衝動に駆られればこれを手に取って口腔内に取り込む．続く準備期では，口腔機能を駆使して食塊形成を行う．固形物の場合，これを咀嚼により粉砕し，唾液と混ぜ合わせて食塊を形成して，舌によって後方へ移送した後に，嚥下が引き起こされる．嚥下時には，食塊が口腔（口腔期）から咽頭（咽頭期）を経て食道に運ばれる．ことに咽頭期は途中で止めることができない．食塊が食道に達すると食道期となり，食塊は食道の入り口（食道入口部）から胃の入り口（胃噴門部）まで移送される．食道内への食塊流入に続いて食道筋の蠕動運動が生じ，さらに食道の感覚受容器が食塊により刺激されて第二次蠕動運動が生じる．

　このように摂食行動の中では，口腔器官の働きが重要であることはいうまでもない．口腔器官は単に咀嚼運動を発揮するだけでなく，体性感覚や味覚などの豊富な感覚を有しており，これらの刺激は唾液を分泌させるためには必須である．さらにヒトの場合，好きなお菓子を食べたり，誰かとともに過ごす楽しい食事のひとときは，食事本来の目的である栄養摂取とは異なる快楽ももたらす．

2　咀嚼から嚥下への過程

　咀嚼時には，食物の粉砕と食塊の形成が行われる．その過程に必須の中枢として，①食べ物を口に入れて臼歯部に送り込むという咀嚼運動開始の準備をさせる大脳皮質と，それに連絡する大脳基底核などの皮質下領域，②リズミカルな咀嚼運動を行うための指令を出力する大脳皮質咀嚼野，③咀嚼パターンを直接形成する脳幹の神経集団であるパターン発生器（CPG）があげられる．

　嚥下運動は口腔期，咽頭期，食道期に分けられており，液体などの咀嚼をしない食品を摂取する場合，これらの「期」と食塊の位置で定義される口腔相，咽頭相，食道相の「相」は一致する．しかし，咀嚼を要する固形物の摂取時には，咀嚼中であっても食塊の一部が咽頭に流入しており，「期」と「相」は必ずしも一致しない．嚥下造影検査による画像を用いた研究により，現在では「プロセスモデル」とよばれる新しい概念が確立されている[1]．準備期においても，いくらかの食塊はすでに咽頭部へと運ばれている，というものである（**図4-16**）．

　「プロセスモデル」では，食物を口に入れ，口腔内を前方から後方へと送り込むことから摂食嚥下が始まる．この食物の移送のことを第1期輸送（stage Ⅰ transport）とよぶ．続いて，咀嚼運動により食物を粉砕して唾液と混ぜ合わせる食塊の形成（口腔内加工処理）が始まる．この過程の後期において，食塊の一部が嚥下前に咽頭部へと流れ込む．この移送を第2期輸送（stage Ⅱ transport）とよぶ．嚥下の準備が整った食塊は咽頭部に運ばれるが，そこで嚥下を待つ間にも口腔内加工処理は続いている．つまり，咽頭内に食塊があっても準備期が営まれており，さらには口腔期が始まった後も咀嚼運動が持続していることを意味する．実際の嚥下反射は，食塊が嚥下前に口腔の後方部および中咽頭へと集められてか

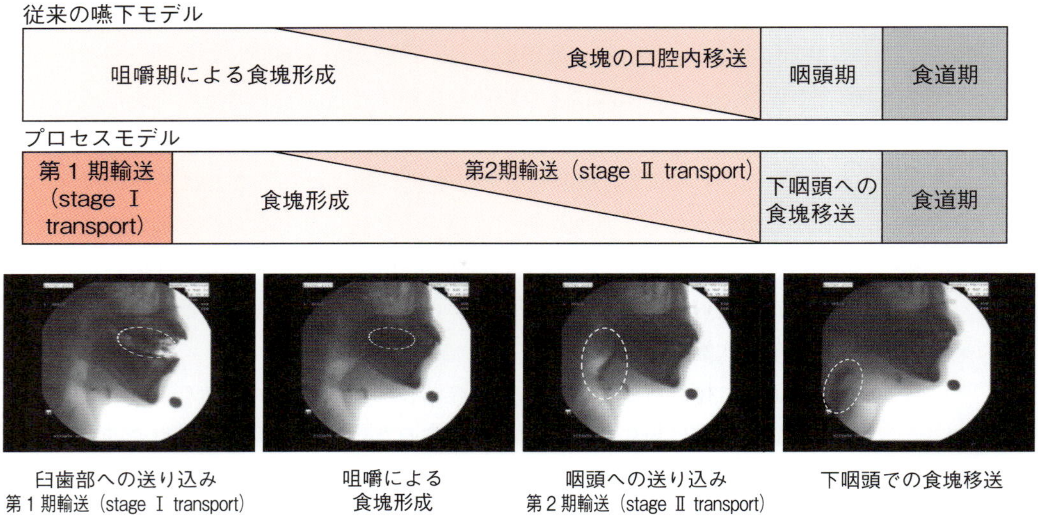

従来の嚥下モデル			
咀嚼期による食塊形成	食塊の口腔内移送	咽頭期	食道期

プロセスモデル			
第1期輸送（stage Ⅰ transport）	食塊形成　第2期輸送（stage Ⅱ transport）	下咽頭への食塊移送	食道期

臼歯部への送り込み
第1期輸送（stage Ⅰ transport）

咀嚼による
食塊形成

咽頭への送り込み
第2期輸送（stage Ⅱ transport）

下咽頭での食塊移送

図4-16　プロセスモデルで示す固形物咀嚼時の食塊の流れ．従来の5期の嚥下モデルでは，咀嚼中の食塊形成や移送は口腔内で行われており，嚥下反射が始まってから咽頭へと流れるとされてきた．これに対してプロセスモデルによれば，口腔内への食物の取り込みと臼歯部への移送（第1期輸送〈stage Ⅰ transport〉）に続く咀嚼時には，食品は粉砕に伴う食塊形成と同時に咽頭へと流れ込み（第2期輸送〈stage Ⅱ transport〉），嚥下反射惹起時にはすでに下咽頭に流れ込んでいる

ら始まる．そして食塊は，下咽頭から食道入口部を経て食道へと移送される．この時期は咽頭期に相当すると考えられる．次の食道期において留意すべき点は，食塊の一部が食道に達して食道期に入った後にも，残りの一部に対して口腔内加工処理が行われていることがあるということである．

3　嚥下運動の過程（図4-17）

　嚥下の口腔期とは，咀嚼後の食塊を咽頭へ送り出す時期であり，そこには次のような多くの筋・神経の働きが関与する．①顔面筋である口輪筋や頬筋は，口唇を閉鎖し頬を扁平にして口角を後退させる．また，歯列と頬粘膜との間に挟まった食物を追い出すためにも働く．②咀嚼筋が顎の固定のために働く．③舌骨上筋群のうち顎二腹筋前腹，顎舌骨筋，オトガイ舌骨筋は舌骨と下顎をつないでおり，舌骨が動かない状態でこれらの筋が収縮すると，下顎が引かれて開口し，反対に下顎が動かない状態で収縮すると舌骨や舌骨とつながる喉頭の挙上に寄与する．これらの筋の活動により，舌骨の上に乗っている舌も挙上する．④舌筋は食塊の後方への押し込みに直接働く．すなわち，口蓋前方部に接している舌尖部から舌の上方部への運動が始まり，舌と口蓋との接触が前方から後方に向かって連続した波動のように広がっていき，食塊が舌の形態に沿って後方へと押し込まれる．この間，外舌筋である茎突舌筋，オトガイ舌筋，舌骨舌筋は舌体をそれぞれ後上方，前下方，後下方へ移動するために働き，内舌筋は舌の形態の変化のために働

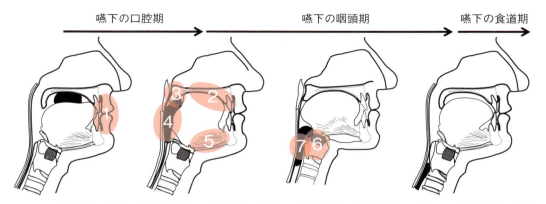

図 4-17　咽頭期の働き．①顎挙上と口唇閉鎖：食塊の口腔内保持，②舌挙上：食塊の口腔内移送，③軟口蓋挙上：鼻咽腔閉鎖，④咽頭収縮：食塊の咽頭内移送，⑤舌骨・喉頭挙上：食道入口部開大，⑥喉頭閉鎖：誤嚥防止，⑦輪状咽頭筋弛緩：食塊の食道流入．これらの運動は互いにオーバーラップしながら行われる

く．⑤食塊を咽頭に送り込む際，口蓋帆挙筋が口腔と鼻咽腔の遮断に働く（鼻咽腔閉鎖）．また，口蓋帆張筋が収縮することにより耳管が開き，鼓室の気圧を外気圧と同等にする．同時に，軟口蓋の高さに相当する咽頭後壁も上咽頭収縮筋や頰筋の働きにより隆起し，鼻咽腔閉鎖を助ける．

　嚥下の咽頭期は，食塊が口峡を通過してから咽頭を経て後端が食道入口部を通過するまでの時期のことを指す．この時期の運動は反射性であり，舌の後下方への押し込み運動と咽頭収縮筋の蠕動様運動の相乗作用で遂行される．この間わずか1秒間ほどの反射性運動であるが，この短い間に左右20対以上の筋が協調して食塊の送り込みが整然と行われる．

　咽頭期の初期においては，口腔期の活動がオーバーラップして観察されるとともに，①舌が持ち上がることにより口腔部から咽頭部への通路が閉じ，食塊が咽頭部へ押し進められると，舌は下前方に移動する．続いて，②喉頭が前上方に挙上して（喉頭挙上），甲状軟骨や輪状軟骨に付着する食道括約筋を前方に牽引し，食道入口部を開く．また，喉頭蓋は反転し，喉頭の入り口を塞ぐ．甲状舌骨筋は喉頭挙上に際して甲状軟骨を舌骨に引きつける最も重要な筋として働く．これらの反射運動が同時に起こることにより，一時的に咽頭圧が高まり，次に咽頭を取り巻いている筋が弛緩し，食塊は喉頭蓋谷，左右の梨状陥凹を経て食道へと誘導される．また食塊が食道入口部を通過する間，この部を形成している輪状咽頭筋は約0.5秒間完全に弛緩し，食塊の通過後は強く収縮する．安静時には一定の収縮力を保ち，食塊の逆流や空気の食道内流入を防いでいる．

　喉頭は咽頭内に開口した空気の通り道であり，気道の一部を形成している．そのため食物が咽頭から気道へ流入（誤嚥）しないように防護する重要な働きをしている．また，発声器としての役割も果たす．喉頭の上部は喉頭口で，前方には喉頭蓋が位置する．下端は，輪状軟骨を介して気管とつながる．

4 嚥下運動の誘発

　日常の嚥下運動はほぼ無意識のうちに引き起こされているが，飲み込もうと意識する，つまり随意的に誘発することも可能である．われわれは口腔内の唾液を通常は無意識のうちに嚥下している．これは唾液が咽頭に流れ込むことによって嚥下反射が起こるためである．嚥下反射は，安静時における唾液などの刺激によって24回/時間，睡眠時では5.3回/時間の頻度で惹起される．また，食事中には180回/時間という高い頻度で引き起こされる．食事中の嚥下の多くは咀嚼動作の後に起こるものであり，その咀嚼運動が高次機能によって制御されていることを考えると，食事中の食塊嚥下を完全な反射と捉えることについては議論の余地がある．

　嚥下運動を誘発し，その運動パターンを形成する中心となるのは，脳幹の延髄に存在する嚥下の中枢パターン発生器（central pattern generator：CPG）である．末梢または中枢からの入力によってCPG内の神経活動が開始し，閾値を超えると一連の嚥下運動を発現させる[2]（図4-18）．咽頭期に働く筋活動は，嚥下中枢の制御のもとに全か無かの法則に従うものの，生じた筋活動のパターンは通過する食塊の物性などの条件の違いにより変化する．さらに，嚥下時には咀嚼や呼吸は嚥下運動が終了するまで抑制される．嚥下反射に関わる筋は左右20対以上に及び，嚥下運動がいったん始まると途中で止められないことが，咽頭期障害に対する治療法の獲得を難しくしている．

　末梢の刺激によって引き起こされる反射は，純粋な反射性嚥下である．反射性

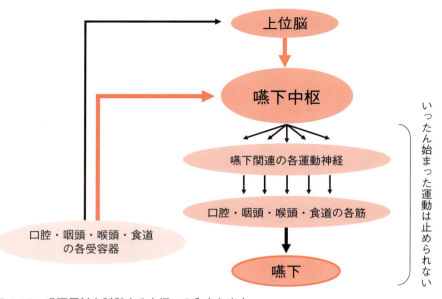

図4-18　嚥下反射を制御する中枢への入力と出力

嚥下の誘発に必要な末梢の受容器は，下咽頭から喉頭にかけて分布する機械受容器や化学受容器と考えられるが，その実態の多くは不明である．一方，随意性嚥下に関わる上位中枢としては，いずれも両側に存在する大脳皮質顎顔面領域の体性運動野や，一次感覚野，咀嚼野，島皮質，弁蓋部，帯状回などがあげられているが，これらが空間的・時間的にどのような活動様式を経て嚥下に至るかはわかっていない．臨床現場において，大脳皮質の片側だけに障害をもつ患者に重篤な嚥下障害が認められることがある．片側の大脳半球の障害は，健側が代償して働く可能性があることから，皮質性の嚥下障害であっても声かけや食品の認知を促すなどの上位脳への働きかけは重要であることが示唆される[3]．

5 嚥下運動と呼吸のかかわり

生体は摂食によって栄養を取り込み，呼吸（吸気）によって酸素を取り込むことで多くのエネルギーを得る．そして代謝によって生じた二酸化炭素を呼気として体外に排出する．呼吸には4つの過程があり，呼吸筋を使って肺と外界との間で行うガスの換気，肺胞気と肺毛細血管内血液との間によるガス移動，血液による酸素と二酸化炭素のガスの運搬，毛細血管内血液と細胞との間のガスの移動である．前者3つを外呼吸または肺呼吸，後者1つを内呼吸または組織呼吸とよぶ．咽頭は呼吸路（気道）の一部であり，ここで食塊が通る嚥下の交通路と交差している．したがって，呼吸運動やそれを制御する中枢機構が嚥下に与える影響，あるいはその逆を考慮することは，摂食嚥下障害の臨床にとって重要となる．

通常の呼吸で機能する呼吸筋は吸気筋が主となっており，努力呼吸や過呼吸時には呼気筋も働く．腹式呼吸では横隔膜，胸式呼吸では外肋間筋が収縮して胸郭を拡大する．肺には筋が存在しないが，弾性体で膨らみやすい構造をしており，吸息時に胸郭が拡大すると受動的に膨らんで，胸腔内に陰圧が生じて吸気が発生する（**図 4-19**）．呼息時には，内肋間筋に加えて腹直筋が働いて胸郭を吸息開始前の状態に戻す．

呼吸運動の基本的なパターンは，咀嚼や嚥下と同様に脳幹に存在する呼吸のCPGによって形成される．また，呼吸のCPGはリズムを形成する他に，末梢および中枢の化学受容器の働きによって呼吸活動を変化させる．末梢の化学受容器には，内頸動脈と外頸動脈の分岐部に存在する頸動脈小体と，大動脈弓の近傍に存在する大動脈小体とがあり，主に血液中の酸素分圧の低下により受容器からインパルスを発して呼吸を促進させる．

口腔内での咀嚼時に呼吸が止まることはない．また，咀嚼と呼吸のリズム形成を行うCPGは脳幹内で近接しているものの互いに独立しており，両者のリズムや位相が影響し合うことは少ない[4]．嚥下時には咽頭・喉頭が完全に閉鎖し，喉頭口，声門のレベルにおいて気道内への異物の侵入（誤嚥）を防ぐ．これら喉頭閉鎖，声門閉鎖だけでなく，嚥下時には呼吸が停止する（嚥下性無呼吸）．嚥下

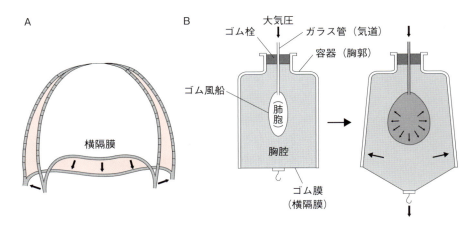

図 4-19 換気の仕組みとそのモデル．吸気時には，横隔膜および外肋間筋の収縮により胸郭は広がる（A）．これをモデルにしたのが B である．横隔膜のモデルであるゴム膜が下方に引かれると，胸郭に相当する空間が広がって圧は下がり，ゴム風船内外に生じた圧力差によって外気が中に入ってくる（吸気が発生する）

反射の間に呼吸活動が停止するのは健常成人で約 0.3 〜 1 秒である．嚥下性無呼吸時でも一過性の横隔膜の収縮が起こることにより，胸腔内および食道内は陰圧となる．これらの陰圧は嚥下時の声門封鎖を強固にするとともに，食道と咽頭との内圧の差を生じさせ，食塊の移送に役立つ．嚥下と呼吸の CPG は解剖学的に重なり合っており，機能的にも相互の神経が連絡し合っている．それは嚥下も呼吸も咽頭など上気道に共通の通路をもち，これらの部位の感覚や運動が安全に呼吸と嚥下を行うのに必要不可欠だからである．嚥下は呼吸中にどのタイミングでも引き起こされるものの，嚥下時には呼吸が止まり，リズムがリセットされる．ヒトでは，嚥下後の呼吸はほとんどが呼気から開始される[5]（**図 4-20**）．呼吸中に嚥下が引き起こされるタイミングは，個人や加齢によって異なるが，個人内のばらつきは少ないとされる．他方，嚥下と呼吸の関係は環境要因にも左右される．座位では呼気相の後期に嚥下が誘発されるのに対して，仰臥位では呼気相の早期に認められる．このことは嚥下に伴う食塊の移送が，姿勢に影響を受けることと関連しているのかもしれない．

　嚥下運動が起こると呼吸が止まることは，呼吸中枢に対して嚥下中枢が優位であることを示唆しているが，一概に優位性を結論づけることはできない．生後間もなくの嚥下反射は呼吸のすべての相において出現する．また胎児において，嚥下運動は受胎後 10 〜 12 週で発現し，22 〜 24 週で呼吸などの運動が加わっていく．これらの事実は，呼吸と嚥下の協調は生後獲得されることを強く示唆している[6]．

　加齢に伴い，嚥下と呼吸の協調運動は変化していく．高齢者では，①呼吸頻度が高くなり，②嚥下性無呼吸の持続時間が延長する．高齢者においては，これらの機能の変化にとどまらず，咽頭や喉頭の組織の緊張が減弱し，靱帯の緩みなど

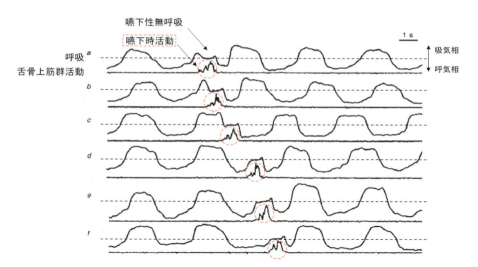

図 4-20 呼吸と嚥下の協調．a～f は同一人物の呼吸と嚥下の活動を示し，嚥下がさまざまなタイミングで引き起こされている例である．嚥下前の呼吸リズムは a～f で一致しているが，嚥下後はずれている．嚥下が吸気相に起こっても（a～c），呼気相に起こっても（d～f），嚥下後の呼吸リズムは新たに呼気相から始まっている

の退行性変化も相まって嚥下と呼吸の協調性が低下し，高齢者の嚥下に臨床的な問題を発生させている．

　肺から排出される呼気流により声帯を振動させて出す音声のことを発声とよぶ．発声の際に必要な呼吸器には肺，胸郭，気管，横隔膜，そして声帯が存在する喉頭が重要な役割を果たす．嚥下時には声帯を閉じて誤嚥を防ぐ必要があることから，嚥下機能を評価するうえで，発声を含めた喉頭機能は重要な要素となる．発声に必要な呼気を供給するのは呼吸筋であり，呼気流を音源に変換するのは喉頭である．喉頭筋を支配する反回神経が麻痺すると，多くの場合は声帯が緊張できずに声がかすれたり（嗄声），無声となる．逆に後輪状披裂筋の麻痺では，声門が開かないために呼吸困難をきたす．加齢に伴い，周囲筋の靭帯の緩みなどで喉頭が下垂して声帯が緩むと，高い声が出なくなる．高齢者では男性の声と女性の声が区別しにくくなるのはこのためである．

6 嚥下運動の関連する器官における種々の反射

　嚥下の際に機能する器官において，嚥下反射の他に生じる咳反射，咽頭反射と嘔吐反射について説明する．

　喉頭・気管における反射である咳反射は，口腔内の雑菌や食塊が気道や肺に落ちるのを防ぐ上気道防御反射の役割を果たしている．

　咽頭反射には，軟口蓋反射と咽頭絞扼反射がある．軟口蓋反射は，硬口蓋から軟口蓋にかけての移行部を刺激すると軟口蓋が後上方へ挙上する反射である．軟口蓋の挙上は両側性に誘発されるが，脳梗塞によって仮性球麻痺が起こると軟口

蓋反射が抑制されるのに対して，球麻痺症状においては患側の挙上が悪くなる，いわゆるカーテン徴候を呈する．一方，感覚神経は左右独立しているため，感覚の異常の有無を調べるためには左右の軟口蓋をそれぞれ刺激する．もう1つの咽頭反射である咽頭絞扼反射では咽頭全体が強く応答する．刺激の誘発部位は軟口蓋，舌後方 1/3，咽頭後壁である．咽頭絞扼反射は歯科治療器具や異物の挿入，嘔吐などの不快刺激によって誘発され，異物を体外に排出するための応答である．不思議なことに，食事中に同じ部位が食塊により刺激されれば嚥下反射が誘発される．刺激部位が酷似しているにもかかわらず逆の反射が惹起される理由については不明な点が多いが，食塊か否かという口腔内外の環境やその認知の違いが理由と考えられる．また，咽頭絞扼反射が粘膜表層の感覚受容器への刺激によって誘発されるのに対し，嚥下はそれらに加えて，味覚・嗅覚などの特殊感覚，筋固有受容器などへの深部刺激が関与しているという説もある．

　咽頭反射の誘発は個体差が大きく，さらに覚醒状態も含めた全身状態の影響が大きいことから，同一個人でも同じ刺激で同じ反応が起こるとは限らない．

　咽頭反射が食塊の有無にかかわらず咽頭への刺激によって引き起こされるのに対して，嘔吐反射は，下部食道括約筋の弛緩と腹圧の急激な上昇によって，胃・腸管の内容物が口腔外に強制的に吐き出される反射性運動である．嘔吐には悪心やむかつきが先行または随伴する．悪心とは嘔吐が起こりそうな切迫した感じをいい，むかつきは嘔吐の初期相で，腹腔内圧の上昇が起きても上部食道括約筋の弛緩がなく，胃腸の内容物の吐出は伴わない．嘔吐は毒物などが胃に入った際にこれを排出するための生体防御反応として起こる場合と，生体内の病的異常を要因として起こる場合とがある．さらに，狭心症，脳圧亢進，中耳炎，扁桃腺炎，尿路結石に伴って，また抗癌薬などの化学療法や放射線治療の副作用としても発現することから，消化管以外のさまざまな刺激も要因としてあげられている．この他，情動や乗り物酔いなどに伴う嘔吐は生体防御反応としては説明できない現象である．

　どの刺激によって嘔吐が誘発される場合でも，延髄の嘔吐中枢の興奮が起点となる[7]（**図4-21**）．嘔吐を引き起こす中枢の神経機構は，咀嚼や嚥下などと同様に，脳幹に存在する多くの神経群が関与して，これらの活動が協調パターンを形成した後，嘔吐のための筋活動を引き起こす．また，嘔吐中枢からの信号は呼吸中枢や自律神経中枢を強く興奮させる．

　嘔吐が誘発されると，まず水分の多い唾液が大量に分泌され，食道および胃が弛緩して噴門部が開大する．次いで空嘔吐とよばれる嘔吐運動が起こるが，胃内圧の上昇と一致して上咽頭収縮筋が収縮するため内容物は吐出しない．その際，横隔膜や腹壁は強く収縮し，腹腔内圧は約 100 mmHg にも達する．この圧によって胃の内容物は食道を逆行し，口腔から吐出される．呼吸は抑制され，声門閉鎖，鼻咽腔閉鎖が起こり，吐出物の誤嚥や鼻咽腔への逆流を防ぐ．また，嘔吐の初期にはしばしば，上部小腸の蠕動運動の方向が逆転する．これを逆蠕動とよび，

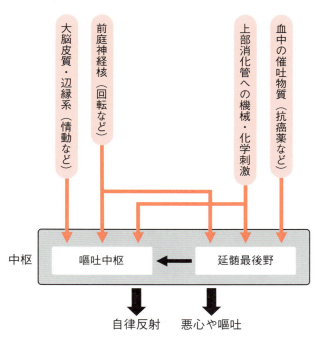

図 4-21 嘔吐の機序．嘔吐は，いずれの刺激によって誘発される場合でも延髄の嘔吐中枢の興奮が起点となる．嘔吐を引き起こす中枢の神経機構は，嚥下，咳，くしゃみなどと同様に，脳幹に存在する多くの神経群が関与して，これらの活動が空間的・時間的協調パターンを形成した後，嘔吐のための筋活動を引き起こす．また，嘔吐中枢からの信号は嘔吐と同時に悪心を誘発するとともに，自律神経中枢を強く興奮させる

これにより小腸の内容物が胃に逆行移送される．嘔吐時には自律神経中枢の活動により心拍数や呼吸数の増加を認める．嘔吐が始まると下顎は大きく開き，この間，閉口反射（下顎張反射）は抑制される．

　嘔吐中枢は延髄網様体の背側部で，孤束核の背外側に位置すると考えられているが，咀嚼中枢や嚥下中枢，呼吸中枢と同様に，限局した1つの核ではなく，いくつかの核を統合して形成されると考えられている[7]．嘔吐中枢の活性化と嘔吐の誘発には，末梢および中枢のさまざまな刺激が関与する．咽頭，舌根，胃，十二指腸のような上部消化管や生殖泌尿器系の粘膜などに分布している機械受容器および化学受容器への刺激は，舌咽神経，迷走神経，交感神経を介してインパルスが延髄に伝えられ，嘔吐中枢を活性化して胃・腸管の内容物を口腔外に吐出する．上部消化管に存在する細胞が放出するセロトニンは迷走神経求心性線維終末を脱分極させることで知られ，抗癌薬の副作用による嘔吐の予防にはセロトニン受容体拮抗薬が制吐薬として用いられている．その他の嘔吐誘因として，乗り物酔いや宇宙酔い（動揺病）などがあるが，これらは前庭迷路への異常な加速度刺激の反復や視覚情報の統合失調によるものであり，前庭核からの信号によって引き起こされる．そのため一般的にそれらの感覚受容が未熟な小児は乗り物に酔いやすいが，生後発育に伴って酔いにくくなる．

（井上　誠）

Ⅲ 発達期の摂食嚥下機能

本項の要点

摂食嚥下機能は心身の発育の著しい乳幼児期から学齢期にかけて発達し，歯の萌出をはじめ口腔咽頭領域の発育に伴って機能が獲得される．そこで，最適な機能を育むことができるよう育児や療育の場において食物の調理形態や食具などに関し適切な支援が必要である．また，摂食嚥下器官である口腔および咽頭・喉頭は，呼吸と併用するため，窒息や誤嚥のないよう形態成長を基礎とした機能の発達支援が求められる．そのために歯科衛生士が理解しておくべき内容としては，以下の2つがあげられる．

・摂食嚥下機能のハビリテーションの考えを基盤に，機能が獲得される過程と機能獲得に果たす五感（視覚，嗅覚，触覚，味覚，聴覚）の役割．
・発育期にある小児については，他の運動機能（粗大運動，微細運動）の発達との関連および摂食嚥下器官である口腔と咽頭領域の形態成長と機能発達の関連．

1 発達期の口腔形態，口腔機能の定型発達

摂食嚥下機能とは，食物を口に取り込み，取り込んだ食物をつぶして唾液と混ぜ，嚥下のために咽頭に送り込み嚥下反射を誘発して嚥下する一連の動きを指す．乳幼児から学齢期にかけて生じる乳歯の萌出や永久歯への交換，咽頭腔の拡大といった口腔・咽頭領域の変化や成長に合わせて，毎日の食事の場で機能が営まれながら成熟した摂食機能の獲得がなされていく．

成長変化する摂食器官である歯槽提，歯，歯列・咬合などの口腔領域の形態や状態に合わせて，適切な物性（硬さ，大きさ，粘稠性など）の食物を提供することが，機能の発達に大きく関わってくる．定型発達においては，離乳期に形態成長と機能発達に応じた離乳食を食べることによって摂食嚥下機能が獲得される．この時期に物性の違いに応じて試行錯誤しながら処理の動きを覚えていく．口腔と咽頭腔は呼吸と併用されるので，窒息や誤嚥の危険を排除する必要がある．したがって離乳期のみならず幼児期においても，食の自立の発達のためには機能発達の段階を常に意識しながら，食材や食べ方について支援していくことが重要である．

乳幼児期における摂食嚥下機能の発達過程と食事の自立過程との関連を**図4-22**に示した．固形食の処理が可能となるまでは，口腔領域の機能は介助されながら獲得される．口腔領域の機能獲得過程を，発達の特徴的な動きに基づき5段階に分けて**表4-1**に示した．

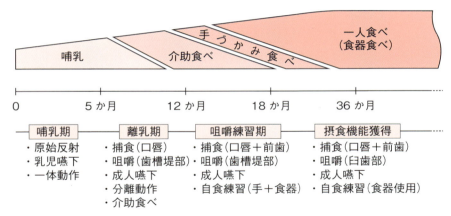

図 4-22　摂食嚥下機能の生後発達

表 4-1　摂食嚥下機能の獲得過程

機能獲得過程	発達の特徴
①経口摂取準備期（嚥下運動発達期）	哺乳に関わる反射，指しゃぶり，玩具なめ，舌突出など
②嚥下機能獲得期	下唇の内転，舌先の固定，舌の蠕動様運動での食塊移送など
③捕食機能獲得期	顎・口唇の随意的閉鎖，上唇での取り込み（擦り取り）など
④押しつぶし機能獲得期	口角の水平の動き（左右対称），舌先の口蓋皺襞への押し付けなど
⑤すりつぶし機能獲得期	口角の引き（左右非対称），頬と口唇の協調運動，顎の偏位など

2　乳児期における形態変化と機能発達

1　経口摂取準備期（口から食べる準備の時期：吸啜による乳汁摂取の時期）

口からの食物摂取に備えて，乳首から乳汁を摂取するために必要であった原始反射（探索反射，吸啜反射など）が消失し，随意運動が発達する時期にあたる．

1．乳汁摂取のための原始反射

出生後の乳汁摂取は，哺乳に関わる原始反射（探索反射，口唇反射，吸啜反射，咬反射）によってなされる．探索反射は乳探し反射ともよばれ，口腔周囲に触れることによる触刺激によって誘発され，触刺激した物を口に取り込もうとして，開口しながら顔が物に向って動く（図 4-23 ①）．吸啜反射は，口中に前方から入ってきた物に対して舌が物を巻き込むように捉えて口蓋に押し付け，舌先から舌根に向って引き出される波動様な動き（吸啜）である（図 4-23 ②）．咬反射は，直接臼歯相当部の歯槽提に入ってきた物に対して口が強く咬むように閉じられる動き（図 4-23 ③）で，口の側方から物が入らないようにする防御反射とも考え

られる．これらの哺乳に関係する原始反射と，吸啜運動を容易にするこの時期の口腔内の形態的特徴によって乳汁が摂取される．

2. 吸啜（乳汁摂取）の動き

吸啜運動の際には，口蓋中央の陥凹部である吸啜窩に乳首を舌で包むようにして押し付け，下顎歯槽堤の前方部で舌尖部とその上に乗る乳頸部を上顎歯槽堤部との間で挟んで固定しながら，舌尖から舌根部に向けて波動様の吸啜反射の動きが引き出される．超音波画像（**図 4-24**）にあるように，舌の波動様の動きが乳首先端より奥に及んで，舌背が下方に押し下げられたときに口腔後方部に陰圧が生じ，乳汁がこの陰圧に向かって乳首から射出される（**図 4-24** 矢印部）．

3. 吸啜を容易にする口腔内の形態の特徴

吸啜時に効率よく陰圧を生じるために，口蓋は乳首の形に適合するように中央部が陥凹し，吸啜窩を形成している（**図 4-25**①）．口蓋と歯槽堤ばかりでなく，頬の内側にはビシャの脂肪床（**図 4-25**②）があり，吸啜運動に伴う口腔内の陰圧形成を容易にしている．また，授乳時に乳頸部を咬まれても痛くないように，上下顎を咬合したときの前歯相当部の歯槽堤間には顎間空隙（**図 4-25**③）がある．

4. 離乳準備の発達

1) 原始反射の消失

哺乳に関わる反射による探索反射や吸啜反射が誘発される際，口唇，舌，顎などは一体として動いている．月齢が進むにつれて，この哺乳に関わる反射で動く一体運動から，それぞれを乳児自身の意思で動かすことが可能となる随意運動へ

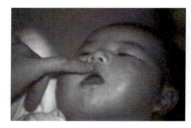
①探索反射

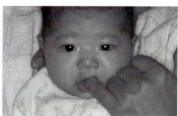
②吸啜反射

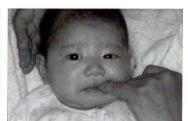
③咬反射

図 4-23 哺乳に関わる反射（原始反射）

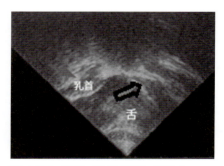

図 4-24 吸啜（乳汁摂取）の動き

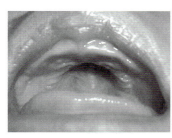 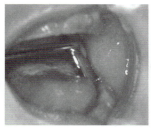 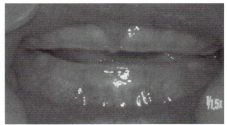

①口蓋の吸啜窩　　②ビシャの脂肪床　　③顎間空隙

図 4-25　吸啜に適した口腔内の形態

と発達する．

①哺乳に関わる反射の消失

　哺乳に関わる反射は 4 か月頃から消え始め，7 か月くらいまでにはほとんど惹起されなくなる（**図 4-26**）．哺乳に関わる反射の消失程度は，指腹で口角や上下唇の赤唇部を触刺激したときの探索反射による動きの出現頻度や，小指を舌背に挿入したときに吸啜反射の舌の動きの陰圧で引かれる程度により評価できる．

②口遊び（指しゃぶりなど）

　生後 2 か月頃から始まる指しゃぶりは，4 か月頃になると手でおもちゃが握れるようになり，おもちゃしゃぶりが主となっていく．このような口遊びが頻繁にみられるにつれて，乳首以外の硬さや大きさ，質感などの異なる物に触れる頻度が高くなり，それぞれの物に対応して異なった随意的な動きがみられる．

2）粗大運動の発達

　離乳食を嚥下するためには，乳首から吸啜による乳汁摂取時の乳児嚥下と異なり舌で食物を咽頭に送り，嚥下反射で喉頭を挙上する動きを引き出す必要がある．これらの動きをスムーズに行うためには，頸部が若干前屈して体幹がふらつかない姿勢が一定時間とれるように，頸定をはじめとした粗大運動の発達が基礎となる．

3）口腔の成長変化

　乳児の口腔模型を 12 か月にわたり三次元的に計測した結果を**図 4-27**[1]に示した．離乳準備期にあたる生後 3〜4 か月頃に下顎の前歯部が大きく前方へ成長し，離乳開始の 5〜6 か月頃には上顎の前歯部の前方成長もみられる．このように離乳食の経口摂取に向けて舌先が動く場である口腔の前方部が成長し，固有口腔内で舌が食塊を咽頭へ送る嚥下の口腔相の動きが可能となる．

4）離乳開始の目安

　安定した頸定がとれて，哺乳に関わる反射が消え始めて口を使った遊びなど活発な口の動きがみられるようになることが，機能面の発達からみた離乳開始の目安である．舌挺出反射が弱まることなどもその目安の 1 つである．ただし，厳密な離乳の開始時期の目安はなく，開始時期の少しのずれはほとんど問題にならない．早すぎる離乳開始は，機能発達が未熟のために離乳食を舌で押し出すなどの期間が長くなるだけともいえる．

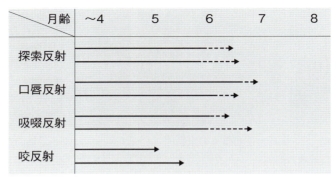

図 4-26 哺乳に関わる反射の消失
定型発達乳児2名について原始反射の消失時期を示した．破線は哺乳反射の一部の消失が始まった時期である．

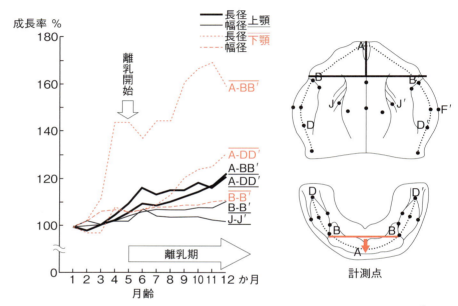

図 4-27 乳児期の歯槽長径および幅径の成長率の経時的変化（湖城秀久．1988[1]）を一部改変）離乳準備期にあたる生後3～4か月頃に下顎の前歯部が大きく前方へ成長し，離乳開始の5～6か月頃には上顎の前歯部の前方成長もみられる．

3 離乳期から幼児期における機能発達

　離乳期の乳児は，スプーンなどの食具で口に運ばれた食物を自らの意思（随意運動）で処理するようになるが，その際の摂食嚥下機能の継時的な動きの特徴を図 4-28 に示した．離乳食の適切な調理形態と食事介助により，このような口腔の動きを段階的に学ばせることで，乳幼児期の摂食嚥下機能の獲得が容易になる．

1 嚥下機能の発達

　吸啜による乳汁の嚥下が口に乳首をくわえたまま行われるのに対して，離乳期の最初に発達する食物を嚥下する口の動きは口唇を閉じて営まれる．

口に入ったなめらかにすりつぶした食物を嚥下する際には，口腔から咽頭に送られた食物によって嚥下反射が起こり，喉頭が挙上するとともに喉頭蓋により気道が閉鎖され，食道入口部が開大する．そこで外部観察で見ることができる特徴的な動きとしては，嚥下反射時の喉頭挙上に直接関与する舌骨上筋群の動きを容易にするために，舌骨上筋群が付着している下顎が動かないように口が閉じられることと，舌が口から突出しないように下唇が舌先を押し込むように内転する動きである（**図 4-28 ①**）．

　嚥下を遂行するには，口内に広がった食物を狭い咽頭に送るために食塊を形成する舌の動きも必要となる．この嚥下の口腔期の舌の動きは，5〜6 か月頃から少しずつ上達していき，食物をすりつぶしながら唾液と混和して食塊を形成できるようになるのは，咀嚼機能の発達が始まる 9 か月頃からである．

2　捕食機能の発達

　口から取り込んだ食物に対する嚥下機能が獲得されるに従い，スプーンなどの食具から取り込む際の顎の運動が，パクパクと口が数回開閉しながら食具（スプーン）をくわえて食物を取り込んでいた動きから，1 回の開閉口運動で取り込むことが可能になる．スプーンを上下唇で挟んで上唇の力でこすり取る捕食機能が獲得される（**図 4-29**）．

3　押しつぶし機能の発達

　ペースト状の食物の嚥下と捕食がスムーズになると，形のある食物をつぶして

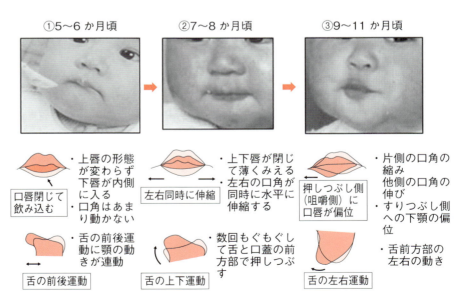

図 4-28　離乳食摂取時の口唇・舌の特徴的な動き

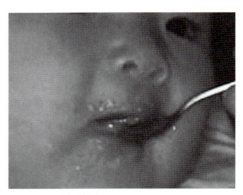
図 4-29　捕食機能

食べる動きが7〜8か月頃から発達する．外部観察評価では，左右の口角が頬方向に引かれて赤唇部が薄くなる様子が見える（**図 4-28 ②**）．

　この動きのときに口腔内では，取り込んで舌の前方部に乗った食物を上顎前方の口蓋皺襞（すうへき）の部位に押し付けて固形食品を押しつぶしている（**図 4-28 ②**）．この動きは口中に取り込んだ食物の物性（硬さ，大きさなど）を感知する動きでもあり，食物を押し付ける際の触圧覚を中心とした感覚が食物の物性に応じた咀嚼などの運動を引き出していく．これは，口に入ってきた食物の物性の違いに応じて処理方法を変えられるようになる機能の発達段階として非常に大切である．

　この時期は軟らかい固形の食物を口の中でつぶす動きが発達するため，軟らかい固形の離乳食の作り方の指導が必要となる．

4　すりつぶし機能の発達

　すりつぶし機能は，口に取り込んだ食物をつぶして唾液と混ぜる動きで，つぶし方は食品によって使い分けられ，臼歯部歯槽提での押しつぶしと臼磨を使ったすりつぶしがあり，狭義の咀嚼とよばれている（**図 4-28 ③**）．

　外部観察評価では，取り込んだ食物を臼歯部歯槽提に乗せて咀嚼している側の口角が縮み，食物のない側の口角が伸び，左右非対称の口角の形で動きが持続される．すりつぶす動きに伴って，食物が歯槽提上から落ちないように，頬が外側から舌が内側から挟むようにして，すりつぶす運動が継続される．このように，臼歯部歯槽提ですりつぶす運動（咀嚼）は顎，頬，舌が協調して動くことによって機能獲得がなされる．

　すりつぶし機能の獲得により，食べ物の硬さと形によって4つの違った食べ方〔①そのまま飲み込む，②舌でつぶす（**図 4-30**），③歯槽提でつぶす，④歯槽提で噛む（**図 4-31**）〕で食べられるようになり，摂取可能な食物の種類が飛躍的に広がる．

5 水分摂取機能の獲得

　コップなどの容器に入っている多量の水分から，1回で嚥下可能な一口量を口に取り込む働きをするのは上唇である．上唇が食機能に参加できるようになる生後8か月頃からは，介助下に液状食品（牛乳，お茶，水など）をスプーンやコップから摂取する（飲水）機能が発達する．この動きのときには，上唇が液状食品に触れてから取り込む動きが見られ，少しずつ水を啜る動きが発達する（**図4-32**）．

　発達のポイントは，上下唇で食器を挟むこと，上唇が濡れることである．哺乳による水分確保から食器からの水分確保へと発達して，哺乳瓶などの必要がなくなっていく．

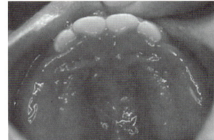
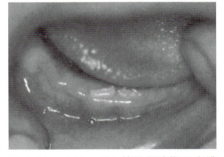

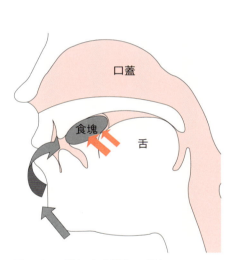

図 4-30　舌による押しつぶし

図 4-31　すりつぶし機能発達期の歯槽堤

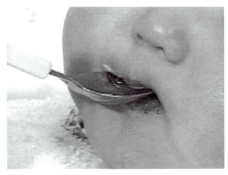
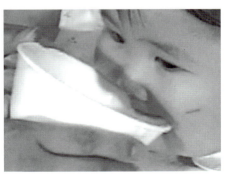

図 4-32　水分摂取機能の発達

6 自食準備期

　摂食の自立に向けての発達変化では，口腔領域の形態面の成長（乳歯の萌出）と機能の発達（咀嚼）に加えて，食物を口に運ぶ上肢・手指の機能（微細運動）の発達が必要となる．手指の機能発達では，出生後9か月頃から指で物をつまむことができるようになる．この頃から目，手指，口が協調して，比較的小さな物でも指でつまんで口に持っていくことができ始める．自分で食物を手指でつまんで口に運ぶ動きは，食事の自立のための機能発達過程の最初の段階ではあるが，食物でもおもちゃでも口に押し込んでしまうので，誤飲や誤嚥による窒息を引き起こさないよう，口の中に入ってしまう大きさの物を周囲に置かないなどの注意が必要となる．

　上下顎の乳切歯が生えそろう1歳過ぎになると，大きな食物から一部をかじり取ることができるようになるため，「手づかみ食べ」の機能が発達し始める．

7 手づかみ食べ機能の発達

　1歳前後から1歳半頃の幼児は，介助されることなく自立して食べる第一歩として手づかみで食べることができるようになる（**図4-33**）．また，この頃から乳臼歯が生えそろう3歳過ぎに向けて少しずつ硬い食べ物や線維質の食物を噛みつぶすことができるようになる．食べられる食品の種類が多くなると同時に自己主張も強くなることから，好き嫌いがはっきりしてくる．手づかみで食べる機能の獲得に従って，以下のような食べ方の変化がみられる．

・触感覚が鋭敏な手指で食物を直接つかむことによる食物の硬さや温度などの感覚と，口の中で感じる物性の感覚の体験を積み重ねることによって，物性に応じた一口量が摂取できるようになっていく．
・手づかみで口に運んできた食物に対して，大きさに応じて前歯を使って噛み取ることで，取り込んだ量の違いによる処理のしやすさや味わいなどから一口で

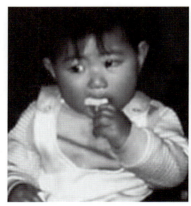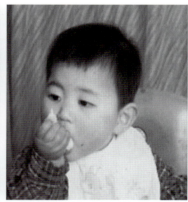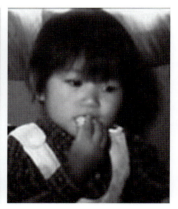

図4-33 手づかみ機能の発達過程（石田ほか，1998[6]）一部改変）

取り込む食物の量を調節できるようになる．
・手づかみ食べで口と手の協調運動が獲得されるに従い，捕食時の首の回旋や口角から食物を口に入れることが少なくなる．

8 食具食べ機能の発達

食具を用いた摂食機能の発達程度を客観的にみるには，一連の動きを大きく分けて，①食具の持ち方，食具による食物の取り方，②食具による食物の口までの運び方，③口（口唇）への食具（食物）の入り方，の3つの面からみるとよい．これらの動きをみることによってその発達程度を知ることができ，発達程度に適当と思われる食具の選択と指導が容易となる．

1. 食具の持ち方，食具による食物の取り方

食具はその形によって目的とする機能が異なる．スプーンは「すくう」のが主であり，フォークは「刺す」ことと「すくう」ことを主とした食具である．また，箸は「はさむ」のが主である．食事の際は，それぞれの目的に応じて食具の把握方法を変えて使用されている．このような高次の機能の発達の始まりは，把握しようとする対象物（食具）の形や大きさの状況によって，把持様式を変化させることにある．出生後7か月頃から発達が始まるとの報告もある．食具を意識した小棒（直径1 cm）の把握様式の発達では，3～4か月から手掌が主の把握に始まり，4～5か月以降には手指による把握への発達変化がみられる．食具の把持方法は把柄部（ハンドル部）の太さに影響されるが，1 cm程度の太さなら1歳頃までには中手指節関節より遠位を使用する手指握りへと発達し，1歳半頃からペングリップの把持方法がみられるようになる（**図 4-34**）．

2. 食具による食物の口までの運び方

スプーンを口へ運ぶ際の上肢の肢位は，上腕が体幹に接触し，肘関節は屈曲位，前腕は最大回内または回外位，手関節は屈曲位をとっていたものから，1歳半頃から肩関節が屈曲転位し，肘関節は屈曲位，前腕は回内位（手のひらが下を向く位置）または回外位（手のひらが上を向く位置），そして手関節は伸展位をとるようになって，次第に各関節の複合動作が行えるように発達変化していく（**図 4-35**）．

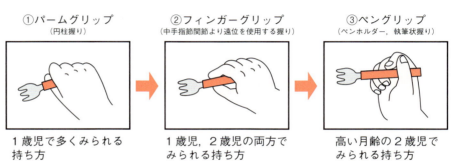

図 4-34 食具の持ち方の発達過程

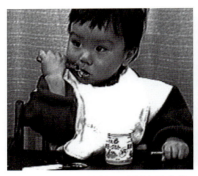 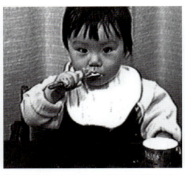 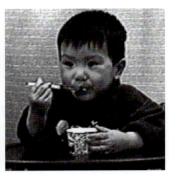

①上腕が体幹に接触，肘関節屈曲位，前腕最大回内位または回外位．　②肩関節外転位，肘関節屈曲位，前腕回内位または回外位．　③肩関節屈曲外転位，肘関節屈曲位，前腕回内位または回外位，手関節伸展位

図 4-35　食具による自食の発達過程（田村ほか，1998[8]，西方ほか，1999[9]より）

　また，食具が口腔内に入る際の手部の位置は，手部が前額面上にあったものが，発達の経過とともに1歳半頃には正中方向へと変化していく．

3．口（口唇）への食具（食物）の入り方

　離乳期の後半頃から食具としてスプーンを自分で使い始めるが，スプーンのボール部は前歯を越えて口腔内へすべて入ってしまう．その後の1歳半頃までには，前歯にボール部の一部がかかるだけとなる．また，スプーンのボール部が口唇部に触れながら入る動きがみられ始め，2歳になる頃までには口唇に触れながら入るようになる．

　口を閉じながら口唇で食物をしっかり捉え，口腔の舌前方部で受け取ってしっかり閉口する動きによって，舌前方部の食物が口蓋前方部の口蓋皺襞部に押し付けられ，食物の物性が感知される．口全体からみると，口の前方でなされるこの動きで得られた情報を基に，それに続く動きである咀嚼や嚥下などの動きが引き出される．口腔内の奥に食物を入れ込んでこぼれない食具が必要なのではなく，上記のような動きを促す食具が発達期には必要である．自分で口に入れる長さ（量）を調節して取り込むことができるようになる2歳過ぎまでは，ボール部の長すぎない食具を使用するのが望ましいと考えられる．

4　幼児期における機能発達

　乳歯列は3歳頃に完成する（図4-36）が，20歯の乳歯が咬合すると，口に取り込んだ食物の硬さや大きさに応じて，口唇をしっかり閉じたままの鼻呼吸下でよく噛んで唾液と混和して，十分に味わって嚥下する食べ方ができるようになる．乳歯列完成から永久歯への交換が始まるまでの幼児期の後半は，通常の食物なら大人と同じ食品（特に硬さ）のものが食べられるようになる．しかし，大人より噛む力が弱いため，大人と同じ食物を食べるには噛む回数を多くする，一口量を

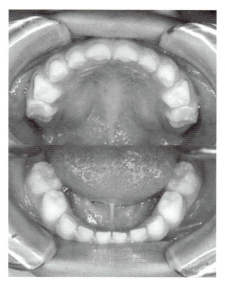

図 4-36　乳歯列の完成

少なくするなどの食べ方の工夫を必要とする．

　食べられる食物の種類が広がり，多様な食物のおいしさを経験することは，食物の大きさ，硬さに適応できる嚙む機能が獲得されているからこそ可能なことである．

　食事時に食べる動きが上手にできる座位姿勢は，上体をやや前に倒した姿勢で股関節と膝関節がともにほぼ直角になって足底がしっかりと床に接地した姿勢である．このような姿勢がとれるように身体の大きさに合った高さの椅子とテーブルが望まれる．

　日本の箸の使用法は，他のアジアの国々とは少し異なる．日本の伝統的な箸の使い方が上手に使えるようになるには6歳くらいまでの期間が必要な場合が多い．茶碗（食器）を手に持ち，身体の正面で口の近くの位置に固定し，箸（食具）を使って碗の中にある食べ物を挟み上手に食べるには，箸の持ち方と動かし方，そして他方の手の食器の位置，この3点の協調した発達が必要となる．食器をテーブルに置いたままで箸を使うことのないように注意が必要である．

　また，異なる種類の食具（スプーン，フォーク，箸など）に対応して，食具を上下唇で挟んで食物を取り込むことができるようになるには，口を大きく開いたままで食物を入れない注意が必要である．口唇を上手に使うことによって，麺をすすって食べられるようになる．

　このような食事に関わる食べ方の機能が自立してくると，集団の場で他の人と一緒にその機能をどのように発揮するかについての自律が育っていく．家族以外の多くの人と一緒に食べることによって，食べ方のマナーを身につけながら，食事のもつ広がりを少しずつ学んでいく．

（向井美惠）

CHAPTER 5

咬合および
咀嚼機能の管理と評価

I 咬合と咀嚼機能

本項の要点　歯科衛生士は，天然歯・補綴治療後の咬合や咀嚼機能を構造と口腔の運動機能の両面から管理することが重要である．そのためには，咬合や咀嚼機能と嚥下機能や全身状態との関連をふまえたアプローチが求められる．

1 下顎運動と咬合様式

1 下顎運動

　下顎は顎関節を介して上顎に連結され，筋肉によって下顎運動を行うことで咀嚼や嚥下といった口腔の運動に参加する．下顎の基本的な運動は，前方運動，後方運動，側方運動，開口運動，閉口運動である（**図 5-1**）．これらの運動は，両側の顎関節における左右の顆頭の運動と，上下の歯による誘導（主に前歯部）によって成り立つ，複雑で三次元的な運動である．そのため，両側の顎関節の顆頭と下顎の切歯点の 3 点で下顎の運動路を表現することが多い．

　咀嚼時の下顎運動は矢状面では開閉口運動のように観察されるが，前頭面からみると特徴的な運動路が観察できる（**図 5-2**）．一般には，咀嚼側に偏った涙滴形の軌道が正常像として観察され[1]，閉口相（開口位から咀嚼側に閉口する），咬合相（上下の歯が咬頭嵌合位へ滑走し食物を臼磨する），開口相からなる．このとき，1 回の咀嚼サイクルは約 0.5 ～ 0.6 秒であり，咬合相は 0.1 ～ 0.2 秒である[2]．嚥下時には舌骨を挙上するために下顎を固定する必要があり，上下の歯を接触させるために下顎は閉口運動を行う．嚥下時の下顎の位置（下顎位）は，上下の歯が最大接触面積で接する咬頭嵌合位に近いと考えられている．

2 咬合様式

　咬合とは上下の歯の接触関係を意味しており，その中でも重要な咬頭嵌合位（上下の歯が最も多くの部位で接触して安定する下顎位）と偏心咬合位（下顎を前後

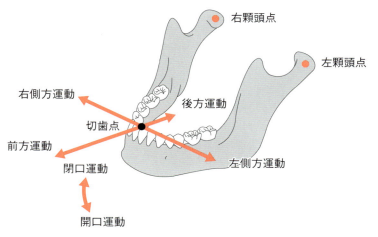

図 5-1 下顎の基本的運動

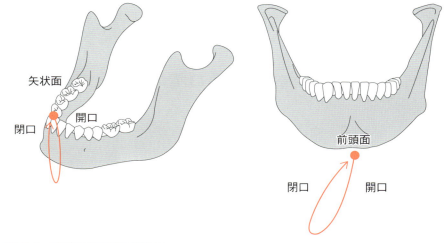

図 5-2 咀嚼時の下顎の運動路
食品によって咀嚼時の下顎運動は変化する．

● アイヒナーの分類

歯列の欠損形態の分類法の1つ
咬合支持域を前歯，左右の小臼歯部および大臼歯部に分け，各ブロックの安定した咬合関係の有無により，大きく下記のように3型に分類したものである．
A：咬合支持域が全部ある
　A1：歯の欠損なし
　A2：片顎に欠損あり
　A3：上下顎に欠損あり
B：咬合支持域が失われているが対合接触がある
　B1：咬合支持域が1つ喪失
　B2：咬合支持域が2つ喪失
　B3：咬合支持域が3つ喪失
　B4：咬合支持域が4つ喪失だが前歯の咬合接触あり
C：対合接触がまったくない
　C1：すれ違い咬合
　C2：片顎が無歯顎
　C3：上下顎が無歯顎

左右に動かしたときの下顎位）における上下の歯（義歯の人工歯）同士の接触関係のことを咬合様式という．また，咬頭嵌合位における上下の歯の接触を咬合支持といい，咬合支持域の数によって分類するアイヒナー（Eichner）の分類がよく用いられる．咬合支持域が多く失われると咬頭嵌合位が不安定になりやすい．咬頭嵌合位から偏心咬合位への咬合様式は，通常，上下歯列の重なり方を示す被蓋関係によって変化する（図 5-3）．

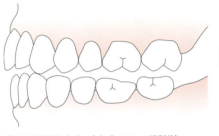
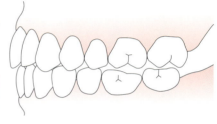

①犬歯誘導咬合（犬歯のみが誘導）

②グループファンクション（前歯〜小臼歯）が誘導

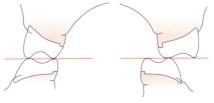

③両側性平衡咬合（前頭面より）

図 5-3 偏心咬合位での咬合様式
天然歯では通常①②であり，③は全部床義歯や多数歯欠損症例に用いられる．

2 歯の欠損による口腔の変化と口腔機能の低下

1 歯の欠損による短期的変化

　歯の欠損は，う蝕や歯周病が原因であることがほとんどである．歯の欠損が生じると，歯を失うだけでなく，それを支えていた顎骨や歯根膜などの歯周組織も失うことになる．

　歯の欠損によって短期的に生じる口腔機能の低下は，咀嚼障害，発音障害，感覚障害，審美性の低下である．特に，前歯部の欠損では発音障害や審美性の低下が生じやすく，臼歯部の欠損では咀嚼障害や感覚障害が生じやすい．このうち，臼歯の1歯欠損などは，咀嚼を行う部位，咀嚼回数，嚥下機能によって代償され，感覚的な慣れとともに放置されやすい．

2 歯の欠損による長期的変化

　歯の欠損を長期的に放置すると，隣在歯の傾斜・移動，対合歯の挺出といった歯列の変化が生じる（**図 5-4**）．こうした変化は，早期接触や咬頭干渉などの咬合干渉の原因となり，また，緩い隣接接触関係や食片圧入の原因となる．その結果，う蝕や歯周病が発生・悪化しやすくなることで，さらなる歯列の変化へと通じ，口腔機能低下が増悪する負の循環へと陥りやすい．

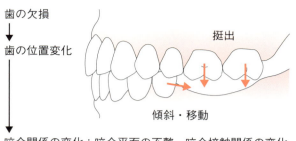

図 5-4 歯の欠損の放置による口腔の変化

> ● ケネディの分類
> 残存歯に対する欠損の位置と数からⅠ級からⅣ級までの4つに分類
> Ⅰ級：両側遊離端欠損
> Ⅱ級：片側遊離端欠損
> Ⅲ級：中間欠損
> Ⅳ級：正中をまたぐ中間欠損
> Ⅰ級からⅢ級までは主たる欠損以外に欠損がある場合，類で表す（例：Ⅱ級2類）

3 欠損様式の分類

歯の欠損様式の分類としては，ケネディ（Kennedy）の分類が広く用いられている．この分類では，残存歯に対する欠損の位置と数を表している．

3 摂食嚥下と義歯，咬合の役割

1 歯の欠損と摂食嚥下

歯の欠損が摂食嚥下に与える影響で最も大きいのが，準備期における咀嚼能力の低下である．咀嚼能力とは，嚥下に至るまでの咀嚼の過程における一連の能力であり，食物の咬断，粉砕，唾液との混和によって，食塊を形成する能力を指す．特に，臼歯部歯列が喪失していると，咀嚼能率（食物を細かく粉砕する能率）や混合能力（食物を混ぜる能力）が低下する[3]．さらに，歯列そのものがないことで，食片が固有口腔から口腔前庭に散乱しやすくなり，舌による口腔内での食塊集積能（食物をまとめる能力）が低下する（図 5-5）．その結果，咀嚼による食塊形成が不十分になり，嚥下機能に負の影響を二次的に与える[4]．

さらに，歯の欠損は嚥下にも影響する可能性がある．嚥下時には，下顎が咬合支持によって固定され，舌骨上筋群が収縮して舌骨を挙上させる必要がある．しかし，歯の欠損様式や義歯の装着状態によっては，咬合支持が不十分となり，下顎の固定が不安定になりやすい[5]．

2 義歯と摂食嚥下

歯の欠損による咀嚼能力低下は，クラウン・ブリッジや有床義歯による補綴歯科治療によって回復するのが一般的である．しかし，特に大型の有床義歯の場合

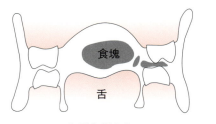
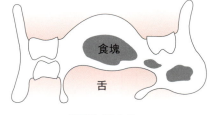

図 5-5　歯列欠損による摂食嚥下への影響
　歯列欠損があると,咀嚼のテーブルである咬合面に食物を載せることが困難となる.また,食塊が口腔前庭に流出するため,舌による食塊形成が困難となる.

には,咀嚼能力を天然歯のレベルまで回復することが困難な場合もある.咀嚼能力の低下は,摂取する食品の選択,嚥下までの咀嚼回数の増加,嚥下そのものによって代償されていることも多い.実際に,高齢者では嚥下までの咀嚼回数が多いと考えられる[6].しかし,義歯装着は,食物の粉砕以外にも,嚥下時の口腔や咽頭の三次元的形態を適切に整え,口腔や咽頭の機能を支援することで,咀嚼嚥下時の下咽頭への食塊侵入を防ぐなど食塊搬送を改善し,また,咀嚼時と嚥下時の口腔・咽頭の運動を安定させる(**図 5-6**)[5].このため,義歯の適合・安定が良く,認知機能の観点からも義歯の受け入れが可能であれば,積極的に装着することが推奨される.ただし,長期間義歯を装着していなかった場合や,口腔機能低下が大きい場合には,義歯装着によって咬合高径や下顎位などの咬合関係が変化することで,かえって食べにくくなることもあるので,摂食場面を観察し,義歯装着の適否を判断することが重要である.

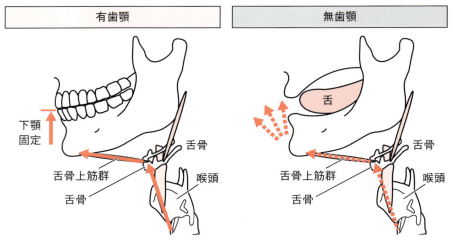

図 5-6　歯の欠損による咬合支持の喪失
　咬合支持が喪失していると嚥下時の下顎固定が不安定になり,舌骨上筋群などの嚥下関連筋の運動に影響を与える.

3 義歯とPAP，PLP

　全身疾患による舌や軟口蓋などの口腔機能低下があり，摂食嚥下障害を認める場合には，舌接触補助床（palatal augmentation prosthesis：PAP）や軟口蓋挙上装置（palatal lift prosthesis：PLP）が適応となることがある．PAPは，舌機能低下による口腔期の送り込み障害を代償する口腔内装置である（**図5-7**）．しかし，義歯で咬合が保たれている患者では，PAPを検討する前に，咬合高径と下顎位を確認し，問題がある場合にはまず修正を行う．また，PLPは軟口蓋挙上不全を代償する装置だが，装着時の違和感が問題となることが多いため，上顎義歯をPLPに改修する場合には，もともとの義歯の適合と安定が良いことが重要である（**図5-8**）．

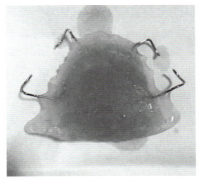

図5-7　舌接触補助床（PAP）
舌機能低下を代償する補綴装置の一種．写真は口蓋床型で，歯列欠損がある場合には有床義歯型も適応となる．

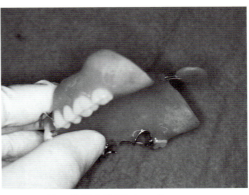

図5-8　軟口蓋挙上装置（PLP）
軟口蓋の機能低下を代償する補綴装置の一種．装着時の違和感が問題となる場合もある．

（古屋純一）

Ⅱ 咀嚼の評価と管理

1 咀嚼機能の評価法（歯科補綴学的な咀嚼の評価法）

1 摂食嚥下における咀嚼の位置づけ

「咀嚼（mastication, chewing）」とは，食品の取り込みから，咬断あるいは粉砕，唾液との混和による食塊の形成，口腔から咽頭への搬送までの非常に複雑な過程を含んでおり，多くの器官が関与している．「摂食嚥下」における咀嚼の位置付けは，5期モデルにおける準備期ならびに口腔期，プロセスモデル[1]における第1期輸送（stage Ⅰ transport），food processing，第2期輸送（stage Ⅱ transport）を含んでいる（**図 5-9**）．歯科職種が摂食嚥下リハビリテーションに参加する際には，この5期モデルやプロセスモデルに基づいて，咀嚼が不十分であった場合，どのような問題が起きるかを理解しておく必要がある（**表 5-1**）．

2 臨床における咀嚼の評価法

1. 咬合力検査

歯列または義歯を用いて嚙みしめた場合に生じる圧の大きさ（最大咬合力）を測定する検査で，医療保険では「咬合圧検査」として口腔機能低下症の診断に用

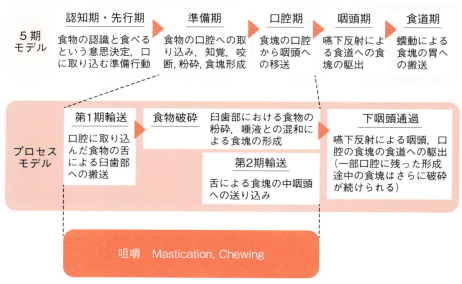

図 5-9 摂食嚥下の 5 期モデル，プロセスモデルと咀嚼の関係

表 5-1 咀嚼が不十分であった場合に起きる問題

5期モデル	プロセスモデル	咀嚼が不十分な場合に起きる問題
準備期	食物破砕	細かく粉砕できない 食塊のまとまりが悪い
口腔期	第2期輸送	搬送中に食塊が分裂する
咽頭期	下咽頭通過	嚥下中に食塊が分裂する 食塊の通過に時間がかかる 嚥下後に食塊の一部が残留する

いられている[2]．最大咬合力は咀嚼の際に発揮される力ではないが，閉口筋の収縮力と上下顎歯列間の接触状況を反映し，咀嚼能力の主要な影響因子の1つである．

2. 咀嚼運動検査

有床義歯治療による咀嚼運動の改善を確認することを目的とした精密検査で，専用の咀嚼運動記録装置を用いる．実際に食品（グミゼリーやガムなど）を咀嚼し，三次元的に記録された下顎運動の経路（パターン）を評価する[3]．「有床義歯咀嚼機能検査」として保険医療の適用となっている．

3. 咀嚼能率検査

咀嚼能率とは，ピーナッツのような破砕性の食品やグミゼリーのような咬断性の食品（あるいは模擬食品）が，一定時間または回数咀嚼することによってどれだけ細分化されたかを数値によって示したもので，咀嚼能力の指標の1つである．

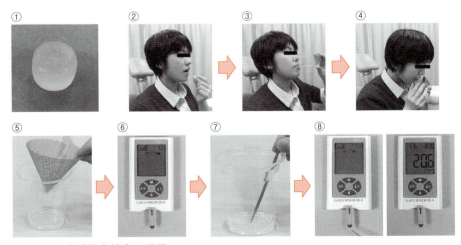

図 5-10　咀嚼能力検査の手順
①検査用グミゼリー．②グミゼリーを主咀嚼側で20秒間咀嚼させる（咀嚼中，唾液は飲まないように指示する）．③④咀嚼後，水10 mLを口に含み，グミと一緒に篩に吐き出してもらう．すべてを吐き出そうとせずに軽く吐き出してもらう．⑤コップから篩をすみやかに除去する．⑥グルコセンサーにチップを挿入する．⑦コップを軽く攪拌して濾液を均一にし，濾液をブラシで採取する．⑧被検試料をセンサー点着部の前方から点着すると，数秒後にグルコース濃度が表示される．（日本歯科大学・志賀博教授のご好意による）

従来は咀嚼した粒子の細かさを評価していたが（篩分法），最近では咀嚼された破片から溶出する成分の濃度を評価する方法（成分溶出法）が主流となっている．

成分溶出法の1つであるグミゼリーを用いた「咀嚼能力検査」（図5-10）は，保険医療の適用になっており，有床義歯治療効果の評価や口腔機能低下症の診断に用いられる[3]．

また，別種のグミゼリーを用いた「咀嚼能率スコア法」がある．この方法では，30回咀嚼したグミゼリーの咬断片の状態を視覚資料（図5-11，12）と照合して10段階で評価し，スコアが2以下の場合，咀嚼機能低下と判定される[2]．

この他に，わが国では，噛むことによって次第に変色するガムを用いた簡便な咀嚼能力の評価法が，健康教室や臨床の場で長年利用されている．この方法は，一連の咀嚼動作の中でも主に混和（混合）の部分を反映している．

4. アンケートによる評価

有床義歯治療の効果を判定するために，さまざまな食品をあげて，食べられるか食べられないか，どのようにして食べているかを回答させるアンケートが考案されてきた[4,5]．ただし，あくまで自己申告であり，個人の嗜好や欲求が反映されるため，アンケートだけで咀嚼能力を評価することはできない．こうしたアンケートを客観的な検査法と併用し，患者の咀嚼の状況を総合的に把握することは有意義である．

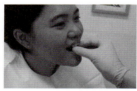
①舌の上にグミゼリーを置いて「いつも噛んでいるように噛んでください．ただし飲み込まないように」と指示する．

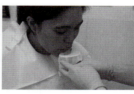
②30回咀嚼したら，紙コップの上には広げたガーゼの上に咬断片を吐き出してもらう．

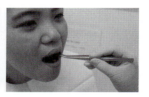
③口腔内をチェックし，グミの咬断片が残留していれば回収する．

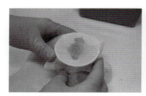
④ガーゼの上に回収されたグミゼリーの咬断片．

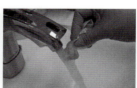
⑤咬断片をガーゼにくるんで，軽く水洗する．

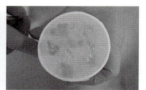
⑥ガーゼの上に咬断片をまんべんなく広げて，スコアシートで評価する．

図5-11　咀嚼能力検査（咀嚼能率スコア法）の手順

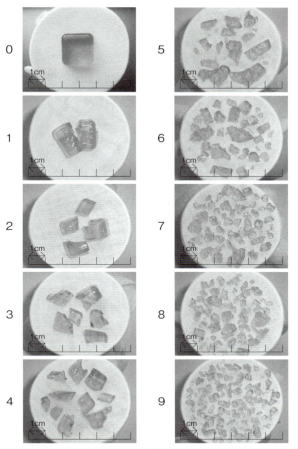

図 5-12 咀嚼能率スコア判定用スコアシート

(小野高裕)

2 嚥下からみた咀嚼の評価

1 摂食嚥下障害患者における咀嚼機能評価の重要性

　咀嚼機能と嚥下機能は密接に関連しており，咀嚼能力低下による食塊形成不良は高齢者の誤嚥や窒息の原因となりうる[6]．2016年（平成28年）東京消防庁のデータでは，65歳以上の窒息誤飲患者のうち約1/3が重症以上（重症，重篤，死亡）となっており，窒息は高齢者で注意すべき事故である[7]．また，窒息しやすい物として，餅や米飯，パンなど，咀嚼不良により一塊のまま咽頭に到達しやすい物があるだけでなく，お粥類が上位にあげられていることにも注意したい．先行期や咽頭期に障害があれば窒息リスクがあり，準備期や口腔期における口腔の問題がそれを増悪すると考えておく．摂食嚥下障害患者に対しては，嚥下機能の観点から，咀嚼と嚥下の一連の流れの中で，咀嚼機能評価を行うことも重要である．

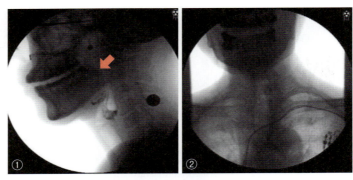

図 5-13 VF による咀嚼嚥下機能の評価
①側面像．咀嚼によって形成された食塊が中咽頭に送られている．
②正面像．左右差の観察に適している．

2 嚥下造影検査（VF）を用いた咀嚼機能評価

嚥下造影検査（VF）では，バリウム入りの模擬食品という制約はあるが，実際の咀嚼嚥下運動を透視下で評価することができる（図 5-13）．咀嚼嚥下運動は，液体嚥下時のいわゆる 5 期モデル（認知期，準備期，口腔期，咽頭期，食道期）とは運動が異なり，第 2 期輸送（stage II transport）とよばれる中咽頭での食塊集積が咀嚼と同時に進行する[8]．VF 上では，舌が下顎と連動しながら食物を歯列に運び，食物を粉砕，唾液と混和して食塊を形成し[9]，舌尖をアンカーとして口蓋との間に溝をつくり，squeeze back（絞り込み）とよばれる運動を行い，中咽頭へ食塊を集積させていく[10]．VF ではこうした一連の運動を観察することができる．以下に，側面像と正面像でのおもな観察項目の一例を記す．

①側面像
・舌による臼歯部への食塊搬送と臼歯部での咀嚼運動
・咀嚼中の梨状窩への食塊到達の有無
・squeeze back における舌口蓋接触による食塊保持，舌運動による能動的な搬送

②正面像
・舌の回転運動による咬合面への食塊搬送
・頬筋と舌による食塊保持，歯列の頬側前庭への食塊貯留
・咀嚼運動の左右差，squeeze back における舌口蓋接触，舌中央部での食塊保持

3 嚥下内視鏡検査（VE）を用いた咀嚼機能評価

嚥下内視鏡検査（VE）を行えば，咀嚼中に中咽頭に搬送・集積された嚥下前の食塊を観察して，咀嚼における食塊形成（食塊の粉砕度・集合度・混和度などの性状）を評価することができる．日常に摂取している食品を用いることができ，咀嚼嚥下の一連の流れの中で直接評価できる点で優れている[12, 13]．VE に用いる

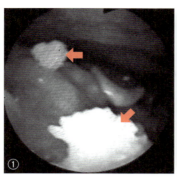
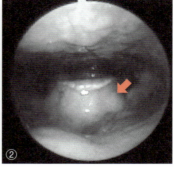

図 5-14 VEによる咀嚼嚥下機能の評価
①咀嚼機能が不十分で，嚥下直前の煎餅の食塊（矢印）がばらばらで集合度不良である
②咀嚼機能が十分で，煎餅が粉砕されて集合度も良好である

装置は持ち運びが可能なものもあり，在宅等でも実施できる（**図 5-14**）．ただし，VEでは軟口蓋後方から中咽頭を観察するため，観察する範囲が舌根部から後方などに限定されており，咀嚼中の口腔の運動を直接的に評価することは困難である．

4 食品を用いた簡便な咀嚼機能評価

VEやVFを行うことができない患者に対して咀嚼機能を評価する場合は，ある程度の嚥下機能が担保されていれば，煎餅などの米菓や，咀嚼訓練用食品など，比較的咀嚼しやすい食品を用いて，咀嚼運動を外部から観察する方法がある．特に，サクサクテスト（saku saku test：SST）[14]は，簡便であるだけでなく，摂食嚥下障害患者において，VEによる食塊形成との関連が検証されている．

（田頭いとゑ・戸原　玄）

3 咀嚼の管理に必要な口腔機能の評価と管理

咀嚼時には，歯以外にも，下顎，舌，口唇，頬，軟口蓋，唾液腺，顎関節などさまざまな器官が協調して働いており，また，咽頭における嚥下運動とも密接に関連している．そのため，咀嚼能力を管理する際には，咽頭や嚥下との関連も考慮しながら，咬合や唾液などの器質的な口腔環境だけでなく，口腔の運動機能の両面から口腔機能を評価・管理することが重要である[16]．また，口腔の運動は，筋肉とそれを支配する脳神経機能によって変化するため，意識レベルや認知機能などの全身状態による影響を考慮する必要があることに注意する（**図 5-15**）．

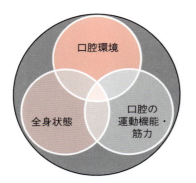

図 5-15　咀嚼能力と口腔
咀嚼能力は，歯や唾液などの器質的要因だけでなく，口腔の運動や筋力などの機能的要因，意識レベルや栄養，耐久性などの全身状態によって左右される

1　歯，咬合

　歯数と残存部位，う蝕や歯周病の状態，欠損部位と咬合支持，補綴装置の種類や状態などを評価する．また，開口量や下顎運動，顎関節に問題がないかも確認する．

　咬合力や咬合接触面積は，咬合圧検査によって定量的に測定することができる．デンタルプレスケールII®（ジーシー）を用いて咬頭嵌合位で3秒間クレンチングさせ，バイトフォースアナライザ®（ジーシー）によって計測する．

2　義歯

　摂食嚥下障害を有する患者では，意識が清明でない間は，義歯は撤去されることが多い．動揺歯があると，長期間の義歯撤去によって支台歯が移動し，部分床義歯の装着が困難になる場合もあるので注意が必要である．咀嚼が不要な食品を摂取している段階でも，義歯装着がリハビリテーションに役立つ場合もあるため，義歯装着の是非を歯科医師と判断しておく．

　義歯の使用の管理は，義歯の適合，種類，粘膜の状態，口腔乾燥，舌機能，摂食嚥下障害の重症度，摂食嚥下リハビリテーションの進行状況，食形態の状況など，さまざまな要因から，摂食嚥下リハビリテーションの枠組みの中で総合的に判断する必要がある．

3　口腔衛生

　口腔衛生の状態は口腔機能をよく反映する．すなわち，唾液が少なく，舌や頰・口唇の運動機能が低下すれば，食物残渣やプラークが停滞しやすくなる舌苔の付着範囲の広さと厚みは口腔衛生の指標の1つになりうる．Shimizuら[18]や

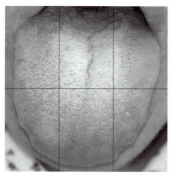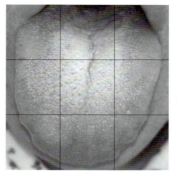

図 5-16 舌苔付着の評価（TCI）
舌の表面を 6 分割または 9 分割し，各領域をスコア 0・1・2 点の 3 段階で評価する．

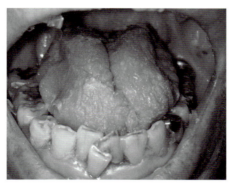

図 5-17 口腔乾燥
重度の口腔乾燥では唾液をまったく認めなくなる．

Winkel ら[19]の Tongue Coating Index（TCI）を用いるとよい（**図 5-16**）．また，舌苔の色（黄色や黒色など）にも注意する．

　口腔衛生の管理は，患者の全身状態，自立支援，家族の介護力にも配慮しながら，歯科による口腔衛生管理と本人や介護者による口腔ケアに対する支援の両面から行う．

4　唾液

　唾液の量と質，口腔乾燥の有無を確認する．口腔乾燥があると，義歯の維持・安定や使用感が悪くなるだけでなく，粘膜も傷つきやすくなる．また，舌や口唇・頰の動きが悪くなり，咀嚼や発音がきわめて困難になるだけでなく，味覚が鈍くなり，食べる楽しみが低下しやすい．

　口腔乾燥が進行すると，唾液の粘性亢進や，泡沫状の唾液がみられるようになり，重度になると唾液をまったく認めなくなる（**図 5-17**）．定量的な口腔乾燥の評価法としては，口腔水分計ムーカス®（ライフ）を用いる．

口腔乾燥の管理は，唾液分泌量低下の原因を改善することが第一だが，即時の改善が必要な場合も多いため，対症療法として人工唾液や口腔保湿剤を使用する．廃用による口腔乾燥については，唾液腺マッサージによる大唾液腺の刺激や，口腔機能管理や口腔リハビリテーションによる小唾液腺の刺激も有効である．

5 舌

舌は安静時と運動時の状態を確認する．安静時には舌は口腔に収まる形に位置するが，高齢者では後退位をとることも多い．舌の萎縮や衛生状態も一緒に観察するとよい．

運動時には，舌の可動域，速度，巧緻性，力の強さを確認する．挺舌や左右運動を行わせ，可動域を観察する．挺舌時の舌の片側偏位は，舌機能の左右差を示唆することが多く，また，舌の痙攣（攣縮）は舌下神経の異常を疑う．

舌運動の巧緻性の定量的評価法には，オーラルディアドコキネシス（**図 5-18**）がある．5 秒間または 10 秒間特定の音を発音させて，1 秒間あたりの発音回数を算出し，口腔の巧緻性を評価する．舌の場合は，タ音（舌前方の巧緻性），カ音（舌後方の巧緻性）を用いる．また，舌の力の強さの定量的評価法には，舌圧

● **攣縮**
神経の問題で挺舌時に舌の筋肉表面が小さく痙攣すること

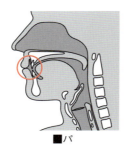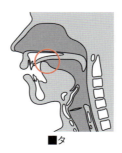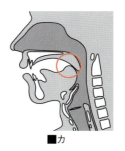

■パ　　　　　■タ　　　　　■カ

図 5-18　舌運動の評価
オーラルディアドコキネシスによって評価する．パ音は口唇の運動，タ音は舌前方の運動，カ音は舌後方の運動を表している．

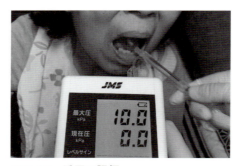

図 5-19　舌圧の評価
舌圧測定器によって口蓋に対する舌の最大舌圧を評価する．

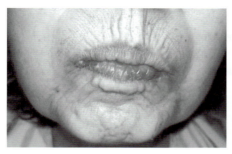

図5-20 口唇・頬の運動評価
頬の膨らましなどを行わせ，空気の漏出や頬の張りの強さを評価する．

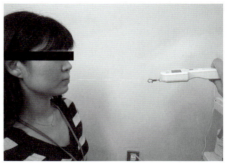

図5-21 口唇閉鎖力測定器による評価
ボタンプルによって口唇閉鎖力を測定する．

測定器（JMS舌圧測定器，ジーシー）による最大舌圧の検査がある（図5-19）．義歯など口腔内の状態や，認知機能などによって値が影響を受けやすいことに注意する．

舌機能の管理においては，舌圧や巧緻性に対する個別の訓練も重要であるが，総合的に摂食嚥下に必要な舌機能が保たれるように管理する．例えば，舌圧が低くても可動域や巧緻性によって代償されることも少なくないため，摂食嚥下時の口腔内残留の程度なども評価して包括的に管理するとよい．

6 口唇，頬

舌と同様に，安静時と機能時の状態を確認する．顔面神経麻痺がある場合には，安静時に人中の健側偏位や鼻唇溝の消失が生じることがある．

機能時には，口唇・頬の可動域，速度，巧緻性，力の強さを確認する．ウー，イーと発音させ，口唇突出と口角引き時の可動域と運動の巧緻性を左右差に注目しながら確認する．また，「頬の膨らまし」を行わせ，左右差の有無，空気の口唇からの漏出の有無，頬の張りの強さを確認する（図5-20）．

口唇運動の巧緻性の定量的評価法には，パ音を用いたオーラルディアドコキネシスがある．また，口唇・頬の閉鎖力は，口唇閉鎖力測定器（りっぷるくん®，松風）によって検査することもできる（図5-21）．

口唇・頬の機能の管理は，左右差に着目しながら，訓練や代償法によって，舌と同様に摂食嚥下に必要な機能が保たれるように管理する．

7 軟口蓋

軟口蓋は嚥下時や発音時に挙上し，鼻腔と咽頭の交通を遮断するため，軟口蓋挙上不全がある場合には，構音の鼻音化（パンダ→マンナなど）や嚥下時における液体の鼻腔への流入が生じやすい．

◉ NRS

痛みを「0（痛みなし）」から「10（想像できる最大の痛み）」の11段階で分類し，痛みの程度を数字で選択する方法である．

◉ VAS

視覚的評価スケールともよばれ，長さ10cmの直線を見せる．「0（痛みなし）」から「100（想像できる最大の痛み）」として，現在の痛みが10cmの直線上でどの位置にあるのかを示す方法である．

8 疼痛

　口腔内や顎関節などに口腔顔面痛がある場合は，咀嚼機能や咬合力が低下している場合があるため，口腔内や顎顔面の疼痛の有無を確認する．必要に応じて，主観的評価を Numerical Rating Scale（NRS），Visual Analogue Scale（VAS）によって数値化しておくのも有用である．

　摂食嚥下リハビリテーションにおける咀嚼の管理においては，これらの個々の口腔機能だけでなく，統合機能としての咀嚼能力を管理することも重要で，その基本は食事場面の観察であることに注意したい．

（日髙玲奈・古屋純一）

Ⅲ 咬合・咀嚼と全身

1 オーラルフレイルとフレイル

1 オーラルフレイルとは

　高齢になり社会的な役割が少なくなると，身体機能の低下も伴って意欲が低下する．社会的な役割が少なくなると，外出頻度や人との繋がりが減少し，口元の容姿や口臭などの口腔への関心を低下させ，生活圏の変化は定期的なかかりつけ歯科への受診をやめるきっかけとなり，総じて口のセルフケアはおろそかになる．これにより歯周疾患の悪化やう蝕の増加が起こり，痛みや歯の喪失を生じ，咀嚼をしなくても済むような軟らかく，食べやすい食事を好んで摂取するようになる．咀嚼を必要としない食事を長期間続けると，さらに咀嚼機能が低下し，味覚，食感，風味なども感じにくくなるため，美味しさや満足感が得られず，食の楽しみが減り，食欲も減退する．軟らかく食べやすい食事は，水分の割合が多く，同じ量を摂取していても，エネルギー摂取量は少ない．1食の栄養の質的・量的不良はわずかでも，このような状態が長期間続くと，老化による吸収代謝の低下も相まって，身体機能を維持するのに必要な栄養素は枯渇し，筋肉など身体の組成や免疫，代謝機能などを保つことが困難となり，生活習慣病のコントロールが悪くなったり，感染症に罹患しやすくなって，心身へのダメージは蓄積し，さらに意欲が低下するという悪循環に陥る．このような意欲の低下，栄養状態の悪化，筋肉の減少を経て，最終的に生活機能障害に至るといった栄養（食／歯科口腔）からみた虚弱型フローが，2014年に提唱された[1]．この中で口腔の機能低下は"オ

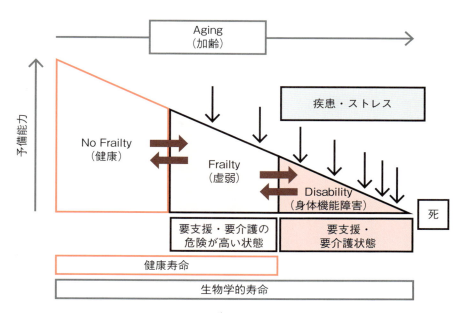

図 5-22　フレイル概念図（葛谷，2009[2]）

"オーラルフレイル"と表現され，「健康寿命延伸のための歯科医療・口腔保健 世界会議 2015」において紹介され，1989 年から開始された「8020 運動」に加え，啓発活動が行われることになった．

　オーラルフレイルのフレイル（図 5-22）への影響を具体的に考えると，前歯の咬耗や着色，歯列の乱れ，歯肉の退縮など口元の容姿の問題や，食事中の食べこぼし，食物残渣の口腔内残留，食事中のむせ，食後の痰がらみ，口臭の指摘，会話や電話中に何度も聞き返されるなど，自身の老化を実感させられる経験により，高齢者は周囲との不調和を自覚し，外食，外出，会話，電話などを避けるようになる．これにより，閉じこもり，うつ傾向が生じ，さらに活動量が減少すると，身体機能の低下，栄養状態の悪化，コミュニケーション能力や認知機能の低下が重度化し，悪循環が加速するようになる．これに，友人，親族とのコミュニケーション不足，関係性の悪化による孤立，経済的な不安などが加わることで，フレイルは回復することが困難な状態に陥る．このようなオーラルフレイルによる悪循環に陥らないようにするには，口元の容姿の回復や会話の改善，摂食嚥下機能の回復，定期的な歯科受診による口腔衛生管理やセルフケアの維持改善を高齢者の生活の中に位置づけ，地域包括ケアや歯科医療機関がこれらを支援していく必要がある．

2　オーラルフレイルからみたフレイル予防

　フレイルの予防には，慢性疾患のコントロール，運動療法，栄養療法，感染症の予防などが重要であるとされている[3,4]．歯周疾患による口腔内の慢性炎症は，

それに対する免疫反応などが全身に波及し，糖尿病，虚血性心疾患，動脈硬化性疾患，認知症など慢性疾患のコントロールの良否や重度化と関連しているとの報告がある．また，歯や義歯の状態，口腔機能と栄養状態や栄養摂取などとの関連も数多く報告[5]されている．歯科治療により口腔の痛みが除かれ，咀嚼機能が回復することで，食事の内容[6]が改善し，糖尿病や動脈硬化性疾患のコントロールが改善する可能性がある．つまり慢性疾患のコントロールという点で，歯科と医科の連携は重要である．

　高齢者において適切な運動は筋力の維持回復に重要であるが，栄養療法とともに行うことで効率よく回復することも明らかにされている．口腔と運動との関連については，咬合や咀嚼機能が歩行速度や転倒と関連している[7]ことが報告されている．また咬合や口腔機能と栄養状態や栄養摂取などとの関連も報告されており，運動療法[8]や栄養療法によるフレイルの予防，回復という点でも他職種と歯科との連携は重要である．

　さらに高齢者は，貧血や低栄養，細胞の老化によって，免疫力が低下しており，誤嚥性肺炎や尿路感染などの感染症に罹患しやすい．これらは重症化すると入院が必要となったり，何度も繰り返すことで要介護状態になることもある．日頃からバランスの良い食事を摂るなど，栄養状態を維持するとともに，口腔衛生状態と摂食嚥下機能を良好に保ち，誤嚥性肺炎を予防することなどが，フレイルの予防にもつながる．

（白部麻樹・渡邊　裕）

2　口腔機能低下症

　日本歯科医学会による口腔機能低下症に関する基本的な考え方によると，口腔機能低下症とは，う蝕や歯の喪失など従来の器質的な障害とは異なり，いくつかの口腔機能の低下による複合要因によって現れる病態である．もともと，口腔機能低下症は日本老年歯科医学会によって2016年に定義[9]され，口腔機能低下症は，老化だけでなく疾患や障害などのさまざまな原因によって惹起され，口腔衛生や唾液などの口腔環境の悪化，咬合力や舌口唇の運動機能・筋力などの個別の口腔機能の低下，そして統合機能としての口腔機能である咀嚼・嚥下機能の低下など，複雑な病態を呈するとされている．

　口腔機能低下症はオーラルフレイルと混同されることが多いが，オーラルフレイルがメタボリックシンドロームのような国民に警鐘を鳴らすための概念であるのに対して，口腔機能低下症は歯科病名であり歯科疾患であることに注意する．よって，口腔機能低下症は，歯科によって検査が行われ，診断される必要がある．同様に，その管理においても，ポピュレーションアプローチではなく，地域歯科医院の歯科医師や歯科衛生士による個別の対応が必要である．また，放置すると

①口腔不潔
②口腔乾燥
③咬合力低下
④舌口唇運動機能低下
⑤低舌圧
⑥咀嚼機能低下
⑦嚥下機能低下

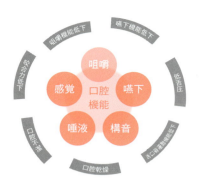

図 5-23　口腔機能低下症の7つの下位項目（©2017 Japanese Society of Gerodontology）

摂食嚥下障害に移行するといわれていることから，個別の管理計画に沿って可及的に口腔機能の維持・向上を図ることが重要である．

口腔機能低下症の診断は，7つの下位項目（①口腔衛生状態不良，②口腔乾燥，③咬合力低下，④舌口唇運動機能低下，⑤低舌圧，⑥咀嚼機能低下，⑦嚥下機能低下）の診察と検査によって行う（**図 5-23**）．そのうち3項目以上が該当した場合に，口腔機能低下症と診断する．口腔機能低下症の診断基準については今後も日本老年歯科医学会を中心に継続的に議論される予定であり，常に最新の情報を収集するよう注意したい．以下，各下位項目の判定基準について概説する．

①口腔衛生状態不良（tongue coating index：TCI，p.81 参照）：舌苔の付着状態を評価し，50％以上で該当とする．

②口腔乾燥（p.81 参照）：口腔水分計により口腔粘膜湿潤度が27未満，またはサクソンテストでガーゼの重量増加が2g以下の場合を該当とする．

③咬合力低下：デンタルプレスケールⅡ®を用いた咬合圧検査で500 N 未満の場合に該当とする（p.80 参照）．

④舌口唇運動機能低下：オーラルディアドコキネシスによって評価し，1秒あたりの発音回数が6.0未満の場合に該当とする（p.82 参照）．

⑤低舌圧：舌圧検査で最大舌圧が30 kPa 未満を該当とする．

⑥咀嚼機能低下：グミゼリー（グルコラム®，ジーシー）を用いた咀嚼能力検査でグルコース溶出濃度が100 mg/dL 未満を該当とする．また，咀嚼能率検査用グミゼリー（UHA 味覚糖）®を用いたスコア法では2以下を該当とする（p.76 参照）．

⑦嚥下機能低下：嚥下スクリーニング質問紙（The 10-item Eating Assessment Tool：EAT-10）にて評価し，合計点数が3点以上を該当とする．また，自記式質問票である聖隷式嚥下質問紙を用いて，15項目のうちAが1つ以上で該当とする．

口腔機能低下症の管理においては，摂食嚥下障害への移行を防ぐということを念頭に置き，日常生活の中で行う口腔機能訓練の指導だけでなく，患者への動機

づけや生活指導を適切に行い，患者の食べる楽しみや QOL の向上へとつながる
ように，食事や栄養も含めて包括的に管理する．また，う蝕や歯周病，歯の欠損
など口腔機能低下の原因となる従来の歯科疾患への対応も適切に行うことが重要
である．

（日髙玲奈・古屋純一）

3　咀嚼と栄養

　咀嚼の最終的な目標の 1 つは，円滑な嚥下を通じた栄養摂取と QOL の向上で
ある．高齢者は消化機能低下などの身体的な要因，味覚・嗅覚低下などの感覚的
な要因，うつ傾向に代表される精神的な要因により食欲低下を生じるとされてい
る[11]．さらに，社会的要因[12]，認知機能低下[13]といった多岐にわたる要因によ
って栄養状態が低下しやすいと考えられている．

　近年，高齢者の栄養状態は，口腔環境や口腔機能とも関連があることが明らか
になっている[14, 15]．例えば，歯の喪失に伴う咀嚼能力の低下は，硬く嚙みごた
えのあるものを避ける，炭水化物に偏った食事になるなど，高齢者の食品選択に
影響を及ぼすとされている[16]．また，歯の喪失に伴い咀嚼能力が低下した高齢
者は，野菜・果物や肉類・魚介類・豆類などの食品摂取量や，たんぱく質・カル
シウム・鉄分・ナイアシン・ビタミン C などの栄養素摂取量が低下する傾向に
ある[17]．

　摂食嚥下障害を有する高齢者で歯の欠損が多く，可撤性義歯による補綴治療が
行われた場合には，食品選択に影響が生じることが明らかになっている．たとえ
ば，固定性補綴装置（ブリッジやインプラント）を装着している者は，可撤性補
綴装置（部分床義歯や全部床義歯）を装着している者と比較して，食事量，野菜・
果物の摂取量が多いなど食事摂取状況が良好であり，低栄養状態となるリスクが
低いこと[18]，全部床義歯装着者は有歯顎者と比較して，野菜・果物の摂取量が
少なく，砂糖製品・脂肪酸の摂取量が多い不健康な食品選択をしていることが報
告されている[19]．さらに，不適合な義歯を装着している高齢者では，たんぱく質・
ビタミン D・ビタミン B_6・ビタミン B_{12} などの栄養素摂取量が減少する傾向に
ある[20]．よって，摂食嚥下リハビリテーションの目的でもある低栄養の改善の
ためには，適切な欠損補綴治療を行うことによって咀嚼能力の改善を図ることが
重要であると考えられる．しかし，欠損補綴治療による栄養状態への影響に関し
ては，栄養状態が改善可能とする報告[21]と不十分とする報告[22]があり，明確な
見解は得られていない（**図 5-24**）．

　一方で，近年の研究から，欠損補綴治療に加えて食事指導を行うことの有効性
が明らかになっている（**図 5-25**）．たとえば，全部床義歯の新製に加えて，管
理栄養士による食事指導を行うことで食品・栄養素摂取量が改善され[23]，『食事

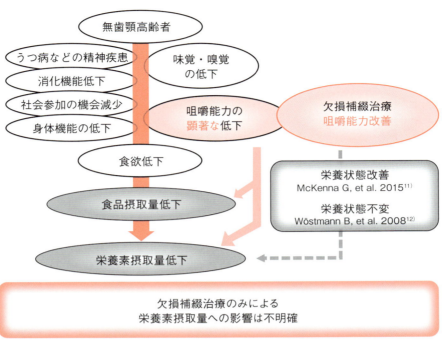

図 5-24　欠損補綴治療と栄養状態との関連．欠損補綴治療のみによる栄養素摂取量への影響は不明確である

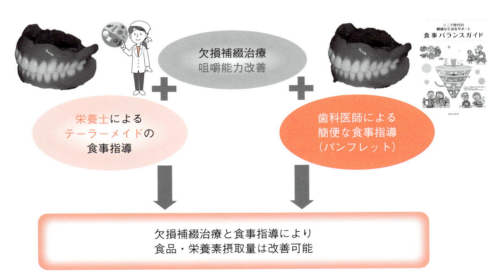

図 5-25　欠損補綴治療と食事指導の有効性．欠損補綴治療と食事指導を併せて行うことで食品・栄養素摂取量は改善可能である

バランスガイド』（https://www.maff.go.jp/j/balance_guide/）[24]）を用いた簡便な食事指導を歯科医師が行うことでも食品・栄養素摂取量が改善される[25, 26]ことが明らかとなっている．また，義歯安定剤の使用に加えて簡便な食事指導を行うことにより，食品・栄養素摂取量が改善したという報告もある[27]．歯科専門職が

食事指導を行うことは少ないと考えられているが [28]，歯科臨床の場は 1 対 1 の食事指導を行いやすいため [29]，咀嚼能力の管理においては，必要に応じて管理栄養士とも連携しながら，より積極的に食事への介入を行うことが重要である．

（鈴木啓之・古屋純一）

4 咀嚼と全身

1 咀嚼と全身機能

歯科疾患の治療や歯の喪失を補う補綴歯科治療による口腔環境および咀嚼機能の回復が全身疾患や健康に関連していることはさまざまな研究により報告されている．

咀嚼に必要不可欠な歯と死亡率との関連を調べた研究は多く行われており，40 ～ 60 歳の 3 万人を 10 ～ 15 年間追跡調査した結果，歯の少ない群は多い群に比べて死亡率が高く，心疾患での死亡率は 28％高かった [30]．他にも，長期間にわたる複数の研究により，欠損歯数が多い者は少ない者に比べて死亡率が高いことが報告されている [31-33]．これらの結果は，歯数が死亡に直接的な関与をしていることを示しているのではなく，歯と舌・口唇・頬・顎などを使って食物を咀嚼して摂取した栄養が全身の健康に関与していると考えられる．さまざまな形態や多種多様な食物を不自由なく咀嚼・嚥下し経口摂取できることは，全身の健康にとって重要である．食品摂取の多様性を維持するために，歯科疾患による歯の喪失を予防するとともに，歯科疾患に罹患しない生活習慣の獲得を支援するための指導は歯科衛生士の大切な役割である．

また，歯の喪失による咀嚼能力の低下と死亡率に関する研究も行われている．「主観的な咀嚼能力が低い」者は 7 年後の死亡率が高く [34]，摂取可能食品が少ない群は，何でも食べられると回答した群に比べて死亡率 [35]，心血管系疾患による死亡率ともに高かった [36]．しかし，これらの咀嚼能力は患者の主観的評価によるもので，実際に測定した客観的評価と必ずしも一致しないという報告 [37, 38] もある．実際に，客観的な咀嚼能力が低くても日常的に普通食を摂取している者がいるように，ある程度の嚥下機能が保たれていると，主観的な咀嚼困難感は生じにくいのかもしれない．

さらに，歯の欠損を補う義歯の使用による咀嚼機能の回復と死亡率に関する研究も行われている．残存歯が 10 本以下の場合，義歯を使用していない女性は生存率が低く [39]，臼歯部に咬合支持が全くなく，義歯を装着していない者では死亡率が 1.5 倍高かった [40]．歯の喪失だけでなく，義歯使用の有無も死亡率に関連があると考えらえる．

また，2016 年（平成 28 年）の国民生活基礎調査結果によると，要介護状態

になる原因の第4位は転倒・骨折であり，介護予防の観点から転倒・骨折予防は重要な課題である．認知症入院患者の転倒履歴を過去1年間調査した結果，146名中41名が転倒を繰り返していたとともに，咬合状態が整っていない者が多かった．補綴治療によって咬合関係を整えることは転倒予防に役立つ可能性があると考えられる[41]．さらに，身体平衡の維持と咬合関係に関する研究も行われており，地域在住健康高齢者107人の開口・閉口状態での開眼片脚立ち時間を比較した結果，開口状態では閉口状態に比べ有意に開眼片脚立ち時間が短く，下顎位が身体平衡の維持に影響していた[42]．ふらつきは転倒につながる危険性が高く，咬合や咀嚼に必要不可欠な歯の喪失防止は介護予防にも効果的であると考えられる．

このように，咀嚼や義歯による咀嚼機能の回復は嚥下を容易にさせるだけでなく，身体機能や栄養を通じて全身状態とも関連している可能性があり，摂食嚥下障害を有する患者を対象に口腔保健指導を実施する際などに留意すべきである．

（金久弥生・古屋純一）

2 咀嚼と認知機能

わが国における認知症患者の割合は，2012年の段階で65歳以上の約15%，2025年にはさらに増加し，約20%となると推計されており，認知症高齢者は今後も増加していく傾向[43]にある．摂食嚥下リハビリテーションが必要な高齢者においても，認知機能低下を呈することが多いと考えられる．

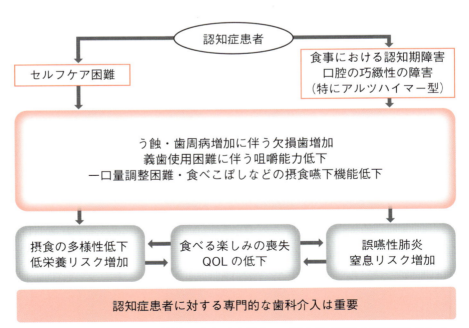

図5-26 認知症高齢者の口腔機能．認知症高齢者では摂食嚥下機能の低下が生じやすい

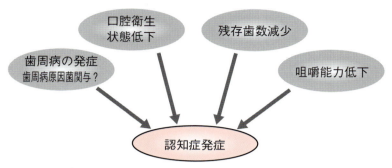

図 5-27　認知症発症に関連する口腔の要因．咀嚼能力の低下も関連する可能性がある

　認知症高齢者では，欠損歯数の増加[44]，義歯使用困難による咀嚼能力低下[45]，一口量調整困難，食べこぼしなどの認知期障害を認める[46]ことが多い．その結果，食事の多様性低下，低栄養リスク増加[47]，誤嚥性肺炎・窒息リスクの増加[48]，食べる楽しみの喪失に伴う QOL 低下[49]など，摂食嚥下に関する問題が生じることから，認知症高齢者に対する専門的な歯科介入は重要であると考えられている[50]．（図 5-26）．認知症高齢者に対して歯科医師や歯科衛生士が口腔衛生管理や口腔機能管理，摂食嚥下リハビリテーションを行う際には，本人の認知機能や咀嚼などの口腔機能だけでなく，家族などの介護力も含めて計画を立案することが肝要である．また，咀嚼などの口腔機能は認知症の発症とも関連があると考えられており，認知症発症前の MCI（軽度認知障害）やそれ以前の段階から適切に口腔機能を管理することも重要である．

　認知症発症には，口腔衛生状態低下[51]，歯周病[52]，残存歯数の減少[53]，咀嚼能力の低下が関連するという報告がある（図 5-27）．Yamamoto らは，少数歯残存で義歯不使用の高齢者は，残存歯が 20 歯以上ある高齢者と比較して認知症発症リスクが高いことを報告している[54]．Lexomboon らも，多数歯欠損や咀嚼困難感を有する高齢者は，そうでない高齢者と比較して認知症発症リスクが高いことを報告している[55]．また，ガム咀嚼後に記憶を司る海馬の活動範囲が非咀嚼時と比較して 1.4 ～ 3.0 倍広い[56]という報告からも，咀嚼能力低下と認知機能低下の関連性が示唆される．このように，歯科医師や歯科衛生士による口腔衛生管理や口腔機能管理は，咀嚼能力を保つとともに，認知症発症予防にも寄与する可能性があると推察されるが，いまだ明確なエビデンスが不足しているため，さらなる研究が今後求められる．

（鈴木啓之・古屋純一）

CHAPTER

6

栄養管理

> **本章の要点** 摂食嚥下リハビリテーション患者に対する栄養ケアの主な目的は，栄養状態の維持・改善による誤嚥性肺炎の予防，摂食嚥下リハビリテーションの効果的な推進である．さらに，長期的な視点として，生活機能の維持・改善と，経口摂取によるQOLの維持・向上がある．

Ⅰ 栄養スクリーニングと栄養アセスメント

1 栄養スクリーニング

　患者の栄養障害やそのリスクを初期段階で見出すために，栄養スクリーニングを行う．患者や評価者の負担が少なく，簡便で効率的な手段により，栄養不良の状態にある患者や栄養状態が低下するリスクをもつ患者を的確に抽出する．一般には，身体計測値や，長期のたんぱく質代謝の指標となる血清アルブミン（Alb）値などが利用される．これらは全般的な栄養状態を定量的に評価するのに優れた指標であり，現時点での普遍的な評価，すなわち患者の顕在化した栄養障害を評価するのに適している．特に体重は栄養ケアの立案にも有用となるため，取得したいデータである．体重から得られる体格指数（body mass index：BMI）や体重減少率などと併せ，顕在化している栄養障害の所見として，浮腫や筋肉・皮下脂肪量の主観的な評価も取り入れられる．

　一方で，栄養スクリーニングでは，顕在化した栄養障害だけでなく，潜在的な栄養障害や今後の栄養障害リスクも把握したい．そのため，栄養補給方法や食事摂取量，摂食嚥下障害の有無，食欲，下痢や嘔吐などの消化器症状，身体活動状況，炎症性の疾患の有無など，エネルギー摂取および消費に関わる事項についても大まかに把握し，複数の項目でリスク評価を行う（**表6-1**）．

　これらを組み合わせた標準化されたツールが複数存在するので，対象患者の年齢層や人数などから評価者にとって好適なツールを選択するとよい．

　なお，小児においては，身体計測値や血液生化学検査値の評価基準は，成人と異なることに留意する．身体計測値の評価法として，BMIの代わりに，カウプ（Kaup）指数やローレル（Rohrer）指数がある．カウプ（Kaup）指数の値はBMI

表 6-1　栄養スクリーニング：成人におけるリスク分類例

リスク分類	低リスク	中リスク		高リスク
BMI（成人）	18.5 以上	18.5 未満		
体重減少率	変化なし（3%未満）	1 か月　3 〜 5%未満 3 か月　3 〜 7.5%未満 6 か月　3 〜 10%未満		5%以上 7.5%以上 10%以上
血清アルブミン値（g/dL）	3.6 以上	3.0 〜 3.5		3.0 未満
食事摂取量	76 〜 100%	75%以下		
栄養補給法	経口栄養法	経管栄養法／静脈栄養法		
褥瘡	なし			あり

BMI ＝体重（kg)÷身長（m)^2

表 6-2　カウプ（Kaup）指数やローレル（Rohrer）指数の標準値

指　数		標準値
Kaup 指数	3 か月〜 1 歳	16 〜 18
	1 〜 2 歳	15 〜 17
	3 〜 5 歳	14.5 〜 16.5
Rohrer 指数（学童期）		116 〜 144

カウプ（Kaup）指数＝体重（g)÷身長（cm)^2 × 10
ローレル（Rohrer）指数＝体重（kg)÷身長（cm)^3 × 10^7

と同じだが，3 か月から 5 歳の乳幼児に用いられ，年齢区分に応じた標準値が示されている（**表 6-2**，p.156-157 も参照）．Rohrer 指数は，学童の肥満度を評価する指標である．これらは BMI と同様に，いずれも標準未満を「中リスク」以上と考える．しかしながら，小児期全体を通しての継続的な評価がしづらいことから，BMI パーセンタイル値や BMI SD スコアを用いることも多い．年齢別の標準的な BMI から評価するもので，日本小児内分泌学会ウェブサイト（http://jspe.umin.jp/medical/taikaku.html）で確認できる．3 パーセンタイル未満を「中リスク」以上と考える．血液生化学検査値の小児における基準値は他書に譲る．

1　主観的包括的評価

　主観的包括的評価（subjective global assessment：SGA）は患者の記録（病歴）と身体症状に関する評価項目で構成され（**図 6-1**）[1]，これらの評価から主観的包括的に評価し，栄養状態を良好，中等度不良，高度不良の 3 段階のいずれかに判定する．SGA は小児も含む広い年齢層に対して有用であり，簡便で再現性にも優れている．

A. 病歴
1. 体重の変化 　過去6か月間の合計体重減少：＿＿＿＿＿＿kg　　減少率＿＿＿＿＿％ 　過去2週間の変化：　　増加　　　変化なし　　　減少 2. 食物摂取量の変化（平常時との比較） 　　変化なし 　　変化あり 　　　変化の期間：＿＿＿＿＿ 　　　食べられるもの：固形食　液体食（高エネルギー）　水分　食べられない 3. 消化器症状（2週間以上の持続） 　　なし　　悪心　　嘔吐　　下痢　　　食欲不振 4. 身体機能（活動性） 　機能障害：　　なし　　　　あり 　持続期間：＿＿＿＿＿ 　タイプ：　　日常生活可能　　　歩行可能　　　座位可能　　　寝たきり 5. 疾患および疾患と栄養必要量の関係 　初期診断：＿＿＿＿＿＿＿＿＿＿＿＿＿＿＿＿＿＿＿＿＿＿＿＿＿＿ 　代謝需要（ストレス）：　　なし　　軽度　　中等度　　高度
B. 身体検査（スコア0＝正常，1＋＝軽度，2＋＝中等度，3＋＝高度）
皮下脂肪の減少（上腕三頭筋，胸部） 　　筋肉喪失（大腿四頭筋，三角筋） 　　下腿（踝部）浮腫 　　仙骨部浮腫 　　腹水
C. 主観的包括的評価
栄養状態良好（軽度不良も含む） 　　中等度の栄養不良（疑いも含む） 　　高度の栄養不良

図 6-1　SGA 評価用紙例（Detsky AS, et al. 1987[1] を改変）

2 MNA-SF®

　65歳以上の高齢者を対象に開発されたツールとして，MNA-SF®（mini nutritional assessment-short form）がある（**図 6-2**）．MNA®（mini nutritional assessment）の予診項目（6項目）を利用したもので，計14ポイント中，11ポイント以下の場合は低栄養のおそれがあり，さらに7ポイント以下で顕在化した低栄養状態と判定する．本来は，自力歩行が可能な高齢者を対象としたものだが，簡便なため，それに限らず活用されている．BMIが不明な場合には，代わりに下腿周囲長で評価を行える利点があるが，浮腫が認められる場合には指標とならないため留意が必要である．

スクリーニング

A 過去3か月間で食欲不振,消化器系の問題,そしゃく・嚥下困難などで食事量が減少しましたか?
    0=著しい食事量の減少
    1=中等度の食事量の減少
    2=食事量の減少なし

B 過去3か月間で体重の減少がありましたか?
    0=3kg以上の減少
    1=わからない
    2=1~3kgの減少
    3=体重減少なし

C 自力で歩けますか?
    0=寝たきりまたは車椅子を常時使用
    1=ベッドや車椅子を離れられるが,歩いて外出はできない
    2=自由に歩いて外出できる

D 過去3か月間で精神的ストレスや急性疾患を経験しましたか?
    0=はい   2=いいえ

E 神経・精神的問題の有無
    0=強度認知症またはうつ状態
    1=中程度の認知症
    2=精神的問題なし

F1 BMI (kg/m^2):体重 (kg) ÷ [身長 (m)]^2
    0=BMIが19未満
    1=BMIが19以上,21未満
    2=BMIが21以上,23未満
    3=BMIが23以上

BMIが測定できない方は,F1の代わりにF2に回答してください.
BMIが測定できる方は,F1のみに回答し,F2には記入しないでください.

F2 ふくらはぎの周囲長 (cm):CC
    0=31cm未満
    1=31cm以上

スクリーニング値
(最大:14ポイント)
12~14ポイント: 栄養状態良好
8~11ポイント: 低栄養のおそれあり (At risk)
0~7ポイント: 低栄養

図 6-2 MNA-SF® (ネスレ日本株式会社ネスレニュートリションカンパニーのホームページ http://www.mna-elderly.com/forms/mini/mna_mini_japanese.pdf より)

3 CONUT

CONUT（controlling nutritional status）は，Alb 値，TC（総コレステロール）値，TLC（末梢血総リンパ球数）をスコア化し，3つのスコアを積算して求めた値を栄養評価の指標として用いるツールである．栄養レベルは正常，軽度異常，中等度異常，高度異常の4段階に評価される（**表 6-3**）．

なお，血液生化学検査の基準値は，成人と小児とでは異なる．したがって，小児においては基準値と照らし合わせ，判断されたい．

4 GNRI

GNRI（geriatric nutritional risk index）は高齢者を対象としたツールである．栄養障害に関連した合併症として誤嚥性肺炎や褥瘡などのリスク指標となることが知られている．82 未満は高度リスク，92 未満は中等度リスク，98 以下は軽度リスクと判定される．

$$GNRI = (14.89 \times Alb[g/dL]) + [41.7 \times (BW [kg]/IBW [kg])]$$
　＊BW（体重），IBW（理想体重）＝身長（m）×身長（m）× 22
　＊BW ＞ IBW の場合には，（BW/IBW）＝ 1 とする．

5 予後栄養指数

予後栄養指数（prognostic nutritional index：PNI）は手術や投薬などの各種治療を開始する前に栄養状態を評価し，合併症の発症率や回復状態を予測するものである．よく知られているものに消化器癌患者（Stage IV 消化器癌および Stage V 大腸癌患者）を対象とした O-PNI がある．本来は術後の予後予測であり，40

表 6-3　CONUT 評価方法

検査項目	スコア；検査値			
血清アルブミン値：Alb（g/dL）	0；＞ 3.50	2；3.00 ～ 3.49	4；2.50 ～ 2.99	6；＜ 2.50
末梢血総リンパ球数：TLC（/mm³）	0；＞ 1,600	1；1,200 ～ 1,599	2；800 ～ 1,199	3；＜ 800
総コレステロール値：TC（mg/dL）	0；＞ 180	1；140 ～ 179	2；100 ～ 139	3；＜ 100
CONUT 評価	正常	軽度異常	中等度異常	高度異常
CONUT 値＝ Alb スコア＋ TLC スコア＋ TC スコア	0 ～ 1	2 ～ 4	5 ～ 8	9 ～ 12

TLC（/mm³）＝白血球数×％リンパ球数 /100

以下の場合には切除吻合禁忌との判定がされるツールである．これを利用し，重症誤嚥患者においては，32未満の場合，嚥下訓練に先立ち栄養改善が必要との報告もある[2]．

$$O\text{-}PNI = (10 \times Alb\ [g/dL]) + (0.005 \times TLC\ [/mm^3])$$
$$TLC\ [/mm^3] = 白血球数 \times \%リンパ球数/100$$

6 GLIM 基準

GLIM基準は，2018年に欧州臨床栄養・代謝学会（ESPEN）にて発表された栄養障害の診断基準である．意図しない体重減少，BMI低値，筋肉量の減少のいずれかの徴候に該当し，食事摂取量低下または消化機能低下，炎症または疾病負荷のいずれかが認められた場合に，低栄養と判定する．詳細は他書に譲るが，筋肉量の測定が困難な場合の代替指標の1つとして下腿周囲長があり，利用しやすい[3]．

2 栄養アセスメント

栄養スクリーニングで抽出した患者に対し，栄養障害やリスクについて，内容と程度を具体的に評価し，その原因を推察する．その原因こそが，栄養ケアの介入ポイントとなる．**表6-4**の事項に関し，臨床診査，臨床検査，身体計測，栄養食事調査などから得られる情報を統合し，患者の栄養状態や病態を的確に捉え，総合的に評価・判定する．また，背景因子として環境要因や心理状態についても情報収集する．

栄養上の問題は複数存在することが多いが，そのうち1〜2つを栄養ケアの課題とする．摂食嚥下リハビリテーション患者が対象であることを念頭に置き，ICF（国際生活機能分類）の概念に基づき，課題を選択する．

表6-4 栄養アセスメントの項目

FH：食物／栄養関連の履歴	食物・栄養摂取，食物・栄養素管理，薬剤・ハーブ・補助食品の使用，知識・信念，食物・補助食品の入手のしやすさ，身体活動，栄養に関連した生活の質
AD：身体計測	身長，体重，体格指数（BMI），成長パターン指標・パーセンタイル順位，体重の履歴
BD：生化学データ・臨床検査と処置	検査値，検査結果（嚥下評価など）
PD：栄養に焦点をあてた身体所見	身体的外見，筋肉や脂肪の消耗，嚥下機能（口腔衛生，吸引・嚥下・呼吸能力），食欲，感情
CH：個人履歴	個人履歴，患者・家族の医療・健康の履歴，社会的履歴

Ⅱ 栄養ケア

1 栄養必要量

栄養ケアの課題に応じて患者に必要な栄養量を設定する．摂食嚥下リハビリテーション患者は，エネルギーやたんぱく質，水分の摂取量不足状態にあることが多く，必要量の設定は重要となる．

1 エネルギー

栄養ケアにおいて，総エネルギー消費量（total energy expenditure：TEE）の推定は要である．TEE は，安静時エネルギー消費量（resting energy expenditure：REE），食事による産熱，身体活動時に消費されるエネルギーで構成される．REE は，基礎代謝量（basal energy expenditure：BEE）をベースに，重篤な疾患，感染症，炎症，外傷または手術など代謝ストレスを増大させる因子により増加する．また，BEE は，年齢，性別，身長や体組成，成長の有無などに影響される．したがって，TEE の推定には，これらのすべての因子を考慮する必要がある．

TEE の推定には，主に次の方法が用いられている．

①間接熱量測定法により REE を測定し，活動係数を乗じる

②ハリス‐ベネディクトの式（Harris-Benedict equation：HBE）により BEE を算出し，活動係数およびストレス係数を乗じる

● HBE（BW ＝体重，HT ＝身長）

【男性】BEE ＝ 66.47 ＋ 13.75 × BW［kg］＋ 5.0 × HT［cm］－ 6.76 ×年齢

【女性】BEE ＝ 655.1 ＋ 9.56 × BW［kg］＋ 1.85 × HT［cm］－ 4.68 ×年齢

③体重あたりの平均エネルギー消費量に体重を乗じる

間接熱量測定法では，各人のその時点での REE を測定することができるため，より厳格な栄養管理が必要な患者や，状態が変化しやすい患者に適している．しかし，間接熱量計は高価な装置なため保有している施設は限られており，一般的には HBE により算出されることが多い．HBE は欧米人のデータから導かれたものであり，身長は 151 ～ 200 cm，体重は 25.0 ～ 124.9 kg に限定されている．日本人においては，算出される BEE が実際より高値となる傾向があることも指摘されている．また用いられる活動係数やストレス係数は提案者によりさまざまな値があり，幅がある．しかしながら，現時点では最も合理的な方法として利用されている．HBE に対し，体重からもっと簡単な計算式により算出する方法もある．座位でストレスのない状態における成人の平均的な TEE が 25 kcaL/kg/

日であることから，体重に 25 ～ 30 kcaL を乗じて概算する方法である．各人の年齢や体組成，身体活動，代謝ストレスなどを考慮していないため，適宜増減する必要がある．たとえば，やせ（BMI ＜ 18.5）や代謝ストレスが増大している患者には標準体重に 30 ～ 35 kcaL を乗じる．また，小児は体重あたりの TEE は成人より高く，さらに成長に必要な蓄積量を付加する必要がある．日本人の食事摂取基準を基本に考え，成長度合いや代謝ストレスを別に加味する．簡易には，1 歳未満で 100kcaL，7～12 歳で 60～75kcaL，12～15 歳で 40～60kcaL を体重に乗じる[4].

いずれの方法を用いて求めた場合においても，モニタリングしながら適宜調整を行う．エネルギー不足は体タンパク質の異化を亢進させるため，体重などの身体計測値が減少する．エネルギー摂取不足の原因には，摂取量自体が少ないだけでなく，消化・吸収率が低いことも考えられる．一方，過剰摂取の場合は，一般に身体計測値は増加する．ただし，低栄養に伴う浮腫による体重増加との判別に留意する．

2 たんぱく質，アミノ酸

代謝ストレスがない状態においては，TEE に対するエネルギー比率は 15 ～ 20%，体重あたりの 1 日必要たんぱく質量は 0.8 ～ 1.0 g であり，これらの値から必要たんぱく質量を算出する．体タンパク質の異化や合成が亢進する手術，炎症性疾患など代謝ストレス増大時には，その代謝亢進の度合いにより増加させるが，2.0 g/kg を超えて摂取しても十分に利用されない．

静脈栄養法によるアミノ酸投与を行う場合は，非たんぱく質カロリーに対する窒素量の割合（non-protein calorie/nitrogen：NPC/N 比）を目安として算出する．一般には成人では 150 ～ 200，小児では 200 ～ 250 を目標とし，体タンパク質の異化や合成が亢進して，たんぱく質の必要量が増加しているときは，NPC/N比を 80 ～ 150 に設定する．

NPC/N 比＝（TEE －アミノ酸からのエネルギー量［kcaL］）÷窒素量［g］

＊窒素量［g］＝アミノ酸重量［g］÷ 6.25

なお，慢性腎不全，糖尿病性腎症，肝性脳症のある肝硬変など，たんぱく質の摂取に制限が必要な場合は，各学会のガイドラインに準拠する．

3 水分

水分の摂取量と排泄量のバランスを保てるよう，必要量を設定する．摂取は，飲料水や食事中の水分と代謝水による．代謝水とは，摂取した食物の栄養素が代謝されて生じる水分である．一方，排泄は尿や糞便の他，皮膚や呼気からの水分喪失（不感蒸泄）による．不感蒸泄は条件により大きく変動し，発熱，熱傷，過

表 6-5 小児の必要水分量

体重（kg）	必要水分量（mL）
0〜10	100 ×体重（kg）
10〜20	1000 + 50 ×（体重（kg）− 10）
20 以上	1500 + 20 ×（体重（kg）− 20）

換気状態などで増加する．したがって，理論的には，水分摂取量は以下の計算式で求められる．

水分摂取量＝尿量＋不感蒸泄量＋便中水分量＋喪失量－代謝水量

不感蒸泄＝ 15 mL × BW［kg］+ 200 ×（体温［℃］− 36.8）

代謝水＝ 5 mL × BW［kg］ または 13 mL ×摂取エネルギー量［kcaL］/100

便中水分＝ 100 mL/ 日（下痢でない場合）

喪失量：嘔吐や下痢，出血による喪失量

簡易的には次の方法で算出することができ，一般的である．さらに発熱や下痢などで喪失する水分量がある場合には，それを加える．

①30 mL × BW［kg］

②1 mL ×エネルギー投与量[kcaL]（投与エネルギー量が少ない場合には用いない）

　小児の場合は，成人よりも必要量が多く，体重により**表 6-5** の方法で算出する [5]．なお，食事からの水分摂取量は，常食の場合はエネルギー量の 80％，粥食ではエネルギー量の約 100％，透析食など水分制限食は約 60％である．また，濃厚流動食からの水分摂取量は，1 kcaL/mL のものでは約 85％，1.5 kcaL/mL では約 50％である．

　嘔吐・下痢，発熱の他，薬剤や基礎疾患により排泄量が増加したり，摂食嚥下障害，口渇感の不足などにより摂取量が不足したりすると脱水になる．明らかな脱水が認められる場合は，血清 Na 値を指標にその補正に努める．また，浮腫や腹水，腎疾患など水分摂取に制限が必要な病態・疾患がある場合は，全身の循環動態を考慮して水分量の調整を行う．

2 栄養補給方法

1 栄養補給方法の種類と特徴

　栄養補給方法は，経腸栄養法と非経腸栄養法とに大別される．

　経腸栄養法は消化管を通して栄養素を補給する方法であり，経口栄養法も含まれる．経口栄養法には，食事だけでなく，経腸栄養剤の飲用なども該当する．経管栄養法には，経鼻あるいは経口アクセスと，消化管瘻アクセスとがある．前者では，経鼻胃管栄養法（nasogastric：NG 法）が一般的であるが，チューブ留置

による咽喉頭部の違和感や痛み，嚥下時の咽頭筋活動の妨げが嚥下訓練に支障を
きたすことや，チューブ周囲の汚染などの支障が生じることがある．また，胃噴
門部の括約筋の弛緩により胃食道逆流が生じる場合がある．胃の貯留・排泄能の
問題や誤嚥，胃食道逆流のリスクがある場合には，チューブ先端を十二指腸や空
腸に留め置く．摂食嚥下リハビリテーション患者では，間歇的口腔食道経管栄養
法（oroesophageal：OE 法）も栄養摂取不足分を補助的に補給する方法として利
用される．チューブを飲み込むことが嚥下訓練となるとともに，食道の蠕動運動
が促され，下痢や胃食道逆流の減少が期待できるとされている[3]．後者の瘻管栄
養法は，胃瘻や腸瘻など腹部の皮膚と消化管に瘻孔を作り，胃あるいは腸管に栄
養剤を直接投与する方法である．

　経腸栄養法で用いる経腸栄養剤には，組成から成分栄養剤，消化態栄養剤，半
消化態栄養剤の 3 種類があり，患者の消化・吸収機能に応じて選択する．消化・
吸収機能に異常がない場合は，半消化態栄養剤が第一選択である．経口飲用でも
飲みやすい．また，近年，胃食道逆流や下痢の予防として，粘度を有する半固形
化栄養剤も使用されるようになっている．その他，病態に適した栄養組成とした
病態別の経腸栄養剤もある．

　静脈栄養法は，消化管からの吸収を省略し，血液中に直接栄養を補給する方法
である．投与先により，末梢静脈栄養法（peripheral parenteral nutrition：PPN）
と中心静脈栄養法（total parenteral nutrition：TPN）がある．PPN は四肢の末
梢静脈内に投与するため，比較的浸透圧の低い栄養輸液を使用する．したがって，
投与できるエネルギー量には限界があり，一時的な維持目的の栄養補給となる．
一方の TPN は太い静脈への投与となるため，必要エネルギー量を投与すること
が可能である．静脈栄養法で用いる栄養剤は，栄養輸液製剤である．長期の
TPN 管理の場合は，ビタミン B_1，コバルト，クロム，セレン，モリブデンの欠
乏に注意が必要である．欠乏が認められた場合は，必要に応じて，サプリメント
や薬剤など食品以外のものも用いて補正する．

2　栄養補給方法の選択

　原則として，消化管が機能している場合には経腸栄養法が，中でも経口栄養法
が選択される．消化管が機能しておらず，経腸栄養法が選択できない場合には静
脈栄養法が選択される．なお，栄養補給方法は組み合わせることも可能である．
経腸栄養法のみでは必要な栄養量を投与できない場合には，PPN で栄養補給を
行う．

　経過により消化管機能の改善がみられた場合や，リハビリテーションの効果に
より経口摂取が可能となった場合などの変化があれば，適宜見直しを行う．

3 食形態（嚥下調整食を含む）

治療食における形態的分類による食分類として，常食，軟食（全粥食，七分粥食，五分粥食，三分粥食），流動食がある．主食の形態に応じた区分となっており，常食は米飯，軟食は分粥，流動食はおもゆであり，副食はそれに準じたものとなる．したがって，軟食，流動食になるにつれ，水分含有量が多くなり，含まれる栄養量は減少する．また，水分含有量が多くなるにしたがい，口腔内の刺激は減弱されるが，摂食嚥下リハビリテーション患者にとって食べやすいものとは限らないため，嚥下調整食が推奨される．

1 嚥下調整食

嚥下調整食とは，患者の摂食機能・能力に応じて形態や性状を調整し，誤嚥や窒息予防への配慮がなされた食事のことである．日本摂食嚥下リハビリテーション学会から，成人の中途障害者向けの『嚥下調整食分類2021*』と，思春期までに摂食嚥下機能に障害をきたした児・者向けの『発達期摂食嚥下障害児（者）のための嚥下調整食分類2018』が示されている（**表 6-6**[7]，**6-7**[8]）．患者が有する摂食機能・能力と摂取する食事の形態・性状とのマッチングは非常に重要であり，予後が大きく左右される．原疾患の治療やリハビリテーションの効果，あるいは原疾患の進展などにより摂食嚥下機能・能力は変化することが多い．食事場面の観察によりその変化を捉え，適宜再評価を行い，食事の形態・性状などを見直すことが重要である．

嚥下調整食の適切な形態・性状は，残存機能に応じて求められる程度は異なるが，適度な硬さ，まとまり（凝集性），低付着性という共通する特徴を有している．硬さは，咀嚼や舌での押しつぶしなどの処理に要する力と関係する．まとまりとは，口の中で処理をした際にまとまりを保つことを指している．噛んだり押しつぶしたりすることで食片が口の中でばらばらになり，まとまらないものは避けたい．水分と固形物が混合した食べ物も同様に考える．例えば，高野豆腐の煮物や柑橘類の果肉のように，咀嚼などの力を加えたら水分が分離するものは，まとまりがないことと同じであり，避けたいものである．きざんだ食材にあんをかけたものや，とろみを付けた具入りの汁物も，口中の唾液と混じって食材とあんや汁が分離するようなものであれば，適切ではない．まとまりとは，食べ物が口中で物理的に処理され，唾液と混和された後の物性であることに気をつけたい．低付着性とは，口腔・咽頭粘膜への付着性が低いことである．付着性が低いと，口腔・咽頭においてスムーズに食塊が移動するため，加える圧力が小さくて済む．ただし，この付着性についても，先のまとまりと同様，食品そのもののだけでなく口中で処理されて食塊となったものにおいても，この性質が求められる．

⊙ 嚥下調整食分類 2021*

2013年に学会が発表した「日本摂食嚥下リハビリテーション学会嚥下調整食分類2013」から8年が経過し，新たな知見等を受け，2021年に改訂版の「日本摂食嚥下リハビリテーション学会嚥下調整食分類2021」が作成された．

CHAPTER **6** 栄養管理

嚥下調整食であっても食事であることを念頭に，見た目に配慮し，1食の中でさまざまな味や香り，形態・性状を取り入れ，変化による食事の楽しみを加えたい．形態・性状は許容範囲内であれば同じ形態・性状にそろえる必要はない場合が多い．このバリエーションは食形態の段階的な変更をスムーズにすることにも役立つ．また，色や香りは先行期障害への対応の1つである認知・食欲への配慮にもつながる．

2 水分

咽頭通過速度を調節して誤嚥を予防するために，汁物や飲料にはとろみ付けを勧めることが多い．とろみの必要性やその程度は，患者により異なる．とろみが

表6-6 嚥下調整食分類2021（食事）．嚥下調整食分類コードと最低限必要とされる能力（日本摂食・嚥下リハビリテーション学会嚥下調整食委員会．2021[7]より作成）

コード	嚥下調整食の特徴		摂食に必要とされる能力
1j	[主食の例：おもゆゼリー，ミキサー粥のゼリー] ①均質 ②粘膜への貼り付き・残留感がない（低付着性） ③少量すくっても形状を保つまとまり ④丸呑みできる軟らかさ ⑤体温下（口腔内）での離水がほとんどない		若干の食塊保持能力が必要．送り込む際に多少意識して口蓋に舌を押しつける必要がある
2	[主食の例：粒がなく，付着性の低いペースト状のおもゆや粥（コード2-1）／やや不均質（粒がある）でも軟らかく，離水もなく付着性も低い粥類（コード2-2）] ①なめらか（流動性） ②スプーンですくって“食べる”ことができるまとまり ③粘膜への貼り付き・残留感が少ない（低付着性） ④均質なもの（コード2-1）／軟らかい粒などを含む不均質なもの（コード2-2）		口腔内に保持したり，食塊状にまとめたり，それを送り込んだりと，舌や口唇・頬など口腔周囲の動きが必要である
3	[主食の例：離水に配慮した粥] ①舌で口蓋に押しつけてつぶせる軟らかさ（形がある，丸呑みはできない） ②体温下（口腔内）および押しつぶしによる離水が少ない ③つぶした後ばらばらにならず，食塊としてまとめやすい ④食塊の粘膜への貼り付き感・残留感が少ない		舌とで口蓋で押しつぶし，食塊としてまとめ，送り込む必要がある
4	[主食の例：軟飯，全粥] ①箸やスプーンで容易に切れる軟らかさ（舌と口蓋間で押しつぶすことは困難） ②体温下（口腔内）および粉砕・すりつぶし・押しつぶしによる離水が少ない ③粉砕・すりつぶし・押しつぶし後，ばらばらにならず，食塊としてまとめやすい ④食塊の粘膜への貼り付き感・残留感が少ない		咀嚼様運動による粉砕・すりつぶし・押しつぶしが必要である

表 6-7 発達期摂食嚥下障害児（者）のための嚥下調整食分類 2018. 性状と口腔機能との関係（日本摂食嚥下リハビリテーション学会医療検討委員会. 2018[8]）を改変）

			性状	口腔機能との関係
主食	ペースト粥	飯粒がなく均質なペースト状	すくうと盛り上がっている. 傾けるとゆっくりスプーンから落ちる. スプーンで軽く引くと，しばらく跡が残る	若干の送り込み力があり，舌の押しつぶしを促す場合
	ゼリー粥	飯粒がなく均質なゼリー状	すくうとそのままの形を保っている. 傾けると比較的容易にスプーンから落ちる. スプーンで押すと小片に崩れる	若干の食塊保持力があり，舌の押しつぶしを促す場合
	つぶし全粥	離水していない粥をつぶした状態	スプーンで押しても飯粒同士が容易に分離しない	ある程度の送り込み力があり，食塊形成や複雑な舌の動きを促す場合
	つぶし軟飯	軟らかく炊いたご飯をつぶした状態	スプーンで押しても，飯粒同士が容易に分離しない	ある程度の押しつぶし力や送り込み力があり，歯や歯肉でのすりつぶしを促す場合
副食	まとまりペースト	粒がなく均質な状態	すくって傾けても容易に落ちない. スプーンで押した形に変形し，混ぜるとなめらかなペーストになる	若干の送り込み力があり，舌の押しつぶしを促す場合
	ムース	粒がなく均質な状態	すくって傾けるとゆっくり落ちる. スプーンで切り分けることができ，切断面は角ができる	若干の食塊保持力があり，舌の押しつぶしを促す場合
	まとまりマッシュ	粒がある不均質な状態	すくって傾けても容易に落ちない. スプーンで押すと粒同士が分離せず，まとまっている	ある程度の送り込み力があり，食塊形成や複雑な舌の動きを促す場合
	軟菜	食材の形を保った状態	食材をそのままスプーンで容易に切れる程度まで軟らかくした状態	ある程度の押しつぶし力や送り込み力があり，歯や歯肉でのすりつぶしを促す場合

CHAPTER

6

栄養管理

付くと，送り込み，飲み込みの力はより必要となるため，とろみが強すぎることで口腔や咽頭に残留し，吸気や重力の作用により誤嚥につながることもある. 適切なとろみ付けに留意したい. 特に経時変化,温度変化は見落とされがちである. 患者の口に入る時点の性状を必ず確認する. 性状の確認は，『嚥下調整食分類 2021（とろみ）』が参考となる（**表 6-8**）[9]. 中でも，フォークでの確認がわかりやすい.

とろみ調整食品は，キサンタンガムを主材料とする商品が主流であり，主材料が同じ商品は商品間の違いは小さい. ただし，添加量やとろみをつけたい液体との相性，溶解性や色，経時変化，温度変化などに若干違いはある. 特に，牛乳や濃厚流動食などたんぱく質を多く含むものや，酸味の強いものなどにとろみが付

表 6-8　とろみの段階（日本摂食・嚥下リハビリテーション学会嚥下調整食委員会. 2021[9]）を改変）

		段階1：薄いとろみ	段階2：中間のとろみ	段階3：濃いとろみ
飲んだとき	drink or eat	「drink」	「drink」	「eat」
	とろみの感じ方	あまり気にならない場合もある	明らか	明らか
	口腔内の動態	広がる	すぐには広がらず，舌でまとめやすい	まとまりが良い
	嚥下しやすさ	大きな力は不要	（やや意識が必要）	送り込みに力が必要
	ストロー飲み	細いものでも容易	抵抗あり，太いものは可能	困難
見たとき	スプーン	スプーンを傾けるとすっと流れ落ちる	スプーンで混ぜると表面に混ぜ跡が残る．スプーンですくってもこぼれにくいが，傾けるととろとろと流れる	スプーンを傾けても形状がある程度保たれ，流れにくい
	フォーク	フォークの歯の間から素早く流れ落ちる	フォークの歯の間からゆっくりと流れ落ちる	フォークの歯の間から流れ落ちず，少しはすくえる
	カップ	カップを傾けると，落ちるのが少し遅いと感じるが，移し替えは容易．流れ出た後には，うっすらと跡が残る程度の付着	カップを傾け，流れ出た後には，全体にコーティングしたように付着	カップを傾けても流れ出ない（ゆっくりと塊となって落ちる）

きにくいものもある．使用にあたっては，特徴をよく把握し，各使用方法を遵守することを心がけたい．

　なお，摂食嚥下障害に起因する摂取不足の他，飲料へのとろみ付けによる清涼感の喪失や味の劣化，満腹感により飲水行動が抑制される傾向がみられ，脱水をきたしやすい．患者の機能・能力を考慮しながら，ゼリーやゼリー飲料など，とろみ液以外の摂取も選択肢に加える．ゼリーは，『嚥下調整食分類2021』のコード1j（**表6-6**参照）の形態・性状が参考になる．

Ⅲ　栄養サポートチーム（NST）の概念

　栄養障害の状態にある患者や，栄養管理をしなければ栄養障害の状態になることが見込まれる患者のQOLの向上，原疾患の治癒促進および感染症等の合併症予防などを活動の目的とした，栄養管理に関する専門的知識を有した多職種からなるチームを栄養サポートチーム（nutrition support team：NST）という．構成メンバーには，特定の研修を終了した常勤医師，常勤看護師，常勤薬剤師，常勤

管理栄養士の他，歯科医師や歯科衛生士，言語聴覚士，理学療法士，作業療法士，臨床検査技師なども対象に応じて加わる．

　対象となる患者像としては，①栄養スクリーニングの結果，血中アルブミン値が 3.0 g/dL 以下であって，栄養障害を有すると判定された患者，②経口栄養法または経管栄養法への移行を目的として，現に静脈栄養法を実施している患者，③経口栄養法への移行を目的として，現に経管栄養法を実施している患者，④NST が栄養ケアにより改善が見込めると判断した患者である．したがって，摂食嚥下リハビリテーション患者は，NST の対象となることが多い．

　これらの患者を抽出し，回診およびカンファレンスを週 1 回程度開催して，それぞれの専門分野の意見を出し合い，病態や状況に適した栄養ケアを主治医に提案する．この他，対象となっていない患者に関しても担当医や看護師などからの相談に対応したり，院内で展開されている他のチーム医療（摂食嚥下対策チーム，褥瘡対策チームなど）との連携を図ったりすることも，NST には求められる．

（小城明子）

CHAPTER 7

リスクマネジメント

本章の要点 摂食嚥下障害者は，常に窒息や誤嚥性肺炎のリスクがある．摂食嚥下障害者に対して摂食嚥下訓練などで関わる場合は，十分なリスクマネジメントが必要となる．ここでは，合併症に対するリスクマネジメントおよび場面別のリスクマネジメントについて，基本的な対処方法について理解し，誤嚥性肺炎や窒息などの合併症を回避できるようにする．

I 全身状態の把握と対応

1 バイタルサイン

人が生きていることを示す徴候で，意識，血圧，脈拍，呼吸，体温の5つを指す．

1 意識

外界に対する人の反応力で，「覚醒」と「認知」の2つの要素によって成立している．覚醒度と認知機能の両方が正常に保たれている場合が「意識清明」で，どちらか一方もしくは両方が障害されている場合を「意識障害」とよび，傾眠・昏迷・半昏睡・昏睡で表される．また，意識障害の程度や経時的変化を客観的に評価するために，意識レベルの指標として JCS（Japan Coma Scale）（**表7-1**）と GCS（Glasgow Coma Scale）（**表7-2**）が用いられる．摂食嚥下リハビリテーションは，通常，JCS 1桁で指示に対する動作が可能な状態で行う．しかし，JCS 2桁や失語症などで指示動作が不十分な状態でも，主治医の指示のもと安全を確保して摂食嚥下リハビリテーションを行うこともある．また，JCS 3桁でも摂食嚥下リハビリテーションの準備段階として，口腔ケアなどで対応することがある．

2 血圧

血圧とは，心臓から送り出される血液によって血管壁にかかる血管内の圧力の

表7-1 Japan Coma Scale（JCS）

Ⅲ 刺激しても覚醒しない状態（3桁の点数で表現）
300 痛み刺激に全く反応しない
200 痛み刺激で少し手足を動かしたり顔をしかめる
100 痛み刺激に対し払いのけるような動作をする
Ⅱ 刺激すると覚醒する状態（2桁の点数で表現）
30 痛み刺激を加えつつ呼びかけを繰り返すと辛うじて開眼する
20 大きな声または体を揺さぶることにより開眼する
10 普通の呼びかけで容易に開眼する
Ⅰ 刺激しないでも覚醒している状態（1桁の点数で表現）
3 自分の名前，生年月日が言えない
2 見当識障害がある
1 意識清明とは言えない
0 意識清明

表7-2 Glasgow Coma Scale（GCS）

開眼（eye opening, E）	E
自発的に開眼	4
呼びかけにより開眼	3
痛み刺激により開眼	2
開眼しない	1
最良言語反応（best verbal response, V）	**V**
見当識あり	5
混乱した会話	4
不適当な発語	3
理解不明の音声	2
発語なし	1
最良運動反応（best motor response, M）	**M**
命令に応じて可	6
疼痛部へ	5
逃避反応として	4
異常な屈曲運動	3
異常な伸展反応（除脳姿勢）	2
運動なし	1

E，V，Mの各点数および合計点で示す（意識清明ではE4V5M6
合計15点，深昏睡ではE1V1M1合計3点となる）

ことで，心臓が収縮して血液を押し出すときに高くなり（収縮期血圧），心臓が拡張して心臓に血液を充満させるときに低くなる（拡張期血圧）．通常，上腕（上腕動脈）で測定して，収縮期血圧／拡張期血圧mmHg（ミリメートル水銀柱）で表示する．

　血圧は，心拍出量（心臓から送り出される血液量）と末梢血管抵抗（血液が血

管を流れる際の抵抗）という2つの要素の掛け算によって決まる．心臓の拍出量が増えたり，血管の収縮などで血管の抵抗が大きくなったりすると，血圧は上がる．血管の弾力性も血圧に関係し，動脈硬化が進むと，収縮期血圧は高くなり，拡張期血圧は低くなる．また，血液の性状も影響する．さらに，血圧は，腎臓，自律神経，内分泌系，血管内皮細胞から分泌される物質などの多くの因子によって調節され，精神・身体活動に応じて絶えず変化している．

血圧＝心拍出量（心臓の収縮力・心拍数・循環血液量）
　　×末梢血管抵抗（血管の収縮/拡張の程度・血管壁の弾力性・血液の粘稠度）

　臨床の現場では，低栄養，脱水，長期臥床などに伴う起立性低血圧が問題になることがある．これらの症例で，摂食嚥下リハビリテーションを実施する際は，ギャッチアップ位，端座位，車椅子座位などにおいても，適宜，血圧を測定して注意する必要がある．

3　脈拍

　心臓の拍動によって大動脈に拍出された血液の波動が末梢動脈に伝播されたもので，通常は橈骨動脈で触知して測定する．脈拍では，数・リズムなどをみる．数は，成人では通常60～80回/分で，100回/分以上を頻脈，60回/分以下を徐脈という．リズムは，脈と脈の間隔がほぼ等しい整脈と間隔が等しくない不整脈に分けられ，不整脈は，リズムが規則的な規則性不整脈とリズムが不規則な絶対性不整脈に分類される．臨床の現場で，①絶対性不整脈である心房細動の症例に遭遇し，②慢性経過かつ脈拍数60～80回/分程度で適切な内科管理が行われている場合は，摂食嚥下リハビリテーションを通常どおり実施してよい．

4　呼吸

　呼吸とは，生体が生命維持に必要な酸素を外界から取り入れて，代謝の結果生じた二酸化炭素を体外に排出する機能である．呼吸を担う呼吸器系は気道と肺からなっており，空気の通り道の気道は鼻腔・咽頭・喉頭・気管・気管支からなり，ガス交換の場所である肺は肺胞からなっている．呼吸数は，成人では通常12～20回/分程度である．

　臨床の現場では，高齢者や慢性呼吸不全などで，嚥下機能低下に伴う誤嚥性肺炎の症例に摂食嚥下リハビリテーションを実施することがあるが，主治医の指示のもと酸素療法などの治療状況を確認して評価・訓練を進める．

5 体温

体温とは，身体内部の温度のことで，通常，腋窩，口腔，直腸，鼓膜などの部位で測定して，身体内部の温度として用いる．体温は，外部環境，食事・入浴，年齢，性差，個人差，日内差などによって変動し，35 ～ 37℃台までの開きがある．体温の異常には，高体温（発熱，うつ熱）と低体温（35℃未満）がある．

臨床の現場では，誤嚥性肺炎や尿路感染症などに伴う発熱が問題となり，発熱の有無は，体調や治療状況確認に重要である．

前述した5つのバイタルサインの他に，酸素飽和度も有用な徴候である．酸素飽和度とは，赤血球中のヘモグロビンのうち，酸素と結合しているヘモグロビンの割合（％）である．SpO_2（経皮的動脈血酸素飽和度）は，パルスオキシメーター*で測定する．一般的に 96 ～ 99％が正常値とされ加齢に伴って低下し，90％［PaO_2（動脈血酸素分圧）60 Torr に相当］以下の場合は，十分な酸素を全身の臓器に送れなくなった状態（低酸素血症）である．

慢性肺疾患や心疾患の患者で，息苦しさや喘鳴などの症状が強くなり，SpO_2 が普段の値から 3 ～ 4％低下した場合は，病態の悪化を踏まえた対応が必要である．主治医への報告のもと吸引処置や酸素投与などを適切に実施できるようにしておく．また，肺炎，誤嚥，窒息でも SpO_2 は病状に応じて低下するので，摂食嚥下リハビリテーションを安全に実施するうえで有用な指標となる．

> ◉ **パルスオキシメーター**
>
> パルスオキシメーターは，指に装着したセンサーの内側にある赤色の LED により，連続的な SpO_2 を簡便かつ非侵襲的に測定することができる医療用計測機器である．また，脈拍数も同時に測定できる機種が多く，SpO_2 だけではなく脈拍数の変化にも注意することが重要である．

2 バイタルサインのチェック，モニタリング，アセスメント

バイタルサインは，患者の状況を把握するために欠かせない情報で，個々の値が示す意味を理解したうえで，それぞれの値の関連性などを総合的に判断して，診療に役立てることが重要である．

バイタルサインは，意識，血圧，脈拍，呼吸，体温の5つを指すが，すべての患者に，5つすべての項目の測定を必ず行うわけではない．バイタルサインは，何のために測定するのか，どのような変化が予測されるのかを考えて，そのために必要な項目を速やかに正確に観察・測定できるようにしておく．挨拶や会話が可能な症例では，改めて意識レベルを確認する必要はない．心不全の症例であれば，血圧・脈拍が重要な項目であり，肺炎の症例であれば，呼吸・体温が重要で，脱水・低栄養・長期臥床などの要素も加われば起立性低血圧の有無などを踏まえた対応が必要で，血圧・脈拍も重要になってくる（p.168 も参照）．

Ⅱ 緊急時の対応

1 誤嚥

誤嚥とは，飲食物や唾液などが誤って声門を越えて気管に入ることをいう．誤嚥には，むせや咳などの反応がある顕性誤嚥だけではなく，それらの反応がない不顕性誤嚥（むせない誤嚥）があり，注意を要する．むせや咳がなく誤嚥していないように見えても，呼吸状態変化，痰増加，発熱，炎症反応高値などの所見を示したときは，不顕性誤嚥を疑い，嚥下内視鏡検査・嚥下造影検査などの精査を行い，確認する必要がある．摂食嚥下リハビリテーション実施時や食事の際に激しくむせ込んで飲食物の気管への侵入が疑われる場合，喀出を促したり，吸引にて誤嚥物を可能な限り除去する．自己喀出や吸引にて誤嚥物の除去が完了したと思っても残存している場合もあり，その際，バイタルサイン，特に呼吸状態の確認が重要になり，パルスオキシメーターがあればさらに有用な情報が得られる．

● 腹部突き上げ法（ハイムリック法）
患者の後ろに回り，ウエスト付近に手を回し，へその上方でみぞおちより十分下方に片方の手で握りこぶしを作り，他方の手でその握りこぶしを握り，素早く手前上方に向かって圧迫するように突き上げる．

2 窒息

窒息は一刻を争う状態であり，在宅，施設，医療施設内など状況によって対応できる処置はそれぞれ異なるが，可能な限りの手段を講じて，窒息状態を解除する必要がある．普段から窒息などの急変を想定して，各施設の状況に即した救急対応訓練の実施が望まれる．在宅や施設など直ちに医師や看護師による対応を要請できない環境では，躊躇せず119番に救急要請することで，適切な対応や患者の救命を心がける．

具体的な対応としては，

① 直ちに援助を要請する．このとき，患者の声が出ないか十分に強い咳ができないときには，心肺停止に準じた対応を開始する（緊急コール，AED依頼，119番）．

② 声が出るか強い咳をしているときには，それを続けて喀出を促すが，乳児では液状物による窒息を避けるため側臥位にするのがよい．しかし，咳が長く続くようであれば緊急コールをためらってはならない．

③ 声が出ないか強い咳ができない，あるいは当初は咳をしていてもできなくなった場合には，成人や1歳以上の小児では腹部突き上げ法*と背部叩打法*を組み合わせて繰り返し行い，乳児では頭部を下げて背部叩打法と胸部突き上げ法*を組み合わせて繰り返す．いずれの年齢でも反応がなくなった場合には，

● 背部叩打法
患者の後ろから，手のひらの基部で，左右の肩甲骨の中間あたりを力強く何度も叩く方法．

● 胸部突き上げ法
救助者の片腕の上に乳児の背中を乗せ，手のひらで乳児の後頭部を支え頭部が低くなるように仰向けにする．もう一方の手の指2本で，胸の真ん中を強く数回連続して圧迫する．対象は乳児である．

ただちに胸骨圧迫から心肺蘇生法（CPR）を開始する．もし，まだ緊急コールがされていなければ，直ちに緊急コールをしなければならない．また，患者の口腔内に視認できる固形物があればできる限り取り除く．

III 気管切開

1 適応

① 上気道または声門下に狭窄・閉塞があり，気道の確保が困難な場合
② 呼吸器疾患や嚥下障害に伴う喀痰や分泌物貯留に対する吸引処置が頻回に必要な場合
③ 長期間にわたり気道管理や呼吸管理が必要となる場合

2 解剖

気管切開孔に気管カニューレが挿入されている状態の模式図を**図 7-1**に示す．

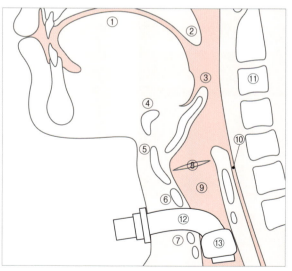

図 7-1 気管切開孔（気切孔）に気管カニューレが挿入されている状態の解剖学的模式図（矢状断）
①舌，②口蓋垂，③喉頭蓋，④舌骨，⑤甲状軟骨，⑥輪状軟骨，⑦気管軟骨，⑧声帯，⑨気管，⑩食道，⑪頸椎，⑫気管カニューレ，⑬カフ
※梨状陥凹（梨状窩）（矢状断では表示できず）
食道の入口にある左右の袋状の溝の部分を指す．

3 気管カニューレの構造と種類

1 基本構造

気管カニューレの構造と構成要素を**図 7-2** に示す．

2 種類

各メーカーから多くの種類の気管カニューレが発売されているが，カフの有無，内筒の有無，側孔の有無，カフ上部吸引機能の有無，発声機能の有無，その他（気切孔保持用，T 型チューブ）の要素の組み合わせで分類できる．

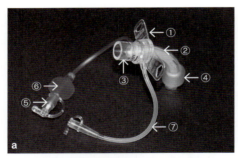

a：発声を目的とした側孔付きカフ付き内筒付きカニューレ（内筒を装着した状態）．①フレーム：綿テープやカニューレホルダーを穴に通して頸部に固定．②パイプ：呼吸のルート（気道）．③ 15M コネクター：人工呼吸器への接続や人工鼻の接続に使用（規格が統一されているのでどのメーカーでも接続できる）．④カフ：気管の上部と下部を分離するためのバルーン．⑤シールバルブ：シリンジを使用してカフへのエア注入やエアを抜くときに使用．⑥インジケーターカフ：カフのふくらみ具合を確認するためのバルーン（カフと同じ圧力になる）．⑦吸引ライン：カフ上部の貯留物を吸引するためのライン（吸引孔とつながっている）．

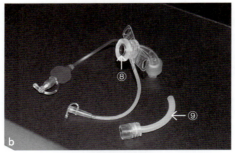

b：内筒を抜いて，ワンウェイバルブを装着した状態．⑧ワンウェイバルブ：呼気の方向を制御するための一方向弁で，気切孔ではなく側孔を通して声帯へ呼気を送り発声できる．⑨ 15M アダプター付き内筒：発声させないときに使用して，人工鼻への接続や側孔の閉鎖の役割がある．

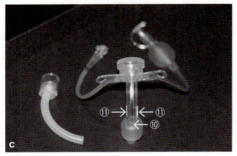

c：背中側から見たカニューレ．⑩吸引孔：カフ上部の貯留物を吸引するための孔（吸引ラインとつながっている）．⑪側孔：外筒のパイプ背中部分に 2 か所の側孔があり，呼気が声門のほうに抜けるルートになる

図 7-2 気管カニューレの構造

4 気管切開と摂食嚥下リハビリテーション

1 目的

気管切開の適応は一時的な病態から永久的な適応まで幅広い．リハビリテーションの目的・目標も同様に幅広く，機能維持，誤嚥予防から経口摂取再獲得まで多様である．

2 内容

気管切開患者へのリハビリテーションの内容としては，呼吸リハビリテーション，摂食嚥下評価・訓練（口腔衛生管理，嚥下スクリーニング，間接訓練，直接訓練），発声訓練，構音訓練，人工喉頭訓練などがある．

1. 呼吸リハビリテーション

気管切開患者の呼吸リハビリテーションは，排痰，体位ドレナージ，肺理学療法，人工呼吸器離脱支援，全身持久力訓練，筋力訓練など，多岐にわたる内容を包括している．それぞれの患者の状態に応じて，目的を明確にして関連職種との連携を心がけて対応することが重要である．

2. 摂食嚥下評価・訓練

摂食嚥下には，先行期，準備期，口腔期，咽頭期，食道期の5段階があり，どの段階が障害されても，摂食嚥下障害として適切な評価・訓練を行うことが重要である．

1）口腔衛生管理（p.179 参照）

口腔衛生の保持という目的だけではなく，誤嚥性肺炎の予防，摂食嚥下リハビリテーションの一部としての認識が重要である．

2）摂食嚥下訓練

①基礎訓練（間接訓練，食物を用いない訓練）

口唇・舌運動，アイスマッサージ，バルーン拡張法など目的に応じて訓練計画を立てる．

②摂食訓練（直接訓練，食物を用いる訓練）

リスク管理上，摂食訓練の開始基準（意識レベル JCS 1 桁，病状進行なし，開口・挺舌などの指示動作可能）を確認する．誤嚥を防止するため，食形態と姿勢の調整に留意する．

3 気管切開患者にリハビリテーションを実施する際の注意点

① 気管カニューレを誤抜去しないように，固定状態を確認する．

② 吸引の準備.

③ 気管カニューレの内筒，カフの扱いを確認する.

　誤嚥のリスクが高い場合：内筒を挿入し，カフを膨らませた状態にしておく. 訓練前後にカフ上部の貯留物を吸引ラインから吸引し，訓練中に誤嚥しても直ちに誤嚥物を吸引ラインから吸引して対応する.

　誤嚥のリスクが低下して直接訓練を行う場合：訓練前にカフ上部の貯留物を吸引ライン（**図 7-2** 参照）から吸引したうえで，カフを脱気し内筒を抜去して，ワンウェイバルブを装着して，呼気が声帯を通して呼出できるようにして対応する.

　臨床の現場では，気管カニューレ，特にカフの調整などは，医師や看護師が操作するので，リハビリテーション実施の際は医師や看護師に対応を依頼する.

（藤本雅史・藤谷順子）

Ⅳ 吸引

1 喀痰吸引

　　喀痰吸引は，カテーテルをつないだ吸引装置を用いて，口腔内，鼻腔内，咽頭，喉頭，気管，気管支などに溜まっている分泌物を直接吸引して体外へ排出する医療行為である．

　　吸引経路は，気管切開または挿管チューブなど人工気道を有する患者に行う気管吸引と，口腔・鼻腔から吸引カテーテルを上気道に挿入して行う経口吸引および経鼻吸引がある．吸引器の種類には，病室の壁に備えつけられている壁付タイプとポータブルタイプなどがある（**図 7-3**）．

　　吸引は，機械的刺激により激しい咳反射を生じることもあり苦痛は大きくなる．また，喉頭や気管を損傷するおそれもあるので鼻腔・咽頭・喉頭などの解剖的位置関係を理解し愛護的な手技で行う．吸引操作を行う実施者は，日本呼吸療法医学会の気管吸引ガイドラインが示す必須要件をすべて満たすことが推奨される（**表 7-3**）．

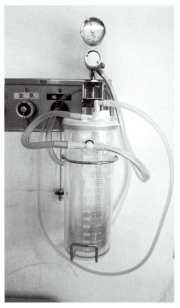

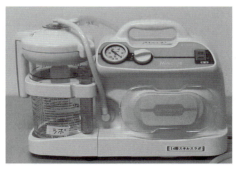

②ポータブルタイプ

図 7-3　①病室の壁付吸引器．病室に備え付けられている吸引配管に，吸引器を差し込み使用する

表7-3 吸引行為の実施者の要件（日本呼吸療法医学会，ガイドライン2013[1]）

Ⅰ）必須要件：気管吸引を実施する者は以下の全てを満たすことを推奨する．
1）気道や肺，人工気道などに関しての解剖学的知識がある．
2）患者の病態についての知識がある．
3）適切な使用器具名称がわかり適切な手技が実施できる．
4）気管吸引の適応と制限を理解している．
5）胸部理学的所見などからアセスメントができる．
6）合併症と，合併症が生じたときの対処法を知り実践できる．
7）感染予防と器具の消毒・滅菌に関する知識と手洗いを励行できる．
8）経皮酸素飽和度モニタについて理解している．
9）侵襲性の少ない排痰法（呼吸理学療法など）の方法を知り実践できる．
10）人工呼吸器使用者に対して行う場合；人工呼吸器のアラーム機能と緊急避難的な操作法を理解している．
Ⅱ）望まれる要件：必須要件ではないが以下の要件を満たすことが望ましい．
1）心肺蘇生法の適応を理解し実施できる．
2）心電図について一般的な理解がある．
3）人工呼吸器の一般的な使用方法を理解している．

表7-4 吸引の適応条件

・気道が痰によって狭窄・閉鎖している．
・自分で気道内分泌物の喀出ができない．
・痰の貯留部位が吸引できる範囲にある．

日本呼吸療法医学会コメディカル推進委員会・気管吸引ガイドライン作成ワーキンググループ：気管吸引のガイドライン[9]，より）

表7-5 摂食嚥下障害患者における吸引の適応（鼻腔・口腔吸引）

・誤嚥時，窒息時の緊急処置
・喀痰が自己にて喀出できない患者において，下記の場合
・口腔内残留
・食事中の声質の変化
・湿性嗄声出現時，咽頭残留が疑われる場合

2 吸引の適応条件

　痰の喀出の第一選択は，患者自身の咳嗽によって喀出させることである．侵襲を伴う吸引を安易に行うのではなく，実施に先立って適応条件を理解する必要がある．

　吸引の適応は，一般的に**表7-4**の条件が満たされたときになるが，摂食嚥下障害患者へは，誤嚥時，窒息時の緊急時に適応となる（**表7-5**）．また，不顕性誤嚥の患者に対しては頸部聴診などで唾液や食物の咽頭残留の確認を行いながら吸引を実施する．ただし，この際も吸引だけで痰や残留物を取りきろうとするの

ではなく，体位排痰，スクイージング，強制呼出手技（ハフィング）（p.212 参照）などを用いて，痰を気管末梢（肺胞）から気管中枢へ移動させ，気道まで喀出させてから吸引することが望ましい．

3 禁忌と注意を要する状態

気管吸引には絶対的な禁忌はないが，気管吸引を行うことで生命に危険を及ぼす有害事象が生じたり，病態の悪化をきたしたりすることがあるので，十分に注意を払い気管吸引を行う．

4 吸引時の注意点

● 体位排痰法
分泌物が貯留した部位を上側にすることで，重力の作用により貯留分泌物を誘導排出する方法．本方法は，比較的時間を要することが多い．

● スクイージング
気道に溜まった貯留分泌物をスムーズに出すための方法．分泌物の貯留部位に相当する胸壁上を呼気時にあわせて用手的に圧迫し，吸気時に圧迫を開放することを繰り返す．

吸引によって起こり得る合併症の出現に注意が必要である（**表 7-6**）．特に循環動態の変化には注意する．不整脈や徐脈を誘発する原因として重要なものは，低酸素血症，心筋の低酸素症と気道刺激による迷走神経反射である．気道刺激による咳の誘発は気道内圧を上昇させ静脈還流の低下，心拍出量の低下をきたすことになる．

口腔や鼻腔を吸引経路とする場合，基本的に経口吸引を第一選択とする．しかし，咽頭反射の強い患者では吸引ができないこともある．その場合は，無理に奥まで挿入せず，鼻腔からの吸引を選択する．経鼻吸引では，鼻出血のリスクがあることを念頭に置いて実施する．鼻出血の好発部位は，鼻入口部（鼻中隔前下端部）にあるキーゼルバッハ部位（p.122 **図 7-8** 参照）である．この部位は毛細血管が密集しており，粘膜はきわめて薄い．また，鼻腔内は空間が狭いため，カテーテルを挿入する際に鼻腔壁にカテーテルが接触し，非常に強い痛みを伴う．

なお，経口・経鼻吸引は，多くの微生物が存在する口腔・鼻腔粘膜に接触しながらカテーテルを挿入することになるため，直接的に下気道へ微生物を押し込み，吸引そのものが感染症を引き起こすリスクがある[2]．したがって，口腔や鼻腔から気管内吸引を行うのは，喉頭および主気管支に痰があり，それによって緊急的に全身状態の悪化が起こり得る場合に限られる．

表 7-6 吸引の主な合併症

低酸素血症，高炭酸ガス血症	気管支攣縮
肺胞虚脱，無気肺	異常血圧
気道粘膜損傷	頭蓋内圧上昇
気道感染	臓器血流低下
不整脈，徐脈	冠動脈攣縮

5 吸引手順

1. **準備**
   吸引カテーテルを清潔な状態で準備する（**図 7-4**）.
2. **吸引圧の設定**
   推奨される吸引圧は最大で－ 20 kPa（－ 150 mmHg）であり，これを超えないように設定する．設定時は，カテーテルを完全閉塞させた状態にする．
3. **挿入のタイミング**
   カテーテルの先端を水に浸し（**図 7-5**），自発呼吸のある患者においては吸気時にタイミングを合わせて挿入する．
4. **挿入の深さ**
   咽頭部の吸引を目的にする場合，声帯にカテーテルが触れないように注意する．気管吸引の場合は，カテーテルの先端が気管分岐部に当たらない位置まで挿入する．挿入の長さの目安を**表 7-7**に示す．挿入時は吸引圧をかけないことが多い．

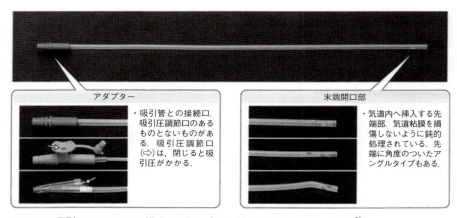

図 7-4　吸引カテーテルの構造と種類（医療情報科学研究所，2013[3]）

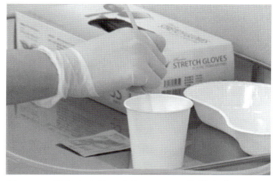

図 7-5　挿入する前にカテーテルの先端を水に浸す

5. 吸引操作（図7-6）

吸引圧をかけながら，吸引カテーテルをゆっくり引き戻す．分泌物がある場所ではカテーテルを引き戻す操作を少しの間止めて回転させるようにする．回転させる操作は多孔式のチューブのみ有効である．

6. 挿入時間

1回の吸引操作で10秒以上吸引をしない．1回の挿入開始から終了までの時間は20秒以内にする．低酸素血症を予防または最小限にとどめるためにも1回の操作は短時間で終了する．

7. 吸引時の注意点

1）経口吸引

カテーテルを挿入する際には，口蓋垂を刺激して咽頭反射を誘発しないように注意する．具体的手技としては，カテーテルを舌の側面と歯列の間から挿入し，咽頭側壁に沿わせるように挿入する（図7-7）．挿入と同時に挿入側と反対方向に頸部を回旋することで，吸引しようとする側の梨状窩が拡大し吸引しやすくなる．舌の妨害により挿入が困難となる場合は，舌を前に出してもらう，「あー」と声を出してもらい舌の位置を固定してもらうなどすると口腔内の視認がしやすくなる．

2）経鼻吸引

カテーテルを挿入する際には，カテーテル先端を鼻孔から数センチやや上向きに入れる．次にカテーテルを下向きに変え，鼻腔の底（下鼻道）を這わせるように挿入する．このように，方向を変えることと，カテーテルをイメージし顔の正中方向に進めることがコツとなる[10]．上向きのままで挿入すると，鼻腔の上方

表7-7 吸引チューブ挿入の目安

経口・経鼻吸引	・経口：10～13 cm，経鼻：15～20 cm
気管吸引	・鼻腔挿管：「男性24～28 cm，女性23～27 cm」＋「2～3 cm」 ・口腔挿管：「男性21～23 cm，女性20～22 cm」＋「2～3 cm」 ・気管切開：12～15 cm

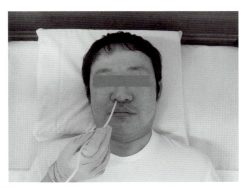

図7-6 吸引操作

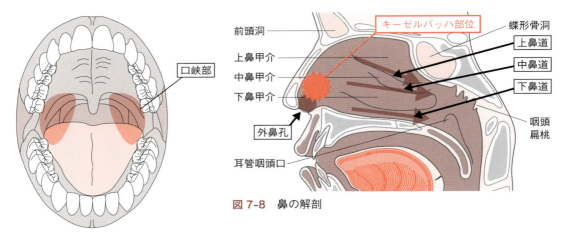

図 7-7　カテーテル挿入部位

図 7-8　鼻の解剖

に当たってしまい，挿入ができなくなり，鼻出血や強い痛みを生じる原因となる．片方の鼻腔からの挿入が困難な場合，無理をせずに反対の鼻孔からの挿入を試みる（**図 7-8**）．

3）気管切開吸引

気管カニューレ内の吸引では，吸引カテーテルの入れすぎに注意する．気管カニューレを挿入している患者は，気管切開孔周囲に肉芽がある場合があり，吸引カテーテル先端で繰り返し気管粘膜を刺激することで，気管粘膜にも肉芽を形成することがある．したがって，安易に吸引カテーテルの先端が気管カニューレ内を超えたり，直接気管粘膜に触れたりすることがないように注意する．

8. 再吸引のタイミング

気管吸引を行ったにもかかわらず，さらに吸引が必要であるとアセスメントされた場合には，1 回の吸引操作の後，監視可能な呼吸，循環のパラメーターが許容範囲にあることを確認してから次の吸引操作を行う．

9. 吸引された分泌物の確認

分泌物の性状（色，粘稠度），可能であれば量または重量をチェックする．

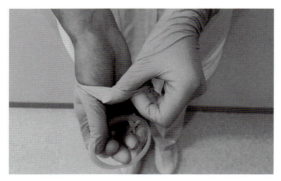

図 7-9　カテーテルの廃棄方法の例

> **COLUMN**

誤嚥と誤飲

誤嚥とは

　食物や唾液は，口腔から咽頭と食道を経て胃へ送り込まれる．食物などが，何らかの理由で誤って喉頭と気管に入ってしまう状態を"誤嚥"とよぶ．誤嚥は，肺炎の原因ともなる．

　誤嚥に近い状況として，喉頭流入がある．喉頭流入とは，食物が喉頭に流れ込むものの，声門より上にとどまり，気管には流入しない状態である．

誤飲とは

　食物以外の物を誤って口から摂取することをいう．誤飲の多くは3歳未満の乳幼児が起こすが，認知症のある高齢者や精神疾患のある成人にもみられる．

　体内に吸収されないもので摘出が必要なものは異物という．基本は体内に異物をいれないことだが，口腔内にあることが確認されれば取り除き，場合によっては吐かせる．しかし吐かせることが危険な場合もあるので，迷った場合は吐かせずに医療機関に問い合わせることを優先する．呼吸困難など，気道異物が考えられる場合は，至急救急車を手配する．

　　　　　　　（日本気管食道科学会より）

10. カテーテルの廃棄

　手袋に収まるように廃棄する（**図7-9**）．

11. 吸引操作中に異常を感じたら

　吸引操作中に合併症を認めたり何らかの異常を感じたら，すみやかに操作を止めて，以下の対応をする．

・患者を落ち着かせる．

・ゆっくりと呼吸させる．

・経皮的動脈血酸素飽和度モニタを監視する．

・低酸素血症や不整脈などの循環不全が見られる場合は，100％酸素を供給する．

・すぐに医師・歯科医師・看護師を呼ぶ．

　　　　　　　　　　　　　　　　　　（三鬼達人）

CHAPTER 8 病態別摂食嚥下障害

Ⅰ 発達期の摂食嚥下障害

本項の要点　通常，新生児は母体のなかで獲得した原始反射によって乳汁を摂取して成長していく．その後，多様な刺激や経験により，原始反射は徐々に消失していき，口唇・顎・舌・頬などの口腔諸器官がそれぞれ協調運動をいとなみながら，成熟した摂食パターンへと移行していく．しかし，先天性の障害児はもとより，発達期に適切な感覚の導入，食形態や食事環境の対応がなされないと，摂食機能の発達が阻害されることもある．本項では次の点をねらいとし，解説していく

- 口腔機能の発達を理解したうえで摂食嚥下障害を引き起こす要因を説明できる．
- 障害別の摂食嚥下障害の特徴を説明できる
- 口腔機能発達不全症について説明できる．

1 小児の摂食嚥下障害の原因

　障害児の摂食嚥下障害の原因は，大きく4つのカテゴリー（①器質的原因，②神経学的原因，③心理・行動的原因，④発達的原因）に分類される[1]（**表8-1**）．器質的原因には，唇顎口蓋裂や不正咬合などの先天性のものと，口腔・咽頭領域の手術後の欠損によるものがある．神経学的原因としては，先天性のものでは脳性麻痺やダウン症候群，知的能力障害が多く，また後天性の原因としては脳炎や事故による脳外傷がある．その他，拒食や経管依存症のような心理・行動的原因や，養育環境の影響による発達的原因がある．これらは単独よりも，重複して摂食嚥下障害の原因となっていることが多い．

1 母体側の要因

　母親に低栄養，多産，体重（やせ），年齢（若年または高齢出産），喫煙，アルコール摂取，薬物乱用，感染症などのリスク因子があると，早産となる場合がある．早産児では，呼吸器系，血管系，神経系，血液系，消化器系，代謝系，免疫系，視力系の障害や，栄養状態，腎機能，体温調節など多くの問題がみられるこ

表 8-1 小児の摂食嚥下障害の原因

原因	定義
①器質的原因	解剖，感染，炎症，腫瘍，異物などの関連した障害や異常などによる扁桃肥大，唇顎口蓋裂，無舌症，咽頭炎，腫瘍など
②神経学的原因	摂食嚥下に関係する神経筋の障害による ①非進行性：脳性麻痺，知的障害，染色体異常，多くの症候群，脳血管障害など ②進行性：筋ジストロフィー，色素性乾皮症など
③心理・行動性原因	①拒食：特定の食物や飲み物を嫌がったり拒否したりする ②経管依存症：出生後早期からの経管栄養などのために，摂食機能はほぼ正常と考えられるにもかかわらず経口から摂取しようとしない ③食事恐怖症：嘔気，窒息，嘔吐などによって食べることへの恐怖が条件付けされた状態 ④異食症：体内に取り込まれても栄養にならないものを食べる ⑤反芻：一度嚥下した食物を口腔内に戻して再度嚥下する ⑥嘔気の亢進：わずかな口腔内への刺激に対しても嘔気や嘔吐を誘発しやすい状態
④発達的原因	離乳期に適切な形態の食物が与えられなかったために，咀嚼や嚥下などの経験が不足したり欠如したりすることによる．定型発達児では自然に改善されることが多い

(尾本，2005[1]) より引用一部改変)

とがあり，摂食嚥下機能に影響を及ぼす．

1. 妊娠中の問題

1）糖尿病，妊娠性糖尿病

母体が糖尿病であると，先天性の奇形の原因となる場合がある[2]．母親の糖尿病の影響で多いのは，心奇形，神経管閉鎖障害，腎臓欠損（腎無形成），骨格の奇形などである．また，早産であっても過成長になる可能性があり，大きく生まれても無気力で，食が進まないことが大きな問題になるとされる．

> ⊙ **神経管閉鎖障害**
> 神経管が閉鎖する過程で生じる異常．NTD（Nural tube defect）と表される．二分脊椎と二分頭蓋がある．

2）妊娠高血圧腎症

妊娠高血圧腎症では，浮腫を伴う高血圧があり，てんかん（子癇）を起こす場合がある．対処として早期に分娩を誘発するが，その場合，胎児は子宮内での成長不全となる．

3）服薬の影響

たばこ，アルコール，刺激物，大麻，麻薬，オピオイド鎮痛薬（医療用麻薬），鎮静薬，睡眠薬などは，妊娠中のいずれの時期においても悪影響を及ぼす．胎児への影響としては，子宮内の成長制限，先天性奇形，周産期死亡などがあり，出生後長期に影響するものとして，知的能力障害，乳児突然死症候群，発達遅滞，認知障害などがある．

2. 分娩時の問題

分娩時の問題としては，先にあげた早産の他，胎盤早期剥離，前置胎盤，臍帯

逸脱，骨盤位分娩，肩甲難産，帝王切開，無痛分娩，産科麻酔などにより，乳児に影響が及ぶ場合がある．

2 小児側の要因

1. 胃腸の疾患

1）壊死性腸炎

壊死性腸炎があると，多くの場合，経口摂取が制限され，経管栄養の適応となる．臨床症状として，呼吸困難，無呼吸，徐脈，嗜眠，体温調節障害，感覚過敏，食思不振，低緊張，アシドーシスなどを呈し，血便，嘔吐，腹部膨満，腸雑音の減少または亢進などの腹部症状を示す．長期的には，短腸症候群，呼吸障害，慢性下痢症，摂食障害などが生じることもある．

2）胃食道逆流症

早産の小児は胃食道逆流（gastroesophageal reflux：GER）を有することが多い．胃食道逆流症（GER disease：GERD）とは，病的な逆流のことであり，胃腸からの逆流によって，反応性気道疾患，誤嚥性肺炎，喉頭痙攣，喘鳴，慢性咳嗽，無呼吸などの呼吸の問題が起こることもある．日常的な逆流や嘔吐があると，たとえそれらが解決しても，長期に摂食の問題が続く可能性が高い．

3）好酸性食道炎

好酸性食道炎とは，食物を含む物質が抗原となってアレルギー反応が起こり，これが引き金となって食道や胃腸に炎症を引き起こす消化器疾患である．症状は，食道の炎症，原因不明の経口摂取困難，成長障害，時々起こる嚥下困難，痛み，湿疹や蕁麻疹などのアレルギー症状などである．長期間不快な状態が続くことで，食べることへの嫌悪感をもつ可能性がある．なお，アレルギー症状としては，呼吸の問題（喘息を含む），疼痛，気分不快，胃腸反応，アナフィラキシーなどがあり，食物アレルギーに関する情報を得ておくこと，適切な対処法を伝えることが重要である．

4）セリアック病

セリアック病とは，グルテンに対し不耐性を示す遺伝性の自己免疫疾患である．小腸が障害され，食物からの栄養素の吸収が妨げられる．蛋白質のグルテン化に耐性がなく，自己免疫疾患にも分類されている．症状は，腹部膨満感と痛み，慢性の下痢，便秘，成長障害，疲労，感覚過敏などである．セリアック病は，糖尿病，自己免疫性甲状腺疾患，またダウン症候群とも関連がある．

5）その他の疾患

摂食機能障害に関連があるその他の疾患として，ヒルシュスプルング病（先天性巨大結腸症），周期性嘔吐症候群，胃不全麻痺，偽性腸閉塞，過敏性腸管症候群，消化障害，便秘などがある．

胃腸の疾患，特に嘔吐の影響として，酸っぱい臭いの呼気，慢性の耳感染，静

◉ 嗜眠

意識障害の程度を示す．睡眠を持続している状態で，痛みや強い刺激を与えなければ覚醒しないか，または反応しない状態．

◉ 喉頭痙攣

披裂や仮声帯，声帯への刺激で咳反射や嘔吐反射が刺激されて起こる．急速に呼吸困難となり，窒息状態に陥ることがある．

◉ グルテン

小麦などの植物の種子中にある，植物性のタン白質の1つ．

脈洞感染，歯のエナメル質の酸蝕がある．また，嚥下困難，咽頭残留音，慢性の咽頭炎，慢性の咳，細菌由来の肺炎，食道炎などもみられることがある．胃腸の疾患が未治療のままであると，嚥下時痛，睡眠障害，食物摂取の制限，偏食，貧血などが起こり，長期的に食物のえり好みや拒食が継続することにつながりかねない．

2. 呼吸器疾患

呼吸器疾患が遷延化した場合，吸啜 - 嚥下 - 呼吸の協調運動が困難となるため，経口摂取が進まないことが多い．人工呼吸器や気管切開を受けている間，一貫して摂食嚥下機能の発達支援を行う必要がある．

1）気管食道瘻と食道閉鎖

気管が食道と小さな孔で直接つながり，食道の入り口に盲嚢が形成された状態である．気管食道瘻では，窒息，咳，食事中のチアノーゼ，誤嚥，腹部膨満のリスクがある．また食道閉鎖では，過度の唾液分泌，流涎が認められる．対応は外科的手術となるが，手術後も経口摂取は困難となる．

2）新生児呼吸窮迫症候群（RDS：Respiratory distress syndrome）

新生児呼吸窮迫症候群のリスク因子としては，短い在胎期間があげられ，肺の成熟が十分でないために，肺の表面活性物質の欠乏，無気肺，細胞の損傷や浮腫となる．症状としては，頻呼吸，奇異呼吸，鼻翼呼吸，無呼吸，浅黒い肌色がみられる．長期化すると，気管支肺異形成症となる．

3）気管支肺異形成症（BPD：bronchopulmonary dysplasia）

気管支肺異形成症は肺の組織の異形成によって起こり，気道や肺胞が小さくなることで呼吸困難となる．重度の場合，酸素療法や人工呼吸器を長期に必要とする．長期にわたって呼吸障害が続くと，成長障害や認知機能障害を有することもある[3]．吸啜 - 嚥下 - 呼吸の協調を獲得することが困難なため，哺乳時には頻回な吸啜をして嚥下し，呼吸の休止があるという，リズミカルでない様子がみられる．

4）遷延性肺高血圧症（PPHN：persistent pulmonary hypertension of the newborn）

遷延性肺高血圧症の主たる原因は，胎児期から新生児期に至る循環の不全である．胎児は肺をガス交換器官として使っていないが，新生児期には肺血管の緊張が下がり，そして肺はガス交換の機能を獲得する．しかし肺血管の緊張が下がらない場合に，遷延性肺高血圧症が起こる．痛みや不安感が増長することがあり，また，慢性呼吸器疾患，壊死性小腸大腸炎，神経発達障害，頭蓋内出血や脳梗塞，聴力障害などのリスクを有する．

3. 心臓血管障害

心臓の異常には，動脈管開存症，心室中隔欠損，心房中隔欠損，ファロー四徴症，大動脈弁狭窄症，肺動脈弁狭窄症，大動脈縮窄症，三尖弁閉鎖症，総動脈幹症などがある．心臓の異常を有すること，あるいは心臓の手術の影響により，運動障害や神経障害，行動障害が起こる可能性がある．

心疾患や呼吸器疾患のある小児は，持久力の低下があるにもかかわらず高い必要摂取カロリーを必要とすることに留意しなくてはならない．摂食時の耐久性と安全性，そして栄養管理が重要となる．

4．神経障害

1）小頭症

小頭症は，妊娠3〜4か月に起こる脳神経の分裂の障害である．小頭症のリスク因子は，母体のウイルス感染，代謝，薬物乱用，遺伝子，栄養障害などである．また胎児期では，炎症，低酸素症，分娩時外傷，周産期障害が要因となる．

2）水頭症

脳室内での脳脊髄液の再吸収の低下や分泌過多によって起こる．嘔吐，不活発，過敏がみられ，神経機能や認知能力の障害をもつことが多い．

3）脳性麻痺

脳性麻痺の頻度は1,000人に2人である[4]．低出生体重は脳性麻痺の発症率に関連しており，体重1,000 g未満の超低出生体重児ではそのリスクが大きい．脳性麻痺は，痙性，アテトーゼ，低緊張という筋運動のパターンがある．また，両麻痺（両下肢），四肢麻痺（上下肢），片麻痺（一側）があり，それぞれ重症度が異なる．脳性麻痺の摂食嚥下障害の特徴としては，筋緊張の影響による姿勢の問題，過開口，舌突出，むせ，咀嚼困難，嚥下障害などがあり，誤嚥のリスクが高い．また，哺乳反射の残存や感覚過敏もみられることがある．さらに，胃腸の問題を有していることも多く，高い筋緊張のため必要エネルギーが充足せず低栄養の場合も少なくない．

脳室周囲白質軟化症（PVL）は，脳性麻痺の原因の1つである．脳の白質が虚血あるいは壊死のため変性したことによるもので，脳組織の軟化を示す．臨床的には，振戦，不随意運動，感覚過敏，緊張亢進などがみられ，長期的には，痙性麻痺，視覚障害，上腕の感覚障害，知的能力障害，下肢の筋力低下が生じる．

4）頭蓋内出血/外傷

頭蓋内出血の部位は，硬膜外，硬膜下，クモ膜下，脳実質内，脳内，脳室周囲，脳室内の5つである．酸素脱飽和，徐脈，代謝性アシドーシス，ショック，筋緊張低下，高血糖，てんかん発作，周期性無呼吸，呼吸困難，意識レベル低下，片側の運動障害などが起こる．また，頭血腫，帽状腱膜下出血，頭蓋骨骨折，上腕神経叢損傷，横隔神経損傷，鎖骨・上腕骨骨折，外傷性顔面神経麻痺などの外傷により，摂食嚥下障害が起こる．

脳損傷では，嚥下障害，口腔器官の運動障害，食事の症状，自食能力の障害などを呈する．前頭葉を傷害された場合，食事中に脱抑制になることから，過食になることもある．

5）てんかん発作

てんかんの有病率は人口の0.5〜1.0％で，日本では1,000人に5〜8人，約100万人の患者がいるとされる[5]．病因による分類として，症候性てんかんと特

発性てんかんがある．前者は出生時の脳の損傷や先天性代謝異常，先天性奇形に伴う脳病変が原因で起こり，ウエスト症候群やレノックス-ガストー症候群などがある．後者は生後から3歳までや学童期に起こりやすく，手足の麻痺や脳障害はみられない．てんかんそのものは摂食嚥下機能に影響はないが，食事中の発作により誤嚥や窒息の危険性が高まる．また抗てんかん薬を服用している場合，薬の副作用により低緊張になったり反応が悪くなったりすることがあり，嚥下に影響を及ぼす．てんかん発作自体は疾患ではなく，神経障害が原因で起こる症状の1つである．原因は，代謝性の問題，感染，頭蓋内出血，分娩外傷，核黄疸，低酸素血症，脳内髄膜炎，薬物の離脱症状，家族性などがあるが，原因がわからないこともある．臨床的には，頻回のまばたき，眼球の粗動，目の偏位，強直間代性の動き，摂食と無関係の口唇の動き，流涎などがみられる．

5. 先天異常

先天異常や先天性の疾患は，染色体異常，環境多因子，家族性の原因によるものが多いが，原因不明なこともある．染色体異常には，21トリソミー（ダウン症候群），18トリソミー，13トリソミーなどがあり，特徴的な顔貌や筋骨格，心疾患，腎疾患，胃腸疾患，生殖器の異常など多くの症状を有することがある．認知機能や摂食機能に関する運動機能の障害を合併することも多い．

1）口唇裂・口蓋裂

口唇裂・口蓋裂の発生率は，日本では500～600人に1人であり，唇顎口蓋裂は男児が女児の2倍だが，口蓋裂単独では，女児が男児の約2倍の発生率である[6]．口唇裂では，哺乳の際のリップシール（哺乳時の乳房への吸い付きの際，圧が漏れないように口唇で封鎖を補助している状態）ができない，また口蓋裂では口蓋閉鎖ができないため，哺乳期や離乳期には栄養摂取がうまくいかずに体重減少や脱水のリスクを有し，摂食への支援が必要である．しかし，裂の閉鎖術後は摂食機能発達が良好となることが多い．

口唇裂・口蓋裂が他の症候群の一症状である場合，手術後も摂食機能発達の障害が継続することがある．口唇裂・口蓋裂を合併する疾患としては，メビウス症候群，チャージ症候群，アペール症候群，トリーチャーコリンズ症候群，フリーマン-シェルドン症候群，ダウン症候群などがある．またロバンシークエンスのように気道の問題が合併する場合もある．

2）ダウン症候群

ダウン症候群の発生頻度は700～1,000人に1人の割合である．染色体が47本である21トリソミー（標準型）が最も多く（95％），他に転座型（4％），ほかモザイク型がある[7]．ダウン症候群児の80％に摂食の問題があるとされる．また，心疾患や呼吸器疾患の合併も，摂食機能に悪影響を及ぼす．さらに筋緊張が弱いことから，GERのハイリスクであり，頭頸部のコントロールや体幹の安定性が悪く，食事の際の姿勢不良，上肢の協調運動障害もみられる．口腔に関しては哺乳力が弱く，咀嚼機能の獲得が遅れることがある．筋緊張の低さに加え，

◉ **強直間代性の動き**

「叫び声をあげて意識消失し筋が強直して固くなる」強直性発作と，「筋が収縮・弛緩を繰り返し四肢がガタガタとふるえる」間代発作が続いてみられる状態．

CHAPTER

8

病態別摂食嚥下障害

129

口腔内容積が舌に比べて狭いため，舌突出がみられることも多い．摂食機能発達の遅れがあるものの，粗大運動能の発達とともに摂食機能も獲得され，また口腔周囲筋の筋訓練の実施と舌突出の減少とに関連があることも報告されている[8]．

6. 感覚統合の問題

食事は，食物の物性をとらえる触圧覚だけでなく聴覚，触覚，嗅覚，視覚，味覚といった特殊感覚からの情報を取り入れることで，どのように食べるかという運動につながっていく．ある刺激や経験に対して極度に嫌がったり，逆に特定の刺激や経験を好んだりする場合には，感覚統合の問題がある可能性を疑う．感覚統合の問題は，感覚過敏と鈍麻（感受性低下）の2つに大別される[9]．

感覚過敏があると，食事に関しては，ある特定の食物だけ，あるいは食物すべてを拒否する場合がある．手で触った触感や，口に入ったときの食感，匂いや味を受容できず，時に嘔吐することもある．また，口腔清掃や歯科治療がうまく進まない原因となる．このように，感覚過敏のある小児では，偏食を呈することが多い．たとえば，絶対食べられない味，食感，匂いなどの食品，生来的に嫌悪感をもつ食品，初めて食べる物を警戒したりすることもある．一方，過去にそれを食べ，吐き気や腹痛など不快な経験をした食品，無理やり食べさせられた食品を拒否したりする例などもある．

鈍麻の場合は，手や顔に食べ物などがついていてもわからず，また口腔内も感覚が低下しているので口いっぱいに頬張ったり，食べこぼしていたりすることが多い．また，感覚低下による流涎もあり，それによってむせてしまうこともある．感覚が低下しているため，通常よりも味の濃いもの，歯ごたえのあるものを好むことがある．

このように，感覚の問題は食べる行為そのものに影響し，それが機能発達を妨げる要因にもなりうる．

1）過敏性

（1）反応亢進

過敏反応とは，ある特定の感覚に対して予期した以上に強い反応を示す症状である[10]．緊張の強い小児ではその緊張が感覚閾値を低下させ，捕食時に過開口になったり，突然の音で驚いたり身体に力が入ったりなど，過剰な反応を示すことにつながる可能性がある．

過敏があると，口腔ケアの拒否や，摂食拒否につながる場合が多い．身体の他の部位に比べて顔面口腔領域での発生率が高い[10]．過敏の症状は，触れられたところを中心に筋肉の攣縮が広がっていき，関係のない部位まで緊張することもある．

（2）感覚防衛

感覚閾値が変化すると，感覚情報を正しく識別することが難しくなる．ある感覚が危険であると感知することで，それによって脅かされていると理解し，怒りや恐怖心を感じ，食べ物を拒否するような反応を示すことにつながる．

（3）感覚的過負荷

感覚情報に対する閾値が低下していると，多くの感覚情報にさらされているなかで，最も重要な集中すべき感覚入力の量や種類を選択することが難しくなる．そのような小児では，音や，体に触れるものや，視界に入ってくるさまざまな色や形などの感覚情報がまとまりなく次々と入ってくるために，それらの情報に完全に圧倒されるように感じる．このような状況に陥ると，食事の時間に多動となり気が散ったり，自分の身体の，食べることに関係のない部分の感覚に気持ちがいってしまったりして，うまく食事をすることができなくなる．この感覚的過負荷が強い場合には感情的に取り乱すこともあり，周囲のことを遮断するために，視線を合わせなかったり，体をゆすったり，あるいは全く食べなくなったりなどの行動が現れる．

2）鈍麻（感受性低下）

視覚，聴覚，触覚，運動感覚，前庭覚（平衡感覚），味覚，嗅覚などが障害されるために感覚閾値が上昇し，何かを認識するのに必要な情報の量が足りないということが起こる．口腔内の味覚，嗅覚，触圧覚などの鋭敏さが低下していることにより，口腔運動能力の低下，食への無関心などが起こる．これらはまた，感覚器の受容体の障害だけでなく，脳神経や末梢神経伝達の機能不全からくる場合もある．感覚過敏の場合も，感覚過負荷として不必要な情報を選択的に処理することが苦手だが，鈍麻の場合も同様に感覚過負荷の問題を有することがあり，情報の処理能力が困難となることがある．そのような場合，神経系を保護するために感覚閾値を高めるか，あるいは完全に感覚情報を閉め出してしまう．そのような場合，口の動きが極端に悪くなる，食べなくなる，流涎が多い，食べこぼしたものが口の周囲に付着していたりしても気づきにくいなどの症状がみられる．

7. 自閉スペクトラム症

自閉スペクトラム症（autism spectrum disorders：ASDs）の診断基準は，『DSM-5 精神疾患の診断・統計マニュアル』では，①社会的コミュニケーションおよび相互関係における持続的障害および，②制限された反復する様式の行動，興味，活動，の2領域に症状が集約される[11]．有病率は人口の約1％で，女性よりも男性が4倍多い[11]．ASDs の小児は，感覚統合の障害によりさまざまな食行動の問題を有することがある．感覚統合の障害により，視覚，嗅覚，味覚，触覚などの広範囲に影響が及ぼされ，極度の偏食につながることもしばしばみられるとされる[12]．

ASDs 児ではこのような食事の偏りの問題により，慢性の便秘を伴う GERD があることが多い．

（田村文誉）

2 口腔機能発達不全症

発達期の口腔機能は，常に機能の発達・獲得（ハビリテーション）の過程にあり，発育（成長・発達）変化する種々の機能発達期のステージにおいて，口腔機能の発達が遅れていたり誤った機能の獲得（口腔機能不全）があれば，その修正回復を早い段階で行うことが重要となる．18歳未満を対象に「食べる」「話す」などの口腔機能の発達不全に対して，正常な機能獲得の妨げになっている原因があればその治療を行い，その後に正常な機能獲得のための指導訓練を実施する．

1 口腔機能発達不全症の特徴

1. 病態

食べる機能，話す機能，その他の口腔領域の機能が十分に発達していないか正常に機能獲得ができておらず，摂食機能障害の明らかな原因疾患がなく，口腔機能の定型発達において個人因子あるいは環境因子に専門的な関与が必要な状態．

2. 症状

1）口腔機能不全の症状

離乳完了前は，①乳首をしっかり口にふくむことができない，②授乳時間が長すぎる（短すぎる），③哺乳量・授乳回数が多すぎたり少なすぎたりムラがある，④離乳食やスプーンを舌で押し出す，⑤離乳が進まない，⑥体重がなかなか増えない，離乳完了後は，①咀嚼がうまくできない（食べ方がおかしい），②嚥下がうまくできない（食べ物がうまく飲み込めない），③食事に時間がかかる（食品を咀嚼する機能が発達していない），④発音に問題があり，言葉が聞き取りにくい，⑤いつも口を開けている，⑥口呼吸が認められる（口で呼吸することが多い），などの症状を保護者からきくことが多い．患児には自覚症状があまりない場合が多いので，口腔機能の評価を行い対応していくことが必要である．

2 診断基準

医療保険においては，チェックリスト（**表8-2**）の「食べる機能」，「話す機能」において2つ以上の項目に該当するものを「口腔機能発達不全症」と診断するとしている．離乳完了前はC-1 〜 C-9を，離乳完了後はC-1 〜 C-6のC項目を1つ含むこととされている．

表 8-2 「口腔機能発達不全症」チェックリスト

離乳完了前

A 機能	B 分類	C 項目	
食べる	哺乳	C-1	先天性歯がある
		C-2	口唇，歯槽の形態に異常がある（裂奇形など）
		C-3	舌小帯に異常がある
		C-4	乳首をしっかり口にふくむことができない
		C-5	授乳時間が長すぎる，短すぎる
		C-6	哺乳量・授乳回数が多すぎたり少なすぎたりムラがある等
	離乳	C-7	開始しているが首の据わりが確認できない
		C-8	スプーンを舌で押し出す状態がみられる
		C-9	離乳が進まない
話す	構音機能	C-10	口唇の閉鎖不全がある（安静時に口唇閉鎖を認めない）
その他	栄養（体格）	C-11	やせ，または肥満である（カウプ指数：{体重（g）/ 身長（cm）2}× 10 で評価）* 現在体重　　　g　身長　　　cm 出生時体重　　　g　身長　　　cm カウプ指数：
	その他	C-12	口腔周囲に過敏がある
		C-13	上記以外の問題点

離乳完了後

A 機能	B 分類	C 項目	
食べる	咀嚼機能	C-1	歯の萌出に遅れがある
		C-2	機能的因子による歯列・咬合の異常がある
		C-3	咀嚼に影響するう蝕がある
		C-4	強く咬みしめられない
		C-5	咀嚼時間が長すぎる，短すぎる
		C-6	偏咀嚼がある
	嚥下機能	C-7	舌の突出（乳児嚥下の残存）がみられる（離乳完了後食行動
		C-8	哺乳量・食べる量，回数が多すぎたり少なすぎたりムラがあるなど
話す	構音機能	C-9	構音に障害がある（音の置換，省略，歪みなどがある）
		C-10	口唇の閉鎖不全がある（安静時に口唇閉鎖を認めない）
		C-11	口腔習癖がある
		C-12	舌小帯に異常がある
その他	栄養（体格）	C-13	やせ，または肥満である（カウプ指数，ローレル指数**で評価） 現在体重　　　kg　身長　　　cm カウプ指数・ローレル指数：
	その他	C-14	口呼吸がある
		C-15	口蓋扁桃等に肥大がある
		C-16	睡眠時のいびきがある
		C-17	舌を口蓋に押しつける力が弱い（低舌圧である）
		C-18	上記以外の問題点

口唇閉鎖力検査（　　　N）

舌圧検査（　　　　　kPa）

*「上記以外の問題点」とは口腔機能発達評価マニュアルのステージ別チェックリストの該当する項目がある場合に記入する

（日本歯科医学会，2024 [19]）

離乳完了前

カウプ指数	判定
22 以上	肥満
19 ～ 22 未満	肥満傾向
15 ～ 19 未満	正常範囲
13 ～ 15 未満	やせぎみ
10 ～ 13 未満	やせ

カウプ指数（6 歳未満の幼児）
$[$体重（g）/ 身長（cm）2$]× 10$

離乳完了後

カウプ指数	判定
22 以上	肥満
19 ～ 22 未満	肥満傾向
15 ～ 19 未満	正常範囲
13 ～ 15 未満	やせぎみ
10 ～ 13 未満	やせ

ローレル指数（6 歳以上の学童）
$[$体重（g）/ 身長（cm）3$]× 10^4$

ローレル指数	判定
160 以上	肥満
145 ～ 160 未満	肥満気味
115 ～ 145 未満	標準
100 ～ 115 未満	やせぎみ
100 未満	やせ

3 口腔機能発達不全症の評価

1.「食べる」機能発達不全

①咀嚼機能：視診による歯冠崩壊歯（重症う蝕，破折歯）・喪失歯の有無，機能的因子による歯列・咬合の異常の有無を確認する．また咀嚼時の偏咀嚼の有無，咀嚼回数，咀嚼時の咬筋を触診する．

②嚥下機能：嚥下時の表情筋緊張の有無，舌の突出嚥下（異常嚥下癖）の有無を確認する．

③食べ方（食行動）： 食べこぼしたり，むせたり，自分で食べようとしなかったり，偏食，食べむらなどがないかを確認する.

2. 「話す」機能発達不全

構音機能：視診による口唇閉鎖不全，舌小帯の異常，粘膜下口蓋裂，軟口蓋裂の確認，パ・タ・カ・ラ・サ行の音の置き換え（カ行がタ行，サ行がチャ行など），母音化の有無等の発音時の観察と発音異常の有無を確認する.

3. その他の機能発達不全

栄養（体格）：極端な身長・体重の異常がないかを確認する. 必要に応じて，カウプ指数・ローレル指数による評価（やせ，体重が増えない，肥満），食事の内容調査（摂取栄養の調査）を実施する.

4. その他

正常の鼻呼吸ではなく，口呼吸（鼻性口呼吸，歯性口呼吸，習慣性口呼吸）の有無を確認する. 口蓋扁桃等の肥大，睡眠時のいびき，その他の口腔習癖については保護者や医療機関と連携して確認する.

4 指導訓練の概要

1. 食べる機能

食べる機能とは「食物を認識し，口まで食物を運ぶ先行期」，「口腔内へ食物を取り込み，咀嚼して嚥下可能な食塊形成をする準備期（口唇で挟み摂る・上唇で擦り摂る・前歯で噛み切る，固形食品を砕き・つぶす，咀嚼して唾液と混和し食塊を形成する）」，「食塊を口腔から咽頭に送り込む口腔期」，「嚥下反射によって食塊を咽頭から食道内に送り込む咽頭期」，「食塊を食道から胃の中に送り込む食道期」という一連の過程である. 口腔機能発達不全症の場合は，これらの過程の準備期の機能が未熟の場合が多いため，指導訓練は多くがこの機能獲得に対する指導となる. 先行期から準備期に移行する準備期の最初のこの動きは「捕食」とよばれているが，口に運んだ食物を摂り込む時にこぼす，よく噛めない・噛まないで丸飲みする，の2つの症状は捕食機能の未熟さに直接関連するため，口唇閉鎖して捕食するなどの機能獲得を促す指導訓練が必要となる. 咀嚼中に唾液や食べ物が口からこぼれる，については，まず咀嚼中に鼻呼吸が可能か，鼻疾患などに異常がないことを確認してから，口唇閉鎖して咀嚼することを指導する.

嚥下後に口の中に唾液や食物が残る場合は，咀嚼後の食塊形成の動きが弱いために生じることが多いため，嚥下時に上下臼歯をしっかり咬合させて，舌の側縁からゆっくり口蓋に強く押し付けて食塊形成の動きを促す指導を行う.

食物をいつまでも飲み込まないで食事に時間がかかる場合は，食べる意欲に関係することが多い. 食前に間食などさせずに空腹で食事を食べさせているか，食欲が感じられるような食環境か，子どもが望む量以上に食べさせたいと無理強いしていないか，などのチェックが必要である. 飲み込もうとしてもうまく飲み込

めない場合については，うまく飲み込めない食物の種類や調理形態を調べて共通する特徴を探すことや，上手に咀嚼可能な歯列・咬合状態であるか，などについての指導支援が必要となる（指導訓練の手技については11章を参照）．

2. 話す機能

　口腔機能の発達過程では，食べる機能がある程度獲得された後に話す機能の発達がなされる．構音機能に関係する口腔の形態に異常がないかを精査し，子音の獲得順序・年齢など加味して段階をふんで進める．また，口腔機能発達不全の機能性構音障害に対する指導訓練では，音が口腔のどの器官（舌，口唇，口蓋，歯茎など）でどのような動きで作られるか（構音）の基礎知識を基に，言語聴覚士と連携してより良い指導訓練が受けられるような支援・方向づけが望まれる．

3. その他

　食べる機能を中心にした口腔機能への指導訓練対応は，常に栄養状態と関連した指導が必要である．特に機能発達期は栄養に加えて食べさせる食物の調理形態への指導が重要となる．これらについては6章を参照されたい．

（向井美惠）

Ⅱ　成人期・老年期の疾患に伴い多くみられる摂食嚥下障害

本項の要点　成人期・老年期の摂食嚥下障害は，疾病や加齢変化により一度獲得された摂食嚥下機能が失われ，減退していくことにより生じるため，失われた機能を再獲得し，機能低下の予防に努めることになる．高齢の場合は個人差が大きく，かつ老化により必然的に生じる生理的な機能低下と，病的な機能低下を区別する必要がある．本項では，成人期・老年期に多くみられる疾患と摂食嚥下障害およびその対応について述べる．

1　脳卒中

　脳卒中は医学用語ではないものの，世間には広く浸透している．医学用語としては脳血管障害とよばれる．脳卒中の卒は卒倒（突然倒れる）の卒で"突然に"の意味，中は中毒（毒にあたる）の中で"あたる"を意味しており，脳卒中とは脳の病気で突然何かにあたったようになる（倒れる）ことを意味しており，まさに言い得て妙な言葉ともいえる．

　脳卒中は大きく分けると，脳の血管が詰まる「脳梗塞」と，脳の血管が破れて出血する「脳出血」や「クモ膜下出血」に分けられる．また脳梗塞は，脳の細い動脈が詰まる「ラクナ梗塞」，比較的太い動脈が血栓で詰まる「アテローム血栓

性脳梗塞」，心臓からの血栓が脳の血管を詰まらせる「心原性脳塞栓症」に分類される（図 8-1）．さらに，このような脳梗塞になる前駆症状として，一時的に血管が詰まるものの 24 時間以内には元の状態に戻る一過性脳虚血発作にも早期発見の観点から注意が必要である．

1960 年代までわが国の死因の第 1 位を占めていた脳卒中は，1965〜70 年頃から減少し始め，1980 年代には癌，心疾患に次いで第 3 位となるなど，今日に至るまで徐々に低下し続けている．この背景には，高血圧の管理技術が進んで生死を分けるような大きな脳出血が減ったことをはじめ，血栓溶解療法（tPA）といった治療技術や救急救命技術の進歩によるところが大きい．一方で，脳卒中の発症率そのものが大きく低下したわけではないことから，死亡はしなかったものの後遺症を残したまま生存するケースが増加しているという結果になっている．

脳卒中後遺症とは，脳卒中の発作によって起こった症状であり，自覚症状，神経症状，精神状態症状などが，1 か月以上たった時期になっても消失しておらず，日常生活に支障をきたしている状態をいう．要介護高齢者となる原因の約 3 割が脳卒中であることも報告されており（図 8-2），超高齢社会を迎える中で，大きな課題となっている．

脳卒中後遺症としては，麻痺が最も代表的であり，身体の半身が動かない，動きにくいといった症状がみられる（図 8-3）．このような麻痺が顔面にみられる場合，これを顔面神経麻痺とよぶ．加えて，脳卒中による中枢性の顔面神経麻痺

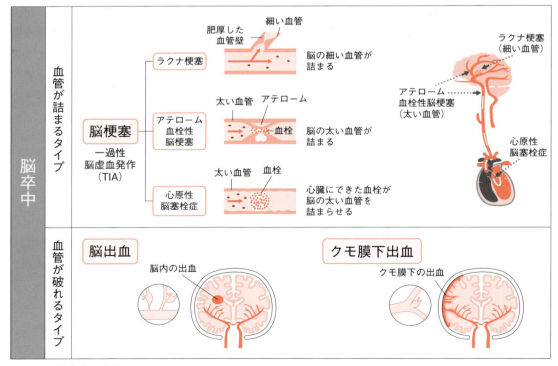

図 8-1　脳卒中の分類

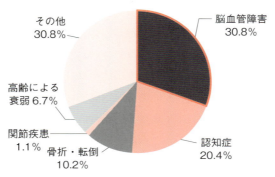

図 8-2　寝たきりになる原因疾患
（厚生労働省，平成 28 年国民生活基礎調査，2017）

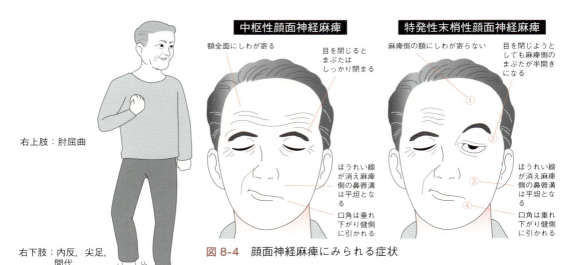

図 8-3　右片麻痺の一例．脳梗塞の後遺症としては，筋伸張反射が過剰に働き，筋トーヌスが亢進した痙性麻痺が多い

図 8-4　顔面神経麻痺にみられる症状

では，眉毛は動かせるが，口唇は動かせないもしくはしびれるといった顔の下半分だけの部分的麻痺がみられ（**図 8-4**），口唇から食べ物がこぼれたり，麻痺側の口腔前庭に食べ物が残ったり，話がうまくできないなどの障害がみられることがある．さらに，摂食嚥下に直接関わる口腔咽頭領域に麻痺がみられることもある．これらは球麻痺や偽性球麻痺とよばれている．

1　球麻痺と偽性球麻痺

延髄にある下位脳神経といわれる舌咽神経，迷走神経，舌下神経の運動神経核が脳卒中により損傷されると，舌，咽頭，口蓋，喉頭などの筋の運動が障害され

て嚥下障害をきたす．これを球麻痺とよぶ．嚥下運動の惹起不全，嚥下パターンの異常などが認められ，舌に萎縮がみられるのも特徴の1つである．

　球麻痺は延髄外側梗塞であるワレンベルグ症候群で出現することがよく知られている．嚥下障害の他に，突然の頭痛や嘔吐，回転性のめまい，ふらつきといった症状が出現し，同側の顔面の温痛覚障害，対側の体幹や上下肢の温痛覚障害などをきたすものであり，予後は，病巣の広がりや大きさ，発症年齢などによって個人差が大きいものの，急性期の治療介入を適切に行うことで予後成績が上がるといわれている．

　偽性球麻痺（仮性球麻痺）は，大脳皮質と下位脳神経である舌咽・迷走・副・舌下神経の運動神経核を結ぶ延髄よりも上位の経路が両側性に障害されることで生じる．これらの脳神経が支配する筋群の筋力低下により軟口蓋，咽頭，喉頭，舌などに運動麻痺が生じるものの，球麻痺とは全く異なった様相を示す（**表8-3**）．偽性球麻痺の責任病巣は，球麻痺に較べると広範囲であり，その症状も多彩である．したがって，偽性球麻痺による嚥下障害を同一の病態として扱うことには問題があり，神経学的検査所見，嚥下動態の解析所見などにより嚥下障害を分類して，治療方法を検討することが必要である．さらに，嚥下障害以外の症状が嚥下動態に影響を及ぼしていることもあり，上肢や体幹に片麻痺が生じている場合は，食事姿勢や摂食動作に障害が生じることで摂食嚥下障害の原因となったりもする．さらに，注意障害や失語症などの高次脳機能障害が摂食嚥下障害をより複雑にしている場合も多い．

2　高次脳機能障害

　脳卒中や交通事故などによる脳の損傷が原因で，脳の機能のうち，言語や記憶，注意，情緒といった認知機能に起こる障害を高次脳機能障害とよぶ．高次脳機能

表8-3　脳卒中による球麻痺と偽性球麻痺の比較

	偽性球麻痺	球麻痺
障害部位	延髄よりも上位（両側上位運動ニューロン病変）	延髄：疑核，孤束核，CPG*
主な原因	脳血管障害	ワレンベルグ症候群
嚥下反射	起こりにくいが，起これPパターンP正常	起こらないか，弱くパターンが乱れる
左右差	なし	あり．咽頭／喉頭の動き，特に食塊の咽頭通過の左右差
構音障害	痙性，努力性	弛緩性，開鼻声
高次脳機能	多彩な障害あり	障害なし
唾液	流涎．唾液でむせる	常時ティッシュに吐き出す

＊CPG：嚥下の中枢パターン形成器（central pattern generator）

障害の発症の原因は，8割が脳卒中，1割が交通事故などの脳外傷によるものとされているが，行政的には，交通事故後の後遺症などで生じる記憶障害，注意障害，遂行機能障害，社会的行動障害などの認知障害を高次脳機能障害と定義づけている．

脳，とりわけ大脳皮質は部位ごとに違う機能を担っており（図8-5），障害された部位により，注意が散漫になる，怒りっぽくなる，記憶が悪くなる，段取りが悪くなるなどの症状が発現する．また左右の障害によっても症状は変化し，臨床では，どちら側に麻痺があるのかを区別することで，そこから生じやすい障害を理解していくことが評価の助けとなる（図8-6）．

1. 左片麻痺患者で注意すべきこと

左片麻痺は，脳の右側部分に病変がある場合に起こる症状であり，身体の左半身側に運動障害を起こすだけでなく，身体左半身側の痺れ（感覚障害）や視野障害が起こる．また，「自分の左側の空間認知ができない（半側空間失認）」といった高次脳機能障害を合併しやすい．半側空間失認とは，空間に対する認知障害であり，視覚的に自分の左側の空間に存在するものが認識できないのではなく，視覚的には見えているのに，脳が判断しないために「見えていない」状態になり，左側の物体にぶつかってしまう，自分の左側に用意された食事に気づかず食べないといった症状がみられる．さらに，左片麻痺患者では，病態失認が出現することも多い．この症状をもつ患者は，自分の病気や障害の存在を否認するため，回復への意欲に欠け，かつ障害の現実的な認識，すなわち「障害の受容」に到達することがきわめて困難であり，訓練に熱意をもたない場合も少なくない．このため，左片麻痺患者では，食事が進まなかったり，歯磨きや義歯の着脱を自ら行おうとしなかったりすることも珍しくなく，いわゆる利き手が残っている割には，日常生活動作が自立していない場合が多いため，過度な介助となって廃用へとつながる可能性もあり注意が必要である．

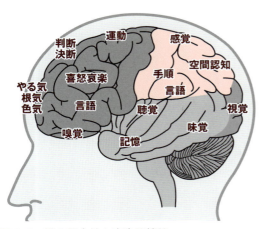

図8-5　脳の局在性と高次脳機能

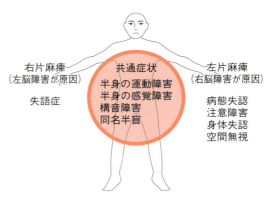

図8-6　右片麻痺，左片麻痺にみられる高次脳機能障害

2. 右片麻痺患者で注意すべきこと

右片麻痺では，左片麻痺とは逆の右側半身に，共通の症状として運動障害や痺れ（感覚障害）が出現する．さらに，右片麻痺に特徴的な障害として，失語症が出やすい．これは言語中枢が，右利きの人の場合は言語中枢の99％が，左利きの人の場合は言語中枢の50％が左脳に存在していることによる．

失語症とは，聞く，話す，文字を書く，読むということすべてに障害が現れ，話し言葉の表出における運動障害（麻痺）である構音障害（いわゆる，ろれつが回らない状態）とは区別される．失語には，言葉を理解する中枢が壊れてしまい言葉が理解できない「感覚性失語」と，頭の中の考えを言葉に置き換える中枢が壊れて言葉を考えつくことができない「運動性失語」，話す機能すべてが障害された「全失語」などがある（図 8-7）．さらに，右片麻痺を伴う患者には，意味・目的をもった一連の動作が行えなくなるという観念失行（観念運動失行）が現れることもある．観念失行とは，手の麻痺はないのに簡単なスプーンやくしを使えないというような症状であり，道具を使いたいという考え（観念）を行動にできない（失行）という症状である．歯ブラシで髪を整えようとしたり，歯ブラシを意味なく振ったりといったように目で見た道具の使い方と手の動きが脳の中で一致せず，わかっているけど使えない，あるいは間違った道具の使い方をする．義歯の取り扱いにおいても同様に着脱が困難なことも見受けられるが，訓練によりできるようになることが多いため，根気強い声かけなどの介助が重要となる．

3 脳卒中に伴う二次的障害

脳卒中の急性期には，研究によって差はあるものの半数程度の者に嚥下障害がみられる．その後の治療やリハビリテーションにより大部分は回復するものの，慢性期になっても5％くらいの患者には，嚥下障害による誤嚥が残るとされている．したがって，脳卒中に伴う障害としては，このような脳損傷と直接関連する一次的障害の他に，二次的障害が急性期から回復期・慢性期へと移行していく中

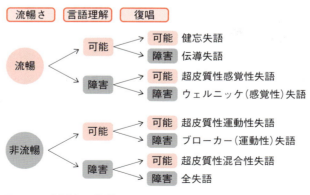

図 8-7　失語症の分類

で数多く発現してくる．これらは廃用症候群とよばれる．廃用症候群とは，過度の安静，日常生活の不活発に伴って起こってくる身体的・精神的諸症状の総称であり，関節拘縮，筋萎縮，骨萎縮，心機能の低下などの身体的症状を生じるのをはじめ，疾患による身体的活動の制限，入院による自由の束縛，精神的刺激の減少，これまでの仕事・家族・友人などとの社会交流の制限などにより認知症症状を呈したりする．廃用症候群により筋力が低下し食べる姿勢が保てないことや，意識や認知の低下に伴う意欲や注意の減退が摂食嚥下障害を引き起こすこともあり，脳卒中に伴う一次的障害を把握したうえで，その後に起こりうる廃用に伴う二次的障害を防ぐようにする必要がある．

2 神経筋疾患

　神経筋疾患とは，内因性筋肉病変により直接的に，あるいは神経病変により間接的に筋肉の機能を侵すさまざまな病気の総称であり，脊髄の前角に存在するα運動ニューロン（運動神経），運動神経と筋肉のつなぎ目である神経筋接合部（運動終板），筋細胞のいずれかの障害によって起こった病気のことをいう（**図8-8**）．このうち，神経が障害されて起こった神経原性疾患を筋萎縮症，神経以外の部位が障害されて起こった筋原性疾患をミオパチーという．

　誤嚥性肺炎を惹き起こす神経筋疾患には，パーキンソン病，多発性筋炎・皮膚筋炎，筋ジストロフィー，重症筋無力症，筋萎縮性側索硬化症，多発性硬化症，ギラン-バレー症候群など数多くある．そこで，歯科臨床において出会う可能性が高い2疾患について概説する．

1　パーキンソン病ならびにパーキンソン症候群（パーキンソニズム）

　パーキンソン病とは，中脳の黒質という部分の神経細胞が次第に減少し，その神経が働くときに使うドパミンという物質が減ることによって起こる病気であ

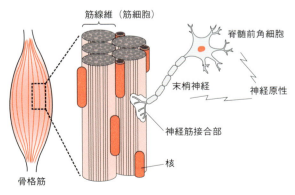

図8-8　筋肉と神経の関係

る．有病率は 10 万人あたり 100 ～ 150 人とされる．パーキンソン病では，手足が震える（振戦），動きが遅くなる（無動・寡動），筋肉が硬くなる（固縮・強剛），体のバランスが悪くなる（姿勢反射障害）を四大徴候とし，自律神経障害，精神障害などが合併する．病状の進行により程度の差こそあれ嚥下障害は必発であり，特に病後期で顕著化する．

パーキンソン病では嚥下障害の自覚に乏しく，不顕性誤嚥が多いのが特徴である．重症度との相関がないことも知られており，すべてのパーキンソン病患者において摂食嚥下障害に注意することが重要となる．①ジストニアによる姿勢の障害，②振戦による舌運動や咀嚼の障害，上肢の摂食動作障害，③筋強剛による顎の強剛，咽頭・喉頭運動障害，④無動・寡動による流涎，舌・咀嚼運動の障害，喉頭挙上減弱といった症状が摂食嚥下障害につながってくる．これらは抗パーキンソン薬である程度改善させることができる．薬の効いている時間と薬の効かない時間（ウェアリングオフ）で症状に大きな違いがある場合には（**図 8-9**），食事の開始前に抗パーキンソン薬（L-ドパ製剤）を内服して服薬効果がある on 時間に食事をするとよい．PEG（経皮内視鏡的胃瘻造設術）により胃瘻から確実な服薬管理をすることで off 時間短縮と on 時間延長を図りやすくなるともいわれていることから，食べるための胃瘻も早めに検討する必要がある．

パーキンソン症候群とは，パーキンソン病以外の変性疾患や薬物投与，精神疾患などによりパーキンソン様症状がみられる疾患・状態を指す（**表 8-4**）．パーキンソニズムともよばれる．変性疾患に伴うパーキンソン症候群は薬剤抵抗性であるため，薬物による治療効果もあまり期待できない．このためウェアリングオフ現象などもなく，症状の大きな日内変動は認められない．パーキンソン症候群の嚥下障害は，多くの症例が進行に伴い増悪しそのスピードも早いことが予想されるため，胃瘻や誤嚥防止術といった外科的対応のタイミングを逃さないようにすることが求められる．一方，抗コリン薬による口渇や過量投与によるジスキネジアが嚥下障害の原因になっている薬剤性パーキンソニズムでは，薬物の減量や変更を検討する．

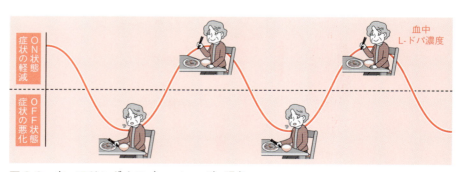

図 8-9　ウェアリングオフ（wearing off）現象

表8-4　パーキンソン症候群の主な原因

神経変性疾患	その他
■中脳黒質変性を主とする疾患 　・レヴィー小体型認知症 　・遺伝性パーキンソニズム ■その他の基底核変性を主とする疾患 　・多系統萎縮症（線条体黒質変性症など） 　・進行性核上性麻痺 　・大脳皮質基底核変性症 　など ■認知症を主とする変性疾患 　・アルツハイマー病 　・前頭側頭型認知症	●薬剤性（抗精神病薬，抗うつ薬，消化管運動調整薬など） ●血管性 ●正常圧水頭症 ●中毒性（マンガン，一酸化炭素など） ●代謝性（ウィルソン病など） ●脳炎後 ●脳腫瘍 ●頭部外傷後 　など

2　筋萎縮性側索硬化症

　筋萎縮性側索硬化症（amyotrophic lateral sclerosis：ALS）は随意筋を支配する上位運動ニューロンと下位運動ニューロンの両方が障害される進行性の神経変性疾患であり，発症機序によって四肢麻痺発症型と球麻痺発症型に分類される．有病率は人口10万人あたり7.0〜8.5人とまれな疾患ではあるものの，現在日本全国に約9,000人の患者が存在するとされている．患者の多くは発症から3〜5年以内に呼吸不全で死亡する一方，1割程度は発症後10年以上にわたって生存していることが報告されており，個々の患者の進行に応じた対応が求められる．ALSの特徴は四肢麻痺発症型，球麻痺発症型ともに，四肢の筋力低下や筋萎縮ならびに嚥下障害や構音障害といった球麻痺症状の発現である．

　ALSの摂食嚥下障害の原因は，上位運動ニューロンが障害されることによって引き起こされる舌運動の緩慢さや嚥下反射の惹起遅延，ならびに下位運動ニューロンが障害されることによって引き起こされる，口腔・咽頭の筋力低下や神経原性の筋萎縮である．患者の多くは意識，感覚ならびに認知機能は終末期まで保たれていることから，摂食嚥下障害は患者のQOLを著しく低下させる．また，摂食嚥下障害は栄養不良を引き起こし，生命予後を不良とする．さらに，普通の食事を摂取していても摂取量の問題や代謝障害などにより栄養指標の低下している者が多いとされている．

　ALSの摂食嚥下障害は，球麻痺発症型では病状の発症とともに摂食嚥下障害が発現し，急速に悪化していくのに対して，四肢麻痺発症型の摂食嚥下障害はほぼすべての患者に必発するものの，その時期を予測することは困難であり，またその進行もさまざまである．ALSの摂食嚥下障害の治療は，従来このような進行末期における経管栄養や呼吸器管理に重きが置かれていたが，最近では，軽度または中等度の摂食嚥下障害では食形態の変更が栄養管理および誤嚥予防におい

て有効であることや，初期の摂食嚥下障害で舌接触補助床を使用することがALS患者のQOL改善に寄与するといった報告が見受けられるようになり，摂食嚥下障害の初期に歯科が介入することで，ALS患者の摂食嚥下機能，ひいてはQOLをある程度維持できる可能性があるものと考えられる．

3 神経筋疾患への対応

神経筋疾患の嚥下障害は多彩であり，全般的にみられる障害から疾患特異的なものまで1つひとつを明らかにしていく必要があるものの，症例自体が少なく一個人の力では経験の蓄積は困難である．脳血管障害症例のように症状が固定する疾患と異なり，神経筋疾患ではリハビリテーションの方法や外科的介入の時期なども経験の少なさ，データの蓄積不足のために，適切な介入を考えることがなかなか難しい．嚥下障害患者の診断治療ではチーム医療が重要であることはいうまでもないが，とりわけ神経筋疾患では，多職種による協働と同時に神経内科医との連携を図っていくことが求められる．

（吉田光由・西村瑠美）

3 サルコペニア

サルコペニアとは「加齢による筋肉量減少と筋力あるいは身体機能の低下」と定義されている．このサルコペニアによる摂食嚥下障害（**図 8-10**）とは，全身および摂食嚥下に関与する骨格筋の筋力・筋肉量・機能の低下に伴い摂食嚥下機能が低下している状態を指す．人口の高齢化に伴い，サルコペニアとよばれる病態をもった高齢者が増加している．一方で，脳血管疾患や神経筋疾患などの直接的な嚥下障害の原因疾患を有しなくても嚥下機能が低下している高齢者も存在す

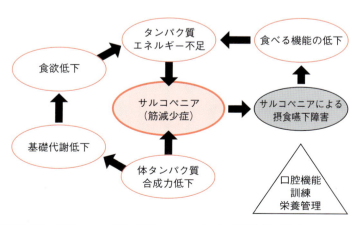

図 8-10　サルコペニアとサルコペニアによる摂食嚥下障害

る．この多くがサルコペニアが原因ではないかといわれており，近年このサルコペニアの嚥下障害である"sarcopenic dysphagia"に注目が集まり，診断基準などの整理が始まっている．

サルコペニアの原因の1つに低栄養があげられていることから，サルコペニアの嚥下障害の治療には機能訓練に加えて，栄養管理が重要であるといわれている．

4 認知症

認知症にみられる摂食嚥下障害と摂食時の問題は，さまざまな様相を呈する．これらの問題の原因としては，認知症にみられる中核症状や心理行動症状，また認知症の原因となる変性疾患に伴う錐体外路障害などの運動障害があげられる（**表8-5**）．認知症患者では，その病態が，①口腔期から咽頭期の機能低下に加えて，先行期，準備期にまつわる問題が原因となる．②進行性変性疾患を基にして症状が悪化する．③指示理解が困難である場合が多い，といった特徴を有するため，リハビリテーションにおいては治療的アプローチより代償的アプローチや環境改善的アプローチが中心となる．

1 認知症にみられる摂食困難

1. 記憶障害

認知症の症状の中心に記憶障害がある．日常生活における身近な出来事について体験そのものを忘れるといった症状である．食べることにまつわる記憶障害の典型的な例は，「食事を食べさせてもらっていない」などと訴えることである．

2. 実行機能障害，注意障害

実行機能とは，物事を順序立てて計画的に行う能力のことである．これが障害された場合や，物事に集中することができない注意障害があるときは，食事の手順が踏めなくなり，調味料をかけたり，主食や副食を順序立てて食べたりすることが困難になる．また，食べ始められない，食事の中断などといった症状がみられる．早食いや詰め込みといった行動につながることもある．

表8-5 認知症にみられる摂食嚥下障害，摂食困難の原因

・覚醒不良	・実行機能障害
・食欲の低下または亢進	・注意障害
・発動性障害	・上肢の運動機能障害
・食物の認知と食に対する関心の低下	・失行や口腔顔面失行
・失見当識	・廃用や錐体外路症状による身体機能低下
・視空間認知障害	

3. 手続き記憶

運動や仕事などの手順を身体で覚えたことは毎回手順を確かめなくてもスムーズに行動できることがある．これを手続き記憶に基づく動作という．認知機能の重度な低下が認められても，手続き記憶は比較的保持されている場合が多く，箸を上手に操り食事をしたりする場面がみられる．しかし，動作そのものが保たれていても，さまざまな場面での判断が働かないことから，自立摂取をさせることが困難な場合がある．時として，窒息事故につながることもある．

4. 失見当識

見当識とは，自分が今どこにいるのか，今はいつかといったことを判断する能力で，時間，場所，人物に対する認識のことである．失見当識が重度になり，食事時間だということを理解する時間見当識，食堂という場を理解する空間見当識が障害されると，食事をなかなか始められないといった状況が起こる．

2　その他，認知症にみられる摂食場面での問題

1. 常同運動

前頭側頭型認知症に多くみられ，同じ動作を繰り返す症状である．同じものを同じ動作で食べ続ける，スプーンですくう動作を継続的に繰り返すなどの症状を呈する．

2. 異食

食物でないものを食べてしまうことである．食物に関する認知障害から現れる症状で，口に入る大きさのものは何でも口にしてしまうことが知られており，注意が必要となる．

3. 幻覚

レビー小体型認知症に多くみられる．本疾患の特徴的な症状である幻覚や幻聴の影響により，食事が異質なものに見えたり，食事中に誰かにささやかれたりするといった症状を呈し，摂食困難の原因になることがある．ご飯に振りかけたゴマがうごめく虫に見えたり，毒だから食べないように言われたといったことを述べて，摂食拒否となることがある．

4. 手づかみ

観念失行による道具の使用困難や，食具に対する意味記憶の障害から手づかみや食具でないもので食事をしようとするなど，食事マナーの問題を生じる．

3　認知症患者に対する食環境の調整

一口量の調整が困難であったり，詰め込みなどの行動がみられる場合には，小さなスプーンを使用させる，食事を小分けにして提供するなどが効果的である．
食事に対して集中しやすい静かな環境を整える．過度な声かけはしない．食卓

では，本人が食器の中の料理を認識しやすいように食器を配置する．食事と食器の柄で混乱しないように，柄などがないシンプルなトレーや皿を用いる．また配膳される食器の数が多いと混乱することがあるので，丼や弁当箱に盛り付けると注意を集中しやすくなる．食事は，食器との色のコントラストが明確で，味のはっきりしたもの（甘い食べ物，スパイシーな食事など）が適している．

食べ始められないときなどは，手を添えて口元に持って行ったり，目の前で介助の人が食べて見せたりする（行動提示）と効果的である．

(菊谷　武・有友たかね)

5 口腔癌関連

口腔癌治療のために頭頸部領域に外科療法や放射線療法が行われた場合には，摂食嚥下関連器官の形態は変化し（特に外科療法の場合），可動範囲を含め運動様式は術前とは変わり，かつ知覚障害を併発し，さらに摂食嚥下関連器官間の協調運動が障害されるため，さまざまな程度の術後摂食嚥下障害が生じる．医療技術の進歩に伴い，外科療法では術後機能障害を軽減するために**表 8-6** に示すような医療技術の開発や工夫が行われてきた．また放射線療法では，最大の抗腫瘍効果を得ると同時に，腫瘍周囲の健常組織への放射線侵襲を最小にする強度変調放射線治療（IMRT）が開発された．以上のように，外科療法においても放射線療法においても，術後機能障害を軽減させるための医療技術開発や工夫が行われてきたが，このような取り組みにもかかわらず，口腔癌病巣の部位や大きさによっては，治療後に重篤な摂食嚥下障害が出現することは少なくない．

1 口腔癌治療に伴う摂食嚥下障害の特徴

口腔癌の治療後に生じる摂食嚥下障害の原因を**表 8-7** に示す．口腔癌の外科

表 8-6　術後機能障害を軽減するための技術開発や工夫

- 切除部位とその大きさに応じて再建組織として適切な皮弁や筋皮弁などを選択し，術後機能障害を抑制するために舌や軟口蓋の術後可動域の減少を配慮して，術前と比較し，口腔容積を縮小させた再建術を行う
- 顎骨欠損が生じる場合は，術前の CT 画像データから原寸大三次元顎骨モデルを作製し，術前の手術シミュレーションによって移植骨や再建プレートの形状を高い精度で決定し，精密な顎骨再建を行う
- 術後の嚥下障害が予想される症例では，舌骨・喉頭挙上術や輪状咽頭筋切断術などの誤嚥防止術を切除術に伴って同時に行う
- 術後の顎補綴物の維持を安定させるため，頬骨インプラントなど特殊な補綴物維持装置を埋入設置する
- 癌病巣の切除を的確に行いながら，機能温存のために神経・筋を可及的に保存する

表 8-7 頭頸部癌（口腔癌を含む）治療後の摂食嚥下障害の原因

1. 外科療法後の障害
1) 構造的な変化による障害
   ①軟組織・硬組織への外科的侵襲：口唇，上顎，口蓋，舌，口底，下顎，中咽頭，下咽頭，喉頭における実質欠損および術後の腫脹，萎縮，瘢痕形成と拘縮
   ②筋への外科的侵襲（①に合併）：表情筋群，舌筋群，舌骨上筋群，舌骨下筋群，咀嚼筋群，口蓋筋群，咽頭筋群における実質欠損および術後の萎縮，瘢痕形成と拘縮
   ③再建組織による形態変化と残存組織の運動抑制
2) 運動神経・知覚神経の障害
   ①舌下神経損傷，②顔面神経損傷，③舌咽神経損傷，④迷走神経損傷，⑤三叉神経損傷
3) 気管切開術に伴う障害（①，②，③は気管カニューレに起因）
   ①喉頭運動の障害，②食道の圧迫（カフ付きカニューレの場合），③気管内分泌液の増加と貯留，④声門下圧の減少，⑤喉頭の知覚閾値の上昇と喉頭反射の減弱
2. 放射線療法による障害
   ①粘膜炎，②放射線性ニューロパチー，③被曝組織の線維化

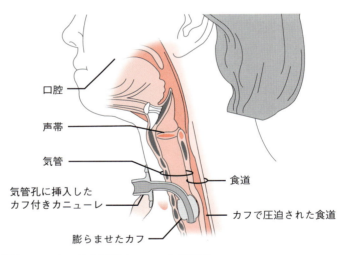

図 8-11 カフ付き気管カニューレ装着時

治療後には各器官の形態と動態は変化し，食塊の流れと摂食嚥下関与器官の運動様式は術前とは異なるものとなる．さらに外科的侵襲を受けた軟組織には術後経時的に瘢痕形成と拘縮が起こり，可動性が徐々に失われていき，遅発性に摂食嚥下動態の異常が生じることもある（晩期障害）．

また，口腔癌手術に伴って気道確保のために気管切開術が行われることが少なくないが（図 8-11），これが摂食嚥下機能に影響を与える場合もある（表 8-8）．

一方，外科療法との併用療法としてあるいは単独療法として放射線療法が行われた場合には粘膜炎に伴う疼痛が生じ，摂食嚥下障害が惹起されることが少なくない．また放射線治療中・治療後に放射線性ニューロパチーが認められ，味覚障

表 8-8　気管切開術が摂食嚥下機能に与えうる影響

・気管孔に留置されるカフ付きカニューレによる嚥下時の喉頭挙上運動の障害
・気管方向からのカフ圧による頸部食道の軽度圧迫に伴う食塊の食道通過障害
・カニューレの機械的刺激による気道内分泌物の増加と気道内知覚閾値の上昇
・声門下圧の減弱による喉頭内流入の増加
・声門通過気流の消失に起因する声門閉鎖機構の減退による喉頭内流入の増加

害や知覚障害が生じることにより，食欲の減退や嚥下反射の惹起遅延が起こる場合もある．さらに遅発性に被曝組織の線維化が進行し，摂食嚥下関与器官の運動障害（晩期障害）が生じることがある．

　口腔癌治療後の摂食嚥下障害を早期に改善させるためには，個々の症例に応じて適切な機能訓練法（主として基礎訓練）*と代償的方法*（摂食訓練）を組み合わせて施行することが重要である．これらの機能訓練法ならびに代償的方法を円滑に実施するためには，唾液や分泌物あるいは嚥下訓練食の誤嚥による発熱や誤嚥性肺炎を回避することが不可欠であり，そのためには，機能訓練法あるいは代償的方法の実施前後には，歯科医師あるいは歯科衛生士によるきめ細かな器質的口腔ケアを行う必要がある．口腔が不衛生な状態のまま間接訓練や直接訓練を実施し，多量の口腔細菌を含む不衛生な唾液・粘液・検査食が気管内に流入して発熱や誤嚥性肺炎が発症した場合には，訓練を中断せざるを得なくなる．すなわち，間接訓練や直接訓練を遂行するためには衛生的な口腔環境を獲得する必要があり，歯科医師に加え歯科衛生士の果たす役割はきわめて大きい．

(高橋浩二)

◉ **機能訓練法（基礎訓練）の目的**

①口腔と咽頭の各器官の可動域拡大と巧緻性の獲得，②嚥下反射を誘発するための知覚の鋭敏化，③口腔および咽頭の協調運動の改善，④気道の防御メカニズムの改善

◉ **代償的方法**

食塊の流れを調整し，誤嚥などの症状を取り除くための手法である．代償的方法には，①姿勢の調節，②食塊の量と運ぶペースの調整，③食物の粘度の調整，④摂食補助装置の使用，などが含まれる．

CHAPTER

8

病態別摂食嚥下障害

CHAPTER
9
摂食嚥下の評価

本章の要点 歯科衛生士が実施する摂食嚥下障害の評価には，患者の全身的な状態を把握するフィジカルアセスメントと，摂食嚥下障害の初期評価として行われるスクリーニング検査がある．フィジカルアセスメントとスクリーニング検査の結果，摂食嚥下障害が疑われた場合には，医師または歯科医師が診断機器による精密検査を実施し，確定診断を行う．ここでは，摂食嚥下障害の評価に必要なアセスメントと検査について，解説する．

I 歯科衛生士が行うスクリーニングテストと観察評価

1 発達期の摂食嚥下機能の評価

1 医療情報の聴取

1. 全身状態，生育歴（**表 9-1**）

　全身状態を含めた生育歴，病歴について，主治医からの診療情報提供書を参考に，家族からも詳細に聴取する．身体状況においては，服薬状況やアレルギーの確認を行う．また，出生時の状況は，現疾患とともに摂食嚥下障害の原因や経過を知るうえで重要な情報である．

　粗大運動能，微細運動能（手指機能），認知機能については，特に歯科で評価が可能であると，その後の方針の立案に有用であるため，詳細を以下に示す．

1）粗大運動能の評価（出生時の状況）

　定型発達児の運動機能は，**図 9-1** に示すように頸定（頸すわり），座位，つかまり立ちから独歩へと一定の順番で発達していく．口腔機能も哺乳から始まり，舌が前後から上下，左右の順序で発達し，左右に動き始めると咀嚼（すりつぶしの動き）の開始となる．粗大運動能と摂食機能との関連は深く，定型発達児では，頸がすわり，おすわりもできるようになってくるころが離乳食の開始となる[1]．咀嚼は，つかまり立ちや介助歩行など下肢がしっかりして，体のバランスがとれるようになってくると獲得される機能である．粗大運動能と摂食機能の獲得との

表 9-1　生育歴と生活状況の調査項目

生育歴調査項目

1. 主訴
2. 原疾患
3. 現在通院している他の医療機関
4. 毎日続けて飲んでいる薬
5. 身体状況
   - 血圧　　　　mmHg　　脈拍　　　　bpm
   - 体重　　　　kg　　　身長　　　cm　　・平熱　　℃
   - 喘息　　　□はい　□過去にあった　□いいえ
   - アレルギー体質（過敏反応）
     　　　　　　　　□はい　□いいえ　「はい」の場合：□薬品　□食品　□金属　□その他（　　　　　　　　）
   - 睡眠リズム
6. 出生時の状況
   - 出生週数（在胎週数）　　　　　　週　　　日
   - 出生時の体重　　　　　　g
   - 出生時の身長　　　　　　cm
   - 分娩方法　□普通分娩　□吸引分娩　□鉗子分娩　□帝王切開
   - 仮死状態　□有　□無　□不明
   - アプガール（Apgar）スコア　1 分後　　点　　5 分後　　点　　□不明
   - 黄疸　□弱　□普通　□強
   - 哺乳力　□弱　□普通
   - 泣き声　□弱　□強
   - 生後 1 年までに病気などで入院したことが　□あった　　□なかった
   - 首のすわり（　　ヵ月）　はいはい（　　ヵ月）
     つかまり立ち（　　ヵ月）　歩き始め（　　ヵ月）
   - 意味のある言葉を話し始めたのは（　　歳　　ヵ月）
7. 生活状況
   1）居住形態・活動
     　□在宅　　□通園　　□通学　　□通所　　□入所
     　□その他：（施設名　　　　　　　　　　　）
   2）手帳
     　□身体障害者手帳（　　級）　□愛の手帳（　　度）
     　□その他（　　　　　　　　　　　　）
     　□手帳なし
   3）リハビリテーションの経験
     　□理学療法（PT）　□作業療法（OT）　□言語聴覚療法（ST）　□摂食機能療法（摂食指導）
     　□その他（　　　　　　　　　　　　）
   4）日常生活の自立程度
     - 排尿　　　　□自立　　□半介助　　□全介助
     - 排便　　　　□自立　　□半介助　　□全介助
     - 便通　　　　□問題なし　□便秘　　□下痢
     - 生活の自立　□自立　　□半介助　　□全介助
     - 粗大運動能　□首すわり　　□おすわり　　□つかまり立ち　　□介助歩行　　□独歩
   5）食事の状況
     - 栄養摂取　　□経口　　□経管栄養（経鼻）　　□胃ろう　　□その他（　　　　　）
     - 食事時間　（具体的に：　　　　分程度）
     - 摂食時の姿勢　□クッションチェア　□三角マット　　□車椅子　　□姿勢保持椅子　　□その他（　　　　）
   6）経口摂取している場合の状況
     - 食欲　　　□旺盛　　□普通　　□乏しい
     - 偏食　　　□有　　　□無
     - 食事形態　□普通　□一口大　□軟菜　□きざみ　□まとまりペースト　□ムース　□まとまりマッシュ
       　　　　　□ペースト食　□流動食　□その他（　　　　　　　　　）
   7）理解力　　□まったくできない　　□少しわかる　　□よくわかる
   8）会話　　　□まったくできない　　□少しできる　　□よくできる
   9）患者さんが同居しているご家族とその方の年齢・罹っている病気の有無等

関連は，個人差はあるもののおおよその目安として用いることができるので，障害児の運動能を把握しておく必要がある．

2）手指機能の発達[2)]**（図 9-2）**

乳児の運動発達は，粗大運動と，つかむ・握る・つまむなどの手や腕を使った細かな運動を示す微細（巧緻）運動に分けられる．座位が安定する生後 6 か月前後から手を自由に動かすことが多くなるが，まだ目的とする行動がとれるわけではない．この間，さまざまな感覚や経験を重ねて，手づかみ食べができるようになるのは，粗大運動発達の独歩を獲得する頃とされている．手づかみの初期では，手掌でつかんだ食べ物を押し込むことから始まり，徐々に指を使って食べるようになる．指を使い始めても初期には，指の大半が口に入り自身の指を咬む，あるいは喉まで指が入り嘔吐様になることもある．このような経験を学習することで指が口の中に入らないで上手に距離感をつかみながら食べられるようになっていく．

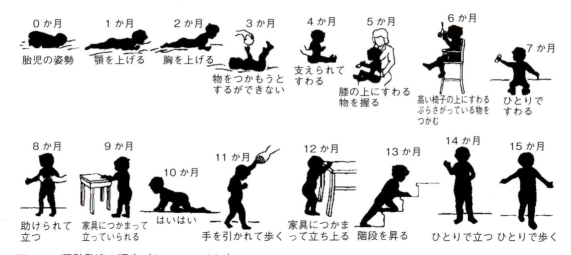

図 9-1　運動発達の順序（Shirley, 1961）

	2 か月	4 か月	6 か月	8 か月	10 か月	12 か月
つかみ方	把握反射	小指と掌の間に入れてつかむ	親指以外の 4 本の指と掌の間に入れてつかむ．小さな物をつかむ時は 4 本の指を揃えて，掻き寄せるようにする．	親指を人さし指のほうに動かせる（内転）ようになり，有効に働きはじめる．	指がひとつひとつ独立して来て，親指と人さし指でものをつまめるようになる．	親指と人さし指でつまんだとき，他の指が広がらなくなる．

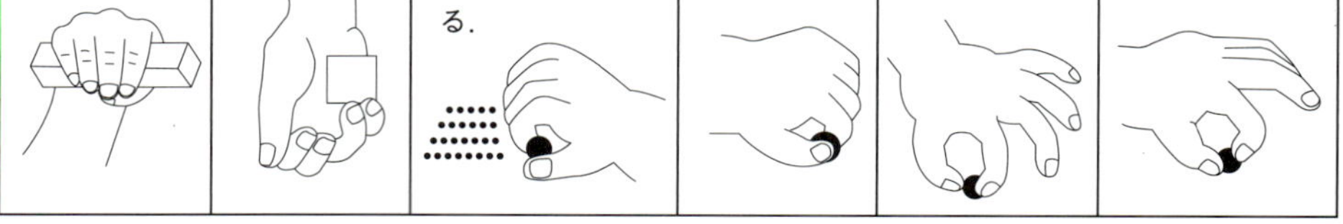

図 9-2　物のつかみ方の発達（手の分化と統合の例）（三木, 1956）

その後，手づかみ食べで獲得した手と口の協調を基盤にスプーンなどの食具を使った自食が開始される．これまで述べた粗大運動と摂食機能の発達との関連を**図 9-3** にまとめる．

3）発達の評価

発達については，運動面，精神面，社会性を評価する．認知機能発達と摂食機能は関連しており[8]，また摂食指導を進めるうえで，指導内容を本人が理解できるか，他者とコミュニケーションをとれるかは，摂食指導の方針を立てていくうえでも重要である．一方で，摂食嚥下機能の発達と粗大運動能は関係があるという報告も多い[4-6]．発達年齢で 18 か月以下かつ粗大運動能で歩行以下の段階では

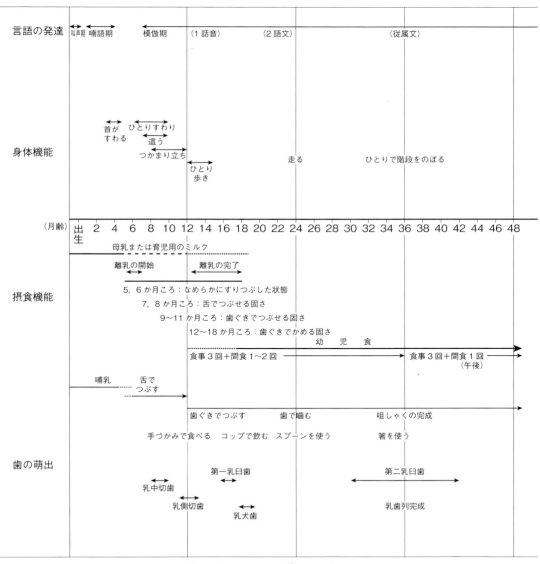

図 9-3　粗大運動と口腔機能の発達（飯塚美和子，2016[3] を改変）

摂食嚥下障害が多く，しかも障害度が強くなることも示されている[4]．発達検査には，改訂日本版デンバー式発達スクリーニング検査（JDDST-R）[7]，遠城寺式乳幼児・分析的発達検査法（九大小児科改訂版）[8,9]，津守式乳幼児精神発達診断検査[10]，新版K式発達検査[11]，田中ビネー知能検査V[12]などがある．また認知発達検査では，太田ステージ[13]，などがある（**表 9-2**）．多くは小児が対象であるが，新版K式発達検査，田中ビネー知能検査，太田ステージは成人まで適応可能である．

歯科の外来で比較的実施しやすい方法として，遠城寺式乳幼児・分析的発達検査法と，太田ステージを紹介する．

（1）遠城寺式乳幼児・分析的発達検査法[8,9]

0〜4歳8か月までを対象としており，運動を「移動運動」と「手の運動」，社会性を「基本的習慣」と「対人関係」，言語（コミュニケーション能力）を「発語」と「言語理解」に分けて評価する．約15分程度で実施でき，視覚化・数値化により両親の理解に役立つスクリーニング検査として有用とされている．

（2）太田ステージ[13]

認知発達段階を評価するものであり，元は自閉スペクトラム症の治療教育において開発されたが，重度重複障害児にも応用できることが示され，広い対象者に利用が可能である．検査も5分程度で実施できる簡便なものである．重度重複障害児への評価においては，①発語がない，運動障害があるなどパフォーマンス能力が制限されていても，指差しや視線などの対象指示活動があれば評価でき，②評価された発達段階が頭の中で物事をイメージする能力（シンボル表象機能）の質的段階を表している可能性があることが優れた点であるとされている．

2．口腔の診査

障害児では，先天的異常として，歯の萌出の遅れや先天的欠損，形態異常（矮小歯，癒合歯，短根歯など）がみられることがある．疾患によっては，顎骨や口

表 9-2　主な発達検査および知能検査（荒木麻美，2017[14]を一部改変）

	検査	対象年齢	方法
発達検査	改訂日本版デンバー式発達スクリーニング検査（JDDST-R）	0〜6歳	養育者記入式
	遠城寺式乳幼児分析的発達検査法	0〜4歳8か月	養育者に個別面接
	津守・稲毛式乳幼児精神発達検査	0〜7歳	養育者への質問調査法
	乳幼児発達スケール（KIDS）タイプT	0〜6歳11か月	養育者記入式
	太田ステージ	0歳〜成人	対象児に直接実施
	新版K式発達検査	0歳〜成人	対象児に直接実施
知能検査	田中ビネー知能検査V	2歳〜成人	対象児に直接実施
	グッドイナフ人物画知能検査（DAM）	3〜10歳	対象児に直接実施

蓋形態の異常（高口蓋，狭口蓋，口蓋裂など）を有する場合もある．また，先天性・後天性のいずれにも起こりうるが，歯列不正や咬合の異常も摂食嚥下機能に影響を及ぼす．さらに，ダウン症候群などにみられる特徴的な巨舌や筋の低緊張，小顎症を呈する症候群もあり，器質的な評価も重要である．

3. 摂食嚥下機能評価のためのスクリーニング（表9-3）

1）窒息

窒息は高齢者に多く認められる事故であるが，認知機能や咀嚼機能が未熟な小児にも起こりやすい．窒息事故は自力で喀出できる軽度なものから，死に至るほどの重度なものまである．乳幼児の不慮の事故の原因では，窒息が占める割合が高い．また向井らの調査[15]では，窒息事故は小児では1～4歳児に多く，原因食品は飴や魚の骨，果物が多いと報告されている．また，原因食品の温度による物性変化も影響する可能性があり，食品を提供する側の注意が必要である．

2）誤嚥性肺炎

摂食嚥下障害を有する場合，食物のみならず，唾液やプラークなどの誤嚥により，誤嚥性肺炎を発症する可能性がある．また，胃食道逆流現象（GER）を有する場合には，逆流した胃液の誤嚥により重症肺炎の発症につながりやすい．誤嚥が繰り返されると気道粘膜が傷害され，防御機構が低下するため，誤嚥性肺炎を起こしやすくなる．誤嚥を疑う症状としては，むせ，咳き込み，喘鳴，流涎，痰，嗄声などがあるが，不顕性誤嚥の場合は症状が認められにくい．抗痙攣薬，筋弛緩薬，向精神薬などの服用は，誤嚥性肺炎発症に関与するともいわれている[28]．一般に，誤嚥性肺炎の原因菌は口腔内嫌気性菌であることが多いが，小児の場合高齢者に比べて好気性菌が多くの場合の原因であるとされる[16]．

3）拒食（摂食拒否）

食物に対して，激しく拒否するなどの行為がみられる．過去の不快な経験が引

表9-3 摂食嚥下機能スクリーニング項目

摂食嚥下機能スクリーニング項目

摂食嚥下機能の問題

□むせ・誤嚥　□誤嚥性肺炎の既往　□窒息の既往　□流涎　□嘔吐しやすい　□胃食道逆流

□哺乳困難　□口腔内貯留　□丸呑み　□口唇閉鎖不全　□舌突出　□過開口

□スプーン咬み　□離乳食が進まない　□偏食　□拒食　□経管依存　□体重増加不良

□過敏　□鈍麻　□原始反射残存　□原始反射出現なし（生後一度も認められなかった場合に✓）

□嚥下に影響する薬の服用　□便秘　□下痢　□てんかん

□経管栄養（NGチューブ・胃瘻・その他　　　　　　　　　　　　　　　　）

□その他（　　　　　　　　　　　　　　　　　　　　　　　　　　　　　）

口腔領域の麻痺（運動障害）

□口唇（右・左）　□頬（右・左）　□舌（右・左）　□軟口蓋（右・左）

□その他（　　　　　　　　　　　　　　　　　　　　　　　　　　　　　）

き金になっている場合もあれば，強度の偏食が高じた場合もあるが，原因を特定するのは難しい．拒否が意思表示の手段となっている可能性もある．

4）経管依存

出生後早期からの経管栄養により，嚥下機能には問題がないにもかかわらず口から食べようとしない状態である．乳児期における「空腹‐満腹」の経験不足，味覚体験不足などが原因とされる．経管依存の場合，空腹になると口からではなく，経管から注入してもらうことを要求することがある．

5）体重増加不良

栄養を評価する方法はいくつかあるが，ここでは歯科関係職種が簡便に判断できる方法を記載する．出生時の体重や疾患，早産などが影響していることもあるので，出生歴を参考に栄養評価を行うことが望ましい．

（1）カウプ指数（Kaup 指数）

カウプ指数は，3か月～5歳までの乳幼児期の発育状態（栄養状態）を判定するものである．

カウプ指数＝体重（g）÷身長（cm）^{2} × 10

判定基準（**図 9-4**）に関しては，性差や乳児期と幼児期での違いなどにより現在用いられている数値と若干異なるという報告[17]もあり，個人の生育歴を考慮したうえで指導に用いるとよい．

（2）ローレル指数（Rohrer 指数）

学童期の肥満の程度を表わす指数である．標準が130でこの上下15％程度が標準範囲となる．しかし，学童期の成長過程は個人差があるので，これを考慮した検討と指導が必要である．

ローレル指数＝体重（kg）÷身長（cm）^{3} × 10^7

判定基準を**表 9-4**に示す．

（3）乳幼児身体発育曲線（図 9-5）

乳幼児の身体的発達の程度を，横軸に月齢・年齢，縦軸に身長・体重を示したグラフにより評価し，発育の他に栄養状態の判定にも用いられている．現在，母子手帳にも掲載されている．数か月ごとの測定値を結んで極端に上向きや下向きに基準枠を横切っている場合には，肥満や思春期やせ症，早熟症など発育の異常，虐待やネグレクト，内分泌疾患などの早期発見[18]にもつながる．また，必ずしも枠に入っていなくても曲線に沿って増加していればよい．

月齢 \ カウプ指数	13	14	15	16	17	18	19	20	21
乳児（3か月〜）	やせすぎ		やせぎみ		普通		太りぎみ		太りすぎ
満1歳									
1歳6か月									
満2歳									
満3歳									
満4歳									
満5歳									

図 9-4　カウプ指数

表 9-4　ローレル指数

100 未満	やせ
100〜115	やせぎみ
116〜144	標準
145〜160 未満	太りぎみ
160 以上	肥満

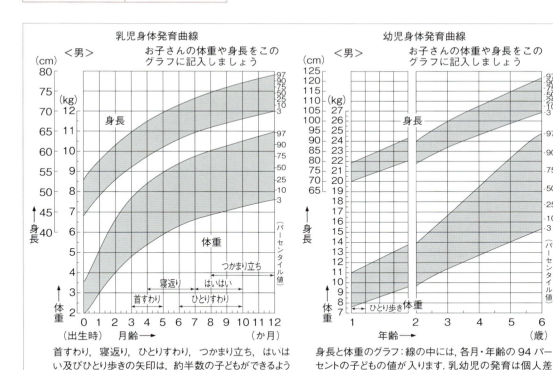

首すわり，寝返り，ひとりすわり，つかまり立ち，はいはい及びひとり歩きの矢印は，約半数の子どもができるようになる月・年齢から，約 9 割の子どもができるようになる月・年齢までの期間を表したものです．
お子さんができるようになったときを矢印で記入しましょう．

身長と体重のグラフ：線の中には，各月・年齢の 94 パーセントの子どもの値が入ります．乳幼児の発育は個人差が大きいですが，このグラフを一応の目安としてください．なお，2 歳未満の身長は寝かせて測り，2 歳以上の身長は立たせて測ったものです．

図 9-5　乳幼児身体発育曲線
　平成 22 年　乳幼児身体発育調査報告書
　平成 23 年 10 月　厚生労働省雇用均等・児童家庭局

2 食事時の外部観察における摂食嚥下機能の評価基準

摂食嚥下機能の評価には，実際に食品を咀嚼・嚥下させたときの運動を機器によって評価する嚥下造影検査や嚥下内視鏡検査など，さまざまな精密検査がある．しかしいずれも何らかの機械，器具を必要とし，特別に設定された環境の中での評価となるため，必ずしも実際の摂食嚥下能力を反映しているとは限らない．

重要なのは，食事場面における外部観察評価を行うことである．摂食時の外部観察評価は，いつでもどこでも行える，有用で重要な評価法である．嚥下内視鏡検査や嚥下造影検査は嚥下評価のスタンダードであるが，「いつでもどこでも誰にでも」できるわけではない．外部観察評価は，特別な資格や機器が不要で，日常の食事場面でできる簡便な方法である．摂食嚥下機能は診療室で評価するだけでは十分でなく，特に訪問診療などの場面においては，患者の日常生活に医療職側が入り込む必要がある．そのためには，通常の歯科診療とは違った視点，配慮が必要であり，患者を取り巻く家族との信頼関係や，また多職種との連携を図ることも重要である．

1．外部観察評価基準

外部観察評価においては，口唇，口角，顎，舌，頬といった外部から観察できる口腔諸器官の協調運動をみることにより，小児の摂食機能段階を評価する．評価基準は金子らが開発したもの[20]を基礎として用いるとよいが，各医療機関や施設でさまざまなものが改変されて用いられている[33]．できる限り詳細に評価するのが望ましいが，現場の状況によって適宜必要な項目をプログラムするのもよい．ただし，評価基準は精密に設定する必要がある．

1）口腔機能の評価

口腔機能の評価について，代表的な項目を示した**表 9-5**[20]を参考に解説する．

（1）食事の方法

①一口量：本人の口の大きさや，摂食嚥下機能に見合った適切な一口量であるかを評価する．

②介助の有無：口腔機能は，介助で食べているときには介助者の介助方法の影響を，自分で食べているときは手と口の協調運動能力の影響を受ける．以下の評価について，どちらの条件での機能評価なのかを示しておく必要がある．

（2）口唇閉鎖

基本的には，捕食の際重要な働きをする上唇の動きを評価したものである．ただし，実際には下唇や下顎の閉鎖も重要であるため，症例の特徴に応じた評価を適宜行うようにする．

①安静時：食物が口腔内に入っていないときの口唇閉鎖を評価する．

②捕食時：食物を口腔内に捕食する際の口唇閉鎖を評価する．

③処理時：食物が口腔内に入り，舌での押しつぶしや咀嚼，食塊形成，移送を行っている際の口唇閉鎖を評価する．

表 9-5 外部観察評価項目の例と基準（金子芳洋，1987[20]を一部改変）

> ### 外部観察評価基準
>
> ☆は評価の解説
>
> ●食事の方法
> 一口量：多量・適量・少量（☆口の大きさや機能に合っているかを評価する）
> 介助の有無：自食・介助（☆摂食方法や心理的配慮が適切かを評価する）
>
> ●口唇閉鎖
> 安静時：－－・－・±・＋・＋＋
> （☆　－－：上唇が上方にそり返ってしまう　－：全く上唇が動かない　±：閉鎖はできないが閉じようとする動きがみられる
> ＋：時々閉鎖できる　＋＋：常に閉鎖できる）
> 捕食時：－－・－・±・＋・＋＋
> （☆　－－：上唇が上方にそり返ってしまう　－：全く上唇が動かない　±：口唇でははさみ取れないが閉じようとする動きが
> みられる　＋：何とか口唇ではさみ取ることができる　＋＋：しっかりと口唇で食物を取り込める）
> 処理時：－－・－・±・＋・＋＋
> （☆　－－：上唇が上方にそり返ってしまう　－：全く上唇が動かない　±：閉鎖はできないが閉じようとする動きがみられる
> ＋：時々閉鎖できる　＋＋：常に閉鎖できる）
> 嚥下時：－－・－・±・＋・＋＋
> （☆　－－：上唇が上方にそり返ってしまう　－：全く上唇が動かない　±：閉鎖はできないが閉じようとする動きがみられる
> ＋：時々閉鎖できる　＋＋：常に閉鎖できる）
>
> ●口角（頬）の動き
> 殆ど動かない・水平左右対称（☆　同時に引かれたり縮んだりする）・左右非対称複雑（☆　咀嚼側に引かれたり縮んだり
> 複雑に動く）
>
> ●舌運動
> 殆ど動かない・前後（☆　舌が主として前後運動をしている）・上下（☆　舌を上下に動かすことができる）・側方（☆　舌
> を左右に動かすことができる）
>
> ●舌突出
> 安静時：＋＋・＋・±・－
> （☆　＋＋：常に口唇の外側へ突出する　＋：時々口唇の外側へ突出する　±：歯列の外側～口唇　－：歯列の内側）
> 捕食時：＋＋・＋・±・－
> （☆　＋＋：常に口唇の外側へ突出する　＋：時々口唇の外側へ突出する　±：歯列の外側～口唇　－：歯列の内側）
> 処理時：＋＋・＋・±・－
> （☆　＋＋：常に口唇の外側へ突出する　＋：時々口唇の外側へ突出する　±：歯列の外側～口唇　－：歯列の内側）
> 嚥下時：＋＋・＋・±・－
> （☆　＋＋：常に口唇の外側へ突出する　＋：時々口唇の外側へ突出する　±：歯列の外側～口唇　－：歯列の内側）
>
> ●顎運動
> 動き：殆ど動かない・単純上下［マンチング］（☆　下顎が単純上下運動をしている）・移行（☆　単純上下運動から臼磨運
> 動への移行的状態）・側方臼磨（☆　下顎が側方運動を伴った咀嚼運動をしている）
> スプーン咬み：頻繁（☆　捕食時に常にスプーンを咬む）・時々（☆　捕食時に時々スプーンを咬む）・無（☆　捕食時にス
> プーンを咬むことはない）
> 顎のコントロール：不良（☆　捕食時に下顎を上下に動かす）・やや良（☆　不良とも良ともいえない）・良（☆　捕食時に
> 下顎を安定させる）

④嚥下時：食物を嚥下する際の口唇閉鎖を評価する．

（3）口角（頬）の動き

①嚥下時に左右対称に引かれる動きがみられる．

②舌での押しつぶし時：下顎の上下運動と連動して左右対称に引かれる動きがみられる．

③すりつぶし（咀嚼）時には，すりつぶしを行っている左右どちらかへ舌や下顎が側方運動するのに伴い口角が引かれ，このときは左右非対称の動きとなる．

(4) 舌運動

①ほとんど動かない：嚥下障害が重度な場合，食物が口腔内に入ってもほとんど動きがみられない．運動機能の障害が重い，あるいは，口腔内感覚の低下により食物を認識できないなどが考えられる．

②前後：舌が主として前後運動をしている．吸啜動作の場合も含まれる．

③上下：舌を上下にも動かすことができる．押しつぶし動作の場合も含まれる．

④側方：舌を左右に動かすことができる．すりつぶし（咀嚼）動作の場合も含まれる．

(5) 舌突出

舌突出は，一般的には筋緊張が強い場合に力強く突出することを表すが，ここでは筋の低緊張によって挺出している場合も含む．ただし，どちらの特徴によるものかコメントしておく必要がある．

①安静時：食物が口腔内に入っていない状態のときに舌突出しているかを評価する．

②捕食時：食物を捕食する際に舌突出しているかを評価する．

③処理時：食物が口腔内に入り，舌での押しつぶしや咀嚼，食塊形成，移送を行っている際の舌突出を評価する．

④嚥下時：食物を嚥下する際の舌突出を評価する．時に，嚥下の瞬間は突出していなくてもその直後に突出してくる場合があり，注意深い評価が求められる．

(6) 顎運動

ⅰ) 顎の動き

①ほとんど動かない：食物が口に入ってもほとんど口唇や顎が動かず，嚥下がはっきりわからない状態である．顎がほとんど動かない状態では，ペースト食の嚥下も困難であることが推察される．重度の嚥下障害か，あるいは食物の認知ができない可能性を疑う．

②-1　単純な上下運動：口に入った食物を舌で後方に送り込むか，舌で口蓋に食物を押し付けてつぶし，嚥下する際にみられる動きである．顎の単純な上下運動では，口唇などの口腔器官は左右対称に動く．また嚥下する際や，舌による押しつぶしの際に，口角が左右対称に引かれる．

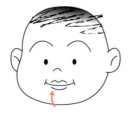

②-2　マンチング：食べ物を処理する際の，口腔器官の左右対称な単純な上下

運動をマンチングという．下顎と舌の上下運動を基本とした動きで，舌の側方運動はみられない[23]．嚥下動作に伴う単純な動きよりは咀嚼に近いが，舌の動きは前後上下が中心で側方に寄ることはほとんどない．

乳児は咀嚼を獲得するために，生後6か月になると相性咬合（歯堤や歯が刺激されるときに起こる顎のリズミカルな開閉）[24]に基づいたマンチングパターンを用いるようになる．

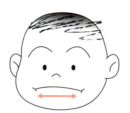

③**移行**：咀嚼運動が可能な状態では，口唇を閉じながら舌や顎，頬は協調し，すり潰しである臼磨運動を行う．その際，外部からみると口角は咀嚼側に引かれ，頬も歯列に寄るように動く．舌による押しつぶしやマンチングの段階から，すりつぶし（咀嚼）機能を獲得するまでの間の段階を"移行"とする．左右対称の口の動きの段階から，わずかな左右非対称の動きが出現するのを見逃してはならない．

④**臼磨運動**：すりつぶし（咀嚼）機能が獲得された状態である．はじめは対角の回転咀嚼であるが，徐々に複雑な動きを伴う環状の回転咀嚼となる．環状の回転咀嚼の状態では，ほとんどの食品を問題なく摂取することができる．

ただし，咀嚼機能は良好でも，嚥下機能に問題がある場合には，単純に固形食に移行する対応をしてはならない．

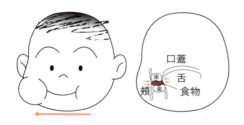

ii）**スプーン咬み**

捕食時にスプーンなどの食具を咬んでしまう状態のことである．口唇閉鎖ができずに前歯で咬みとって捕食してしまう場合や，咬反射が残存しており反射的に咬み込んでしまう場合がある．

iii）**顎のコントロール**

捕食時に下顎の動きを調節できるかどうかをみる．食物（水分）の捕食時に下顎を上下に動かしてしまう場合は不良，捕食時に下顎を安定させることができる場合は良，どちらともいえない場合はやや良，とする．

2）手と口の協調運動の評価（表 9-6）

　自食を行っている際には，手と口の協調運動の評価を行う．手づかみ食べは手と口の協調運動の基本であり，その次の段階として，道具を操作する食具・食器食べに移行していく．ただし，手掌の過敏がある場合に，手づかみを嫌がることがある．その場合，手づかみ食べ機能の動作の問題ではなく，感覚特性によるものであることに注意する．

（1）手づかみ食べ機能の評価

ⅰ）食物の把持方法

①**手掌握り**：食物を掌全体で把持する状態のことである．

②**手指握り**：食物を指でつかむがまだ橈側の 3 指（母指，示指，中指）だけではつかめない状態のことである．

③**つまみ**：橈側の 3 指（母指，示指，中指）の指先でつまむことができる状態のことである．

ⅱ）口への入り方

①**押し込み**：自分の口に合った適量を捉えることができず，掌全体を使って口に食べ物を押し込んでしまう状態のことである．

②**引きちぎり**：ある程度は自分の口に合った適量を捉えられるが，前歯で咬みちぎることができず，歯にひっかけて自分の手の動きで引きちぎる状態のことである．

③**咬断**：自分の口に合った適量を前歯で捉え，上下の口唇で挟みながら咬み取れる状態のことである．

ⅲ）口でお迎え

　食物を把持した手を口に運ぶ動きの協調ができていないと，口（顔）がテーブル上の食物に向かってお迎えに行き，過前傾になってしまうことがある．なお，

表 9-6　手と口の協調運動の評価項目の例と基準

手づかみ；食物の把持方法（手掌握り・手指握り・つまみ）
口への入り方（押し込み・引きちぎり・咬断）
口でお迎え（あり・ややあり・なし）
手での押し込み（あり・ややあり・なし）　指での入れ込み（あり・ややあり・なし）
口角（側方）からの入れ込み（あり・ややあり・なし）
頸部回旋（あり・ややあり・なし）　一口量の調節（できない・ややできる・できる）
捕食時の食物の位置（前方・奥）
食具（食器）；食具の持ち方（逆手握り・手掌握り・手指握り・先端つまみペングリップ）
口への入り方（入れ込み・口唇で捕食）
口でお迎え（あり・ややあり・なし）
手での押し込み（あり・ややあり・なし）　指での入れ込み（あり・ややあり・なし）
口角（側方）からの入れ込み（あり・ややあり・なし）
頸部回旋（あり・ややあり・なし）　一口量の調節（できない・ややできる・できる）
捕食時の食物の位置（前方・奥）

視力が弱いために過前傾になる場合もあることに注意する.

iv）手での押し込み・指での入れ込み

口唇閉鎖による捕食が未発達の場合，手や指で食べ物を口腔内に押し込んで捕食する動きである．口への入り方が上達するに伴い，手での押し込み・指での入れ込みは減少していく.

v）口角（側方）からの入れ込み

食物を把持した上肢（肘関節）の位置が体幹の前方まで来ておらず，肩関節と同位置あるいは後方であると，口角から口腔内に食物を入れ込む動きとなる．肘関節の位置が体幹より前方に位置するようになると口角（側方）からの入れ込みは減少していく.

vi）頸部回旋

肘関節の位置が体幹の前方に位置していない場合，v）口角（側方）からの入れ込みを行うか，あるいは頸部を回旋させて口唇の中央部から食物を捕食する動きを行う．肘関節の位置が体幹の前方に位置するようになるとともに，頸部回旋も減少していく.

vii）一口量の調節

「ii）口への入り方」や「iv）手での押し込み・指での入れ込み」とも関連するが，自分の口に合った適量を調節できない状態のことである．1口量が多すぎると咀嚼が困難となり，少なすぎると口腔内で食塊の感覚を捉えるのが難しくなる.

viii）捕食時の食物の位置

食物を口腔内の前方部で捕食しているか，あるいは口の奥まで入れ込んでいるかをみる．一口量が多い場合，口の奥に入れ込んでいる状態となる.

（2）食具・食器食べ機能の評価（スプーン・フォークでの評価）（表9-6）

i）食具の把持方法

①逆手握り：食具の食物を捉える部分（スプーンであれば匙部）が尺側（小指側）にある握り方のことである．最終的なペングリップに近い形のため逆手握りを推奨されることもあるようだが，手指の操作の巧緻性の高い橈側を使わせないことになるため，あまり勧められない.

②手掌握り：食具を掌全体で把持する方法である．未熟な段階であり，細かい操作は難しい.

③手指握り：食具を中手指節関節より遠位で握る方法である．手掌握りに近いが，より指先で把持しているのが観察される.

④先端つまみ：手指握りからペングリップに移行する段階で，食具の先端を橈側の3指（親指，人差し指，中指）の指先でつまむ動きをすることがある.

⑤ペングリップ：橈側の3指（親指，人差し指，中指）でペンを持つように把持することができる状態である.

注）スプーンやフォークがペングリップで操作できない段階では，箸はさらに

高度な操作が必要とされるため，正しく使用させるのは難しい．あまり早期に箸を使用させると握り箸になることもあるため，段階を踏んで使用を促すとよい．

ii）口への入り方

①**入れ込み**：自分の口に合った適量を捉えることができず，食具で捉えた食物を口の奥に入れ込むように捕食する動きである．

②**口唇で捕食**：自分の口に合った適量を，上下の口唇で挟みながら捕食できる状態のことである．

iii）口でお迎え

食具を把持した手を口に運ぶ動きの協調ができていないと，口（顔）がテーブル上の食物を迎えに行き，過前傾になってしまうことがある．なお，視力が弱いために過前傾になる場合もあることに注意する．

iv）手での押し込み・指での入れ込み

口唇閉鎖による捕食が未発達の場合，手や指で食べ物を口腔内に押し込んで捕食する動きである．食べこぼしを防ごうとして手や指を使ってしまうこともある．口への入り方が上達するに伴い，手での押し込み・指での入れ込みは減少していく．

ｖ）口角（側方）からの入れ込み

食具を把持した上肢（肘関節）の位置が体幹の前方まで来ておらず，肩関節と同位置あるいは後方であると，口角から口腔内に食物を入れ込む動きとなる．肘関節の位置が体幹より前方に位置するようになると口角（側方）からの入れ込みは減少していく．

ｖｉ）頸部回旋

肘関節の位置が体幹の前方に位置していない場合，ｖ）口角（側方）からの入れ込みを行うか，あるいは頸部を回旋させて口唇の中央部から食物を捕食する動きを行う．肘関節の位置が体幹の前方に位置するようになるとともに，頸部回旋も減少していく．

ｖｉｉ）一口量の調節

ii）口への入り方やiv）手での押し込み・指での入れ込みとも関連するが，食具を操作した際に，自分の口に合った適量を調節できない状態のことである．多すぎると咀嚼が困難となり，少なすぎると口腔内で食塊の感覚を捉えるのが難しくなる．

ｖｉｉｉ）捕食時の食物の位置

食物を口腔内の前方部で捕食しているか，あるいは口の奥まで入れ込んでいるかをみる．一口量が多い場合，口の奥に入れ込んでいる状態となる．

2. 摂食嚥下障害の症状

摂食嚥下障害の症状としては，むせの他に小児に特徴的なものとして，舌突出，丸のみ，スプーン咬み，過開口などがある．

1）むせ，誤嚥

誤嚥とは，食物や唾液などが気管内に落ち込むことであり，むせは誤嚥のサインともいわれる．摂食嚥下障害が重度の場合にむせのない誤嚥（不顕性誤嚥）もあり，誤嚥性肺炎を起こしてはじめてわかる場合もある．また，乳児期から誤嚥していることがわからないまま経口摂取を続けている場合も少なくない．成長し，機能変化により急に誤嚥性肺炎を発症して判明することもある．

2）舌突出

脳性麻痺など筋緊張が強い場合に，摂食中の舌突出がみられることがある．同時に口唇の閉鎖機能が弱いことが多く，開咬などの原因になることもある．開咬が強度であると，臼歯部1個所でしか咬合していないこともあり，そうなるとたとえ機能的に咀嚼を獲得したとしても，実質的に固形食を摂取することが困難となる．一方ダウン症候群児など，筋の低緊張を特徴とする小児では，舌挺出という状態がよく見られる．舌は低緊張状態で，前歯または口唇より外に突出しているが，力強さはあまりない．

舌突出に伴い，嘔吐するかのように舌の奥を押し広げるようにして，そこに食物を落とし込んで嚥下することもあり，これを逆嚥下（舌突出型嚥下）という．

3）丸のみ

咀嚼が必要な固形食を，噛まずに飲み込んでしまうことである．ペースト状の食べ物を食べている際に「丸のみしている」と心配されることがあるが，これは咀嚼する必要のないものであるため，異常所見とはならない．あくまでも咀嚼が必要な固形物について丸のみしていた場合が問題である．咀嚼機能が獲得されずに無理やり飲み込んでいることもあれば，咀嚼機能が獲得されているにもかかわらず，心理的満足感のために行ってしまうこともある．

4）スプーン咬み

捕食の際，スプーンを口唇で挟めずに，前歯で咬み込んでしまう症状である．勢いよく咬み込んだ場合，歯に当たる衝撃で食べることを嫌がってしまう場合もある．そのため金属製のスプーンを避け，シリコーン製などを使用する場合がある．ただし，スプーン咬みが強いとシリコーンがちぎれて誤飲してしまうため，スプーン咬みが強い場合には，金属製で，薄く平らなものが適している．

5）過開口

捕食の際に，顎関節の最大可動域まで口を開き，突然勢いよく閉じてしまう動きである．開口量のコントロールができない場合に起こりやすい．上記の「スプーン咬み」の一因にもなり得，前歯が破折したり，顎関節に負担が生じることもある．

3 発達期における精密検査

1. 嚥下造影検査（VF）

　嚥下造影検査（VF，videofluoroscopic examination of swallowing）検査は嚥下機能評価のゴールドスタンダードである．VF検査の目的は，単に誤嚥の有無を確認するだけではなく，適切な姿勢や食べさせ方，食物の性状，一口量を検討するためにも用いられる．VF検査は摂食嚥下過程の準備期から食道期まですべてを評価でき，誤嚥の検出も可能である．

　小児の場合，成人と同じように撮影できないことも多い．検査食を食べようとしない，泣くなど本来の嚥下を評価できない可能性に留意する．術者を怖がることもあるため，母親などの保護者に介助してもらう場合が多い．

　撮影に際しては，体の変形や拘縮，筋緊張などがあると姿勢保持が難しく，検査台，椅子の工夫が必要となる．また多くの場合，指示による嚥下の開始が困難であり，撮影条件を規定した評価が難しい．

　検査に使用する造影剤は成人と同様に，硫酸バリウムを用いるのが一般的である．誤嚥のリスクが高い場合は，低浸透圧非イオン性ヨード剤（イオメロン®，イオパミロン®など）を希釈して用いることもある．

　X線被曝による影響は，成人に比べて小児のほうが大きい．1歳未満の乳児の液体摂取の検査では60～90秒以内，6か月～3歳の小児の離乳食摂取検査では2～3分以内が提唱されている[25]．

2. 嚥下内視鏡検査（VE）

　嚥下内視鏡検査（VE，videoendoscopic evatuation of swallowing）検査は小児にも用いられるが，拒否的な反応が起こりやすく，注意が必要である．VE検査では鼻腔からファイバーを挿入された状態で摂食嚥下動作を行わなければならず，拒否が強いと泣いてしまったり暴れてしまったりすることがあり，本来の機能を評価しにくい可能性がある．ただし，安静時の咽頭内の評価で唾液誤嚥の確認が可能であるため，目的によって有効に使用できる．

　一般的なVE検査の長所としては，被曝がないため繰り返し行うことができる．また装置の移動が可能なため，ベッドサイドで簡便に施行できる．短所としては，嚥下時の軟口蓋や舌骨の挙上や，咽喉頭腔の収縮に伴いファイバーが咽頭壁に押しつけられるため，画面が一瞬真っ白になり嚥下の瞬間が見えない（ホワイトアウト）ので，嚥下中の誤嚥が確認できない．これらの利点，欠点を総合的に判断しながらVE検査の選択を行う[26]．

（水上美樹・田村文誉）

2 成人期（中途障害者）および老年期（高齢期）に対する評価

1 フィジカルアセスメント

フィジカルアセスメントとは，問診・視診・触診・聴診・打診を通して得られた，主観的情報と客観的情報をもとに患者の状態を判断して，症状の把握や異常の早期発見を行うことである．患者に直接向き合い，身体に触れることにより，コミュニケーションの構築の一助となり，その後のリハビリテーションを安全に進めて行くうえでも重要である．

1. 全身状態の把握

基礎的な情報として，主訴，病歴，既往歴，基礎疾患，服用薬についての聴取を行うとともに，摂食嚥下障害の症状や徴候の有無を確認する（**表9-7**）[27]．また，バイタルサインを測定し，全身状態の評価を行う（**表9-8**）[28, 29]．

2. 意識レベル・認知レベルの確認

意識レベル（p.109 **表7-1**JCS参照）が摂食嚥下機能に影響を及ぼすため，常に観察する必要がある．開眼して周囲に気配りができていれば「清明」，そうでなければ「不清明」とし，何も刺激を与えない状態で開眼していなければ「傾眠」と評価する．

認知機能の低下により食欲が減退することや食事行為の実行が困難となる場合があるため，認知機能の低下が疑われる場合には認知機能の評価を実施する．認知機能の評価には，改訂長谷川式簡易知能評価スケール（HDS-R）やMini-Mental State Examination（MMSE）が一般的に使用されている．

3. 栄養状態の把握

最も汎用されているのは，身長と体重から求めることができるBMI（body mass index）である（p.93，94参照）．血液検査では血清アルブミンや総コレステロールなどが栄養評価として用いられている．また，簡易栄養状態評価表（MNA）（p.95参照）を使用することにより，体重減少や摂取量の変化など多く

表9-7 摂食嚥下障害を疑う主な症候

症状	徴候
飲み込みにくい 味がわからなくなった 食べるのがつらい 飲み込むとむせる 食欲が出ない 胸焼けがする	意識障害 体重減少，脱水症状 微熱の持続 食事時間の延長 口腔・咽頭内残留 舌・顔面筋・咽頭筋の麻痺 など

（才藤，植田，2016[27]）

表 9-8　バイタルサインの把握

サイン	解説	基準値
①体温	細菌やウイルスなどの感染が生じると，白血球から発熱物質が産生され，脳内中枢に作用し体温が上昇する．脳障害を受けている場合，咳反射や嚥下反射が弱まり，誤嚥しても気がつかないこと（不顕性誤嚥）があり，肺炎を引き起こす場合がある．持続する微熱には特に注意が必要である	35 〜 37℃（外部環境，個人差によって変動）
②血圧	高血圧症を伴う疾患として，脳卒中（脳梗塞，脳出血）や虚血性心疾患（狭心症，心筋梗塞）などがある．脳卒中発症後においては，口腔ケア前・中・後の確認が必須で，特に口腔ケア中はモニタリングしながら行う必要がある	140/90 mmHg 未満
③呼吸	健常者の呼吸は，深さ，リズムともに規則正しい．嚥下障害を有する対象者では，不顕性誤嚥があった場合，呼吸切迫や呼吸頻度の変化がみられることから，呼吸運動の観察は重要となる．呼吸のリズム，深さ，左右差を，座位またはベッドの背の部分を起こし安静にした状態で観察すること．また深呼吸が可能かどうかも確認する	年齢：呼吸数（回 / 分）新生児：40 〜 60 6 か月：40 1 歳：30 〜 40 6 歳：25 〜 30 成人：14 〜 20 呼吸数は年齢により異なり，体位，精神状態などの要因によって変化する
④脈拍	心臓が血液を送り出す際に，動脈に生じる拍動の数で，年齢が高くなるほど下がる傾向がある	男性：65 〜 75 回 / 分 女性：70 〜 80 回 / 分
⑤血中酸素飽和度（SpO$_2$）	赤血球ヘモグロビンが血液中の酸素とどれだけ結びついているかの指標．呼吸状態，循環状態の指標となり，大きな誤嚥や窒息で低下する．口腔ケア中に 80％台への低下や 5％以下の低下がみられたときは直ちに対応する．80％台への低下は呼吸をしていない状態であるため，①直ちに口腔ケアを中止，②バイタルサインの確認，③口腔内に異物があれば除去，④誤嚥の確認，⑤意識状態確認（意識がない場合）後，直ちに専門医へ搬送（連絡）する	100 〜 96％

（植松，2005[28]，石川，2010[29]）

の情報を収集することが可能である．

4.　嚥下関連器官の評価

　口腔・顔面領域における嚥下関連器官の運動不全や麻痺の評価は，摂食嚥下障害の状態を把握し，リハビリテーションを計画するうえで重要な情報となる（**表9-9**）[30]．

　また，認知機能や指示理解の問題により，これらの課題が実行できない場合，日常会話の中で評価することもある．

表 9-9　嚥下関連器官の運動検査

検査項目	課題	下位課題
①呼吸機能 （喀出能） （咳をする能力）	咳	ハッフィング（息を強く吐き出す） 腹式呼吸
②頸部の可動域 （首の運動）	前屈・後屈（前後に倒す） 傾斜（首を横に倒す） 回旋（首を回す）	
③顎運動	最大開口（口を大きく開ける）	咬合位（咬む） 開閉口運動（あごの開閉）
④舌運動	前方挺出（舌を前に出す） 舌尖挙上（舌先を上に向ける） 舌尖口角接触（舌先を口角につける） 舌後方部挙上（奥舌を上げる）	
⑤口唇・頬運動	頬吸い込み 頬膨らまし	口角引き（口唇を横に引く） 口唇閉鎖（口唇を閉じる）
⑥喉頭挙上 （喉を意識的に上げる）	空嚥下（唾液嚥下）	
⑦発声持続・共鳴 （声の検査）	発声持続「アー」（声の持続） 声質（声の異常） 共鳴（鼻にぬけた声・鼻づまりの声）	
⑧構音 （発音の検査）	「パ」「タ」「カ」の復唱	母音復唱
⑨軟口蓋	開口し「アー」の状態で声を発する	

（道, 黒澤, 2007[30] より一部改変）

2　スクリーニング検査

　摂食嚥下機能の標準的な評価法には，スクリーニング検査と精密検査がある．スクリーニング検査には，唾液や水，食物などを実際に嚥下して評価する検査と，臨床所見の観察や問診などから評価するものとがある．中でも反復唾液嚥下テスト（RSST）や改訂水飲みテスト（MWST），フードテスト（FT）が標準化されており，特殊な機器を用いずに初期評価で簡便に行うことができる．スクリーニング検査で摂食嚥下障害が疑われた場合，精密検査として嚥下造影検査や嚥下内視鏡検査などが施行される．つまり，スクリーニング検査では大まかな状態は把握できるが詳細はわからないということに留意し，その他の検査結果や症状を複合的に検討しなければならない．

1. 反復唾液嚥下テスト（repetitive saliva swallowing test：RSST）

　随意的な嚥下反射の惹起能力を評価する検査法である．患者を座位にして示指を舌骨に，中指を甲状軟骨に指腹を軽く当てた状態で空嚥下を指示し（**図 9-6**），

30秒間に何回嚥下できるかを観察する[31]．喉頭隆起がしっかりと指を乗り越えた場合を1回としてカウントし，3回未満であれば陽性，つまり問題ありと判断する．後述する頸部聴診法（聴診器での嚥下音の確認）を併用すると評価が正確になる．口腔乾燥がみられる場合は，唾液の嚥下が困難なため人工唾液や少量の水を噴霧，または口腔ケアを行い湿潤させてから行う[27]．口頭指示の理解が困難な患者（認知症，意識障害者など）では実施できない場合があるため，他の検査も併用して評価を行う必要がある．

2．改訂水飲みテスト（modified water swallowing test：MWST）

3 mLの冷水を嚥下させて誤嚥の有無を判定する検査法である．シリンジなどを用いて口腔底へゆっくり注ぎ（図9-7），嚥下するように指示する．その際，咽頭へ直接流れ込むのを防ぐため舌背に注がないよう留意する．また，頸部聴診法を併用するとさらに評価が正確になる．誤嚥の危険性が高いため，テスト前には口腔ケアを十分に行い清潔な口腔内で行う．評価が4点以上であれば問題なしと判断する．

1）手技
①冷水3 mLを口腔底に注ぎ嚥下を指示する．
②嚥下後，反復嚥下を2回行わせる．
③評価基準が4点以上なら，最大2施行繰り返し最低点を評点とする．

2）評価基準
判定不能：口から出す，無反応
1点：嚥下なし・むせる and/or 呼吸切迫
2点：嚥下あり・呼吸切迫（不顕性誤嚥の疑い）
3点：嚥下あり・呼吸良好・むせる and/or 湿性嗄声
4点：嚥下あり・呼吸良好・むせない
5点：4に加え，反復嚥下が30秒以内に2回可能

3．フードテスト（food test：FT）

食物を用いて食塊形成と咽頭への送り込み能力を評価する検査法である．茶さ

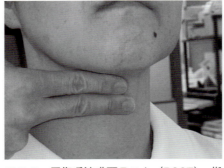
図9-6　反復唾液嚥下テスト（RSST）．指示例：「できるだけ何回も"ごっくん"と繰り返し飲み込んでください」

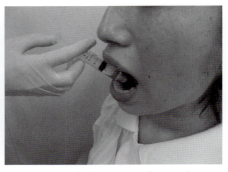
図9-7　改訂水飲みテスト（MWST）

じ1杯（約4g）のテストフード（プリン・粥など）を舌背前部に置いて嚥下を指示し，口腔内残留部位と量の評価を行う．評点が4点以上であれば問題なしと判断する．

1）手技

①ティースプーン1杯のプリン（約4g）を舌背前部に置き嚥下を指示する．

②嚥下後，反復嚥下を2回行わせる．

③評価基準が4点以上なら，最大2施行繰り返し最低点を評点とする．

2）評価基準

判定不能：口から出る，無反応

1点：嚥下なし・むせる and/or 呼吸切迫

2点：嚥下あり・呼吸切迫（不顕性誤嚥の疑い）

3点：嚥下あり・呼吸良好・むせる and/or 湿性嗄声・口腔内残留中等度

4点：嚥下あり・呼吸良好・むせない・口腔内残留ほぼなし

5点：4に加え，反復嚥下が30秒以内に2回可能

4．その他の検査

1）咳テスト

　重症な摂食嚥下障害の場合など，誤嚥時に咳嗽反射が起こらない場合がある．このような咳嗽反射のない誤嚥を不顕性誤嚥と呼ぶ．咳テストでは不顕性誤嚥のリスクをスクリーニングすることができる．1.0％クエン酸生理食塩水を超音波ネブライザーにて噴霧し[31]（**図9-8**），口から吸入させて1分間に5回以上咳が出なかった場合を陽性，不顕性誤嚥の疑いありとする．喘息患者に対しては禁忌である[32]．

2）頸部聴診法

　頸部に聴診器を当て，食塊を嚥下する際に咽頭部で発生する嚥下音ならびに嚥下前後の呼吸音を聴診する．聴診により得た嚥下音，呼吸音の性状から咽頭相における嚥下障害をスクリーニングする方法である．特別な設備や機器を必要とせずに，非侵襲的に誤嚥や下咽頭部の貯留を評価することが可能である．ベッドサイドでも簡便に実施できるため，臨床で患者の日常的な嚥下機能を評価することに広く用いられている．

（1）手技

①聴診器の接触子を頸部（輪状軟骨直下気管外側）に接触させ，呼気をできるだけ一定の強さで出してもらい聴診する（**図9-9**）．

②準備した検査食を与え「いつものように飲んでください」と指示し，嚥下音を聴診する．

③嚥下終了後，貯留物の排出行為は行わずに呼気をしてもらい聴診する．

④嚥下前後の呼気音の比較を行う．

（2）実施時の注意事項

・聴診を行う前に咳嗽を複数回行わせ，貯留物を排出させる．

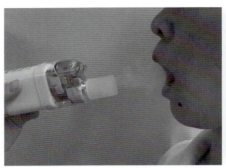
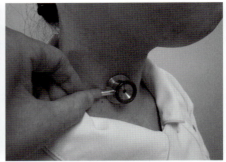

図 9-8　咳テスト　　　　　　　　図 9-9　聴診部位．輪状軟骨直下の気管外側上皮膚面に聴診器を当てる

・呼気をしてもらうときは，発声を伴わないように指示する．
・接触子を当てる位置が，嚥下時の喉頭挙上運動や頸部の運動を妨げないようにする．

(3) 判定基準（**表 9-10**）[33]

嚥下音の判定では，泡立ち音やむせに伴う喀出音は，誤嚥が疑われる．呼吸音の判定では，嚥下直後の呼吸音で，湿性音，嗽音，または液体の振動音が聴取された場合，咽頭部の貯留や喉頭侵入，誤嚥が疑われる．むせに伴う喀出音や喘鳴様呼吸音は，誤嚥の可能性が高い．

3）スクリーニング質問票

口腔機能低下症の診断にも使用される自記式質問票である．日常の臨床現場において簡便に使用できる．

(1) 聖隷式嚥下質問紙

15 の質問項目からなる（**表 9-11**）．問 1 は肺炎の既往，問 2 は栄養状態，問 3～7 は咽頭機能，問 8～11 は口腔機能，問 12～14 は食道機能，問 15 は声門防御機構を反映している．回答は 3 段階（A：重い症状，B：軽い症状，C：症状なし）で，A が 1 つでもあれば「嚥下障害あり」と判定し，A はないが B が 1 つでもあれば「嚥下障害の疑いあり」，C のみであれば「摂食嚥下障害の可能性は低い」と判定する[27]．

(2) EAT-10

10 の質問項目からなる（**図 9-10**）．回答はそれぞれ 5 段階（0 点：問題なし，1 点：めったにそう感じない，2 点：ときどきそう感じることがある，3 点：よくそう感じる，4 点：ひどく問題）で，合計点数が 3 点以上であれば嚥下の効率や安全性に問題があるかもしれないと判定する．

表 9-10　頸部聴診法の判定基準

	聴診音	疑われる嚥下障害
嚥下音	長い嚥下音 弱い嚥下音 複数回の嚥下音	舌による送り込みの障害 咽頭収縮の減弱 喉頭挙上障害 食道入口部の弛緩障害など
	泡立ち音（bubbling sound）	誤嚥
	むせに伴う喀出音	誤嚥
	嚥下音の合間の呼吸音	呼吸・嚥下パターンの失調 喉頭侵入 誤嚥
呼吸音	湿性音（wet sound） 嗽音（gargling sound） 液体振動音	誤嚥や喉頭侵入 咽頭部における液体の貯留
	むせに伴う喀出音	誤嚥
	喘鳴様呼吸音	誤嚥

（日本摂食嚥下リハビリテーション学会，2015[33]）

表 9-11　聖隷式嚥下質問紙

1.	肺炎と診断されたことがありますか？	A	繰り返す	B	一度だけ	C	なし
2.	痩せてきましたか？	A	明らかに	B	わずかに	C	なし
3.	物が飲み込みにくいと感じることがありますか？	A	よくある	B	ときどき	C	なし
4.	食事中にむせることがありますか？	A	よくある	B	ときどき	C	なし
5.	お茶を飲むときにむせることがありますか？	A	よくある	B	ときどき	C	なし
6.	食事中や食後，それ以外の時にものどがゴロゴロ（痰がからんだ感じ）することがありますか？	A	よくある	B	ときどき	C	なし
7.	のどに食べ物が残る感じがすることがありますか？	A	よくある	B	ときどき	C	なし
8.	食べるのが遅くなりましたか？	A	たいへん	B	わずかに	C	なし
9.	硬いものが食べにくくなりましたか？	A	たいへん	B	わずかに	C	なし
10.	口から食べ物がこぼれることがありますか？	A	よくある	B	ときどき	C	なし
11.	口の中に食べ物が残ることがありますか？	A	よくある	B	ときどき	C	なし
12.	食物や酸っぱい液が胃からのどに戻ってくることがありますか？	A	よくある	B	ときどき	C	なし
13.	胸に食べ物が残ったり，詰まった感じがすることがありますか？	A	よくある	B	ときどき	C	なし
14.	夜，咳で寝られなかったり目覚めることがありますか？	A	よくある	B	ときどき	C	なし
15.	声がかすれてきましたか？（がらがら声,かすれ声など）	A	たいへん	B	わずかに	C	なし

EAT-10（イート・テン）
嚥下スクリーニングツール

Nestlé Nutrition Institute

氏名：　　　　　性別：　　　年齢：　　　　日付：　年　　月　　日

目的

EAT-10は、嚥下の機能を測るためのものです。
気になる症状や治療についてはかかりつけ医にご相談ください。

A. 指示

各質問で、あてはまる点数を四角の中に記入してください。
問い：以下の問題について、あなたはどの程度経験されていますか？

質問1：飲み込みの問題が原因で、体重が減少した
0＝問題なし
1
2
3
4＝ひどく問題

質問2：飲み込みの問題が外食に行くための障害になっている
0＝問題なし
1
2
3
4＝ひどく問題

質問3：液体を飲み込む時に、余分な努力が必要だ
0＝問題なし
1
2
3
4＝ひどく問題

質問4：固形物を飲み込む時に、余分な努力が必要だ
0＝問題なし
1
2
3
4＝ひどく問題

質問5：錠剤を飲み込む時に、余分な努力が必要だ
0＝問題なし
1
2
3
4＝ひどく問題

質問6：飲み込むことが苦痛だ
0＝問題なし
1
2
3
4＝ひどく問題

質問7：食べる喜びが飲み込みによって影響を受けている
0＝問題なし
1
2
3
4＝ひどく問題

質問8：飲み込む時に食べ物がのどに引っかかる
0＝問題なし
1
2
3
4＝ひどく問題

質問9：食べる時に咳が出る
0＝問題なし
1
2
3
4＝ひどく問題

質問10：飲み込むことはストレスが多い
0＝問題なし
1
2
3
4＝ひどく問題

B. 採点

上記の点数を足して、合計点数を四角の中に記入してください。　　　合計点数（最大40点）

C. 次にすべきこと

EAT-10の合計点数が3点以上の場合、嚥下の効率や安全性について専門医に相談することをお勧めします。

図 9-10　EAT-10

（植田耕一郎・角田由美・赤塚澄子）

3 精密検査

医師，歯科医師は装置による精密検査を実施し，摂食嚥下の診断をする．歯科衛生士は診断に基づき，検査結果の画像より摂食嚥下にかかわる動態の評価を行う．

1. 嚥下造影検査（videofluorography：VF）

エックス線透視下でバリウムなどの造影剤を混ぜたテスト食を患者に食べてもらい，口腔から咽頭，喉頭，食道，胃までの嚥下の一連の過程を観察する．骨棘などの器質的異常や嚥下関連諸器官の機能的異常，誤嚥，嚥下後の残留の有無などを評価できる．嚥下造影検査（以下：VF）の利点は食塊形成から食塊移送，嚥下反射誘発，食道通過までの嚥下関連諸器官の運動を評価できることと，嚥下中誤嚥が観察できるため，極少量の不顕性誤嚥でも検出可能なことである．ただし，VFではエックス線を使用するため患者の被曝が最大の欠点となる．また，VFでは造影性のない唾液の貯留や誤嚥の評価は困難である．

評価項目として，食物の口腔内への取り込みから始まり咀嚼状況，咽頭への送り込み，咽頭および食道通過状況などを評価する（表9-12）[34]．

図9-11は嚥下造影検査結果を静止画にした1シーンである．「3点：異常なし，2点：問題あり，1点：大いに問題あり」とすると，咽頭から食道にかけての食塊移送状況は「喉頭侵入1点，誤嚥3点，喉頭蓋谷残留1点，梨状陥凹残留1点，食道残留3点」といった評価になる．

2. 嚥下内視鏡検査（videoendoscopy：VE）

鼻から内視鏡を挿入して咽頭の様子を確認することにより，咽頭・喉頭の器質的異常や咽頭・喉頭内の貯留物の状態，食物摂取時の嚥下反射のタイミング，嚥下後の残留や誤嚥などを評価することができる．VEは持ち運びが可能なため，施設や居宅で使用できることが最大の利点である．VFと比較すると被曝がなく，造影剤も不要であり，実際の食事を検査食として用いることができる．しかし，嚥下反射中は視野喪失（ホワイトアウト）で観察することができないため，嚥下中誤嚥の評価はできない．また，観察できる範囲が咽頭・喉頭に限定されてしまうことが欠点である．

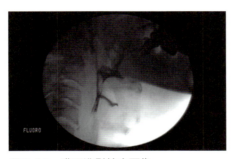

図9-11　嚥下造影検査画像

表 9-12　VF 評価用紙

					VF-NO	

氏名：　　　　　　　　　　　　　　　　　（男・女）　歳　ID：

病名：　　　　　　　　　　障害

　　　　　　科　　病棟・外来　主治医：　　　　　実施医：

検査日：　　年　　月　　日　　回目　ST：　　　　　記録者

造影剤　　　　　　　　　　　O₂SAT：検査前（　　　）%　検査後（　　　）%

体幹角度（体位）						
頸部						
検査食の種類　　量　　形態　　温度						
義歯（要・不要）	着・非	着・非	着・非	着・非	着・非	着・非
摂食方法						
嚥下手技						
指示嚥下・自由嚥下	指・自	指・自	指・自	指・自	指・自	指・自
撮影方向	側・正	側・正	側・正	側・正	側・正	側・正
食物の取り込み	3 2 1	3 2 1	3 2 1	3 2 1	3 2 1	3 2 1
咀嚼・押しつぶし	3 2 1	3 2 1	3 2 1	3 2 1	3 2 1	3 2 1
口唇からの漏出	3 2 1	3 2 1	3 2 1	3 2 1	3 2 1	3 2 1
口腔内保持	3 2 1	3 2 1	3 2 1	3 2 1	3 2 1	3 2 1
食塊形成	3 2 1	3 2 1	3 2 1	3 2 1	3 2 1	3 2 1
口腔残留（前庭部）	3 2 1	3 2 1	3 2 1	3 2 1	3 2 1	3 2 1
（口腔底）	3 2 1	3 2 1	3 2 1	3 2 1	3 2 1	3 2 1
（舌背）	3 2 1	3 2 1	3 2 1	3 2 1	3 2 1	3 2 1
咽頭への送り込み	3 2 1	3 2 1	3 2 1	3 2 1	3 2 1	3 2 1
嚥下反射惹起時間	3 2 1	3 2 1	3 2 1	3 2 1	3 2 1	3 2 1
口腔への逆流	3 2 1	3 2 1	3 2 1	3 2 1	3 2 1	3 2 1
鼻咽腔への逆流	3 2 1	3 2 1	3 2 1	3 2 1	3 2 1	3 2 1
食道入口部の通過	3 2 1	3 2 1	3 2 1	3 2 1	3 2 1	3 2 1
喉頭侵入	3 2 1	3 2 1	3 2 1	3 2 1	3 2 1	3 2 1
誤嚥	3 2 1	3 2 1	3 2 1	3 2 1	3 2 1	3 2 1
通過経路	右 左 両	右 左 両	右 左 両	右 左 両	右 左 両	右 左 両
反射的なむせ	3 2 1	3 2 1	3 2 1	3 2 1	3 2 1	3 2 1
誤嚥物の喀出	3 2 1	3 2 1	3 2 1	3 2 1	3 2 1	3 2 1
喉頭蓋谷残留	3 2 1	3 2 1	3 2 1	3 2 1	3 2 1	3 2 1
梨状陥凹残留	右 左 両	右 左 両	右 左 両	右 左 両	右 左 両	右 左 両
	3 2 1	3 2 1	3 2 1	3 2 1	3 2 1	3 2 1
	右 左 両	右 左 両	右 左 両	右 左 両	右 左 両	右 左 両
食道残留	3 2 1	3 2 1	3 2 1	3 2 1	3 2 1	3 2 1
食道内逆流	3 2 1	3 2 1	3 2 1	3 2 1	3 2 1	3 2 1
胃食道逆流	3 2 1	3 2 1	3 2 1	3 2 1	3 2 1	3 2 1

コメント

（日本摂食嚥下リハビリテーション学会, 2014[34]）

評価項目としては，鼻腔や咽頭腔の衛生状態，発声時と嚥下時の軟口蓋，咽頭壁，喉頭の動きがあげられ，食品の種類や体位の角度に応じて評価を行う（**表9-13**）．

表 9-13　VE 評価用紙

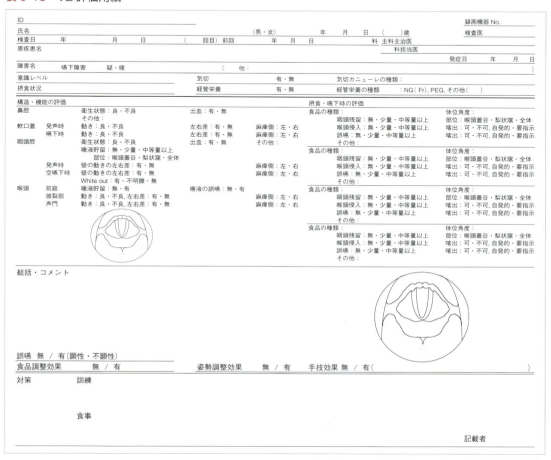

(日本摂食嚥下リハビリテーション学会，2013[35])

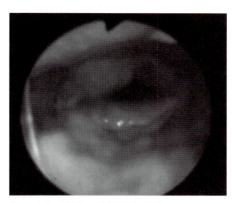

図 9-12　嚥下内視鏡検査画像

表 9-14　嚥下造影検査と嚥下内視鏡検査の比較

	嚥下造影検査	嚥下内視鏡検査
被曝	有	無
場所的制約	有	少
時間的制約	不利	有利
実際の摂食時評価	不可	可
準備期・口腔期の評価	可	不可（一部可）
咽頭期の評価	可	可（一部不可）
食道期の評価	可	不可

(日本摂食嚥下リハビリテーション学会，2013[35])

図 9-12 は嚥下内視鏡検査結果を静止画にした 1 シーンであり，この図からは「咽頭残留は中等度以上，喉頭侵入は少量」との評価が得られよう．

VF と VE にはそれぞれ特徴があるため，症例ごとに考慮し検査方法を選択する（**表 9-14**）[35]．可能であれば両者を組み合わせることで，より詳細な評価と適切な指導を行うことができる．

（佐藤光保・福井沙矢香）

CHAPTER 10

摂食嚥下リハビリテーションと口腔衛生管理

本章の要点 口腔衛生管理は，口腔細菌由来による感染予防に有用であることは広く知られている．特に健常者とは異なり，摂食嚥下障害を呈する患者は，低栄養のリスクが高まり，それに伴う抵抗力の減弱から誤嚥性肺炎の発症に直結することがある．また，経口で食物を摂取していない患者の口腔や咽頭は，プラークや歯石，食物残渣のような食物による汚染とは異なり，口腔内の動作が減少することで唾液の自発的な分泌が減少し，自浄作用が著しく低下する．それが口腔剥離上皮膜などの不要な上皮や，分泌物で構成される汚染物の堆積を増加させることにつながる．それらは，ブラッシングのような物理的な刷掃のみでは除去することが困難であり，歯科医師や歯科衛生士など歯科医療従事者による専門的な対応を要することがしばしばある．

本章では，摂食嚥下障害患者に対する口腔衛生管理を行ううえで，理解が必要な口腔内の評価方法と，手技について述べる．

I 口腔衛生管理の実際

1 口腔衛生管理実施前の評価

1 口腔以外の評価（全身・環境の評価）（図 10-1）

まず，座位や車椅子，あるいはベッド上など，どのような姿勢で口腔衛生管理を実施するか周囲の環境を確認することが必要である．また，意思疎通が可能な状態であるかを確認し，意志疎通が可能な場合は指示で動作を促すことになるが，不可能な場合は徒手的に開口等を促すことになる（図 10-2）．その際は，指を咬まれる可能性も考え，歯列上に指を置かないなどの注意をすることも必要である．また，口唇周囲や頰の過緊張の有無などを触診して判断すること（図 10-3）や，開口や開口保持の可否を確認し，開口量もどの程度あるかを評価するとよい（図 10-4）．

これらの情報は，口腔衛生管理を行う際，患者への配慮として必要となる．

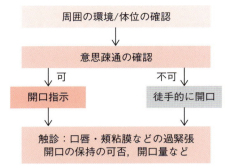

図 10-1　口腔外の評価

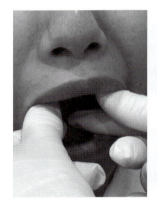

図 10-2　徒手的開口

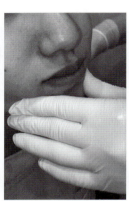

図 10-3　緊張確認

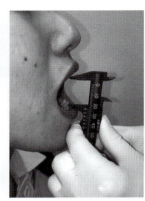

図 10-4　開口量の評価

2　口腔内の評価

1. 歯や義歯の評価

　残存する歯の本数や部位を確認後，歯の状態を確認する．歯の状態についてはう蝕の進行状況や残根歯，清掃性の悪い孤立した歯の有無などの確認が重要である．義歯については，適合状態や清掃状態の確認を行う．

2. 口腔粘膜の評価

　発赤や腫脹，出血，排膿の有無など歯周組織の状態や，舌苔の付着程度を観察し，粘膜全体の乾燥の有無等を確認する．また，歯の表面に限らず，口蓋や頬粘膜のプラークや口腔剝離上皮膜，痰などの汚染物の付着について評価する．

　口腔内の評価では，既存のアセスメントツールを使用することも有用である．現在は対象によって異なるアセスメントシートが開発されており，がん化学療法患者などの口腔粘膜を中心に評価を行う場合に使用されることが多いのは OAG（Oral Assessment Guide）[1-2]（**表 10-1**）や，改訂版の ROAG（Revised Oral Assessment Gide）[3]（**表 10-2**）である．また，施設入所中の要介護高齢者を対象に作成されたものが，OHAT（Oral Health Assessment Tool）[4-5]（**表 10-3**）である．OHAT では，清掃状況や義歯の状況についても評価が可能である．対象となる

表 10-1　Eilers Oral Assessment Guide（OAG）Eilers 口腔アセスメントガイド

監修：東京医科大学病院 歯科口腔外科 主任教授　近津大地　札幌市立大学 看護学部 講師 村松真澄

2011年6月作成

項目	アセスメントの手段	診査方法	状態とスコア 1	状態とスコア 2	状態とスコア 3
声	・聴く	・患者と会話する	正常	低い／かすれている	会話が困難／痛みを伴う
嚥下	・観察	・嚥下をしてもらう 咽頭反射テストのために舌圧子を舌の奥の方にやさしく当て押し下げる	正常な嚥下	嚥下時に痛みがある／嚥下が困難	嚥下ができない
口唇	・視診 ・触診	・組織を観察し，触ってみる	滑らかで，ピンク色で，潤いがある	乾燥している／ひび割れている	潰瘍がある／出血している
舌	・視診 ・触診	・組織に触り，状態を観察する	ピンク色で，潤いがあり，乳頭が明瞭	舌苔がある／乳頭が消失しテカリがある，発赤を伴うこともある	水疱がある／ひび割れている
唾液	・舌圧子	・舌圧子を口腔内に入れ，舌の中心部分と口腔底に触れる	水っぽくサラサラしている	粘性がある／ネバネバしている	唾液が見られない（乾燥している）
粘膜	・視診	・組織の状態を観察する	ピンク色で，潤いがある	発赤がある／被膜に覆われている（白みがかっている），潰瘍はない	潰瘍があり，出血を伴うこともある
歯肉	・視診 ・舌圧子	・舌圧子や綿棒の先端でやさしく組織を押す	ピンク色で，スティップリングがある（ひきしまっている）	浮腫があり，発赤を伴うこともある	自然出血がある／押すと出血する
歯と義歯	・視診	・歯の状態，または義歯の接触部分を観察する	清潔で，残渣がない	部分的に歯垢や残渣がある（歯がある場合，歯間など）	歯肉辺縁や義歯接触部全体に歯垢や残渣がある

Eilers J, Berger A, Petersen M. Development, testing, and application of the oral assessment guide. Oncol Nurs Forum 1988；15（3）：325-330. を改変．June Eilers，RN，PhD から翻訳および発行の許可を取得しています．

*「or」は，「／」で表現しています．

表 10-2　改訂版の ROAG（Revised Oral Assessment Gide）

カテゴリー	1度	2度	3度
声	正常	低い or かすれた	会話しづらい or 痛い
嚥下	正常な嚥下	痛い or 嚥下しにくい	嚥下不能
口唇	平滑でピンク	乾燥 or 亀裂 and/or 口角炎	潰瘍 or 出血
歯・義歯	きれい，食物残渣なし	1) 部分的に歯垢や食物残渣 2) むし歯や義歯の損傷	全般的に歯垢や食物残渣
粘膜	ピンク，で潤いあり	乾燥 and/or 赤，紫や白色への変化	著しい発赤 or 厚い白苔 出血の有無に関わらず 水疱や潰瘍
歯肉	ピンクで引き締まっている	浮腫性 and/or 発赤	手で圧迫しても容易に出血
舌	ピンクで，潤いがあり乳頭がある	乾燥，乳頭の消失 赤や白色への変化	非常に厚い白苔 水疱や潰瘍
唾液（口腔乾燥）	ミラーと粘膜との間に抵抗なし	抵抗が少しますが，ミラーが粘膜にくっつきそうにはならない	抵抗が明らかに増し，ミラーが粘膜にくっつく，あるいはくっつきそうになる

岸本裕充，塚本敦美：口腔ケアのアセスメントおよびケア方法概論（1）口腔のアセスメント．8020推進財団編，入院患者に対するオーラルマネジメント 8020 推進財団，東京，2008：12. より転載

表 10-3　Oral Health Assessment Tool 日本語版（OHAT）

(Chalmers JM et al., 2005 を日本語訳)

ID:　　　　氏名:				評価日：　　/　　/	
項目	0＝健全		1＝やや不良	2＝病的	スコア
口唇		正常，湿潤，ピンク	乾燥，ひび割れ，口角の発赤	腫脹や腫瘤，赤色斑，白色斑，潰瘍性出血 口角からの出血，潰瘍	
舌		正常，湿潤，ピンク	不整，亀裂，発赤 舌苔付着	赤色斑，白色斑，潰瘍，腫脹	
歯肉・粘膜		正常，湿潤，ピンク，出血なし	乾燥，光沢，粗糙，発赤 部分的な（1-6歯分）腫脹 義歯下の一部潰瘍	腫脹，出血（7歯分以上）歯の動揺，潰瘍 白色斑，発赤，圧痛	
唾液		湿潤 漿液性	乾燥，べたつく粘膜，少量の唾液 口渇感若干あり	赤く干からびた状態 唾液はほぼなし，粘性の高い唾液 口渇感あり	
残存歯 □有 □無		歯・歯根のう蝕または破折なし	3本以下のう蝕，歯の破折，残根，咬耗	4本以上のう蝕，歯の破折，残根 非常に強い咬耗 義歯使用なしで3本以下の残存歯	
義歯 □有 □無		正常 義歯，人工歯の破折なし 普通に装着できる状態	一部位の義歯，人工歯の破折 毎日1～2時間の装着のみ可能	二部位以上の義歯，人工歯の破折 義歯紛失，義歯不適合のため未装着 義歯接着剤が必要	
口腔清掃		口腔清掃状態良好 食渣，歯石，プラークなし	1～2部位に 食渣，歯石，プラークあり 若干口臭あり	多くの部位に 食渣，歯石，プラークあり 強い口臭あり	
歯痛		疼痛を示す言動的，身体的な兆候なし	疼痛を示す言動的な兆候あり：顔を引きつらせる，口唇を噛む 食事しない，攻撃的になる	疼痛を示す身体的な兆候あり：頬，歯肉の腫脹，歯の破折，潰瘍，歯肉下膿瘍，言動的な徴候もあり	
歯科受診　（　　要　・　不要　）					合計
再評価予定日＿＿＿／＿＿／					

日本語訳：藤田保健衛生大学医学部歯科 松尾浩一郎, with permission by The Iowa Geriatric Education Center
avairable for download：http://dentistryfujita-hu.jp/*revised aug*, 09, 2014

患者の状態や，他の職種と評価内容を共有することを考慮し，使用するアセスメントツールを選択するとよい．

2 姿勢調整

　摂食嚥下障害患者に口腔衛生管理を行う場合は，口腔清掃中の細菌を多く含んだ唾液が咽頭方向に垂れ込むことを防ぎ，誤嚥しないように姿勢調整を行うことが重要である．姿勢調整は，患者自身の負担が少ないように配慮することを大前提とし，体幹の安定が取れるように調整する．次に紹介するいずれの姿勢においても，ベッドの高さ等を調整し，実施者の負担を減らすことも必要である．

　また，体勢のみならず，頸部の角度にも配慮が必要である．下顎が挙上している状態だと，気道確保時と同様の姿勢となり，咽頭と気道がほぼ一直線となるため，咽頭方向に垂れ込んだものを非常に誤嚥しやすくなる（**図 10-5**）．そのため，頭部や頸部にまくらやクッション等を用いて下顎が挙上しないように調整する必要がある（**図 10-6**）．

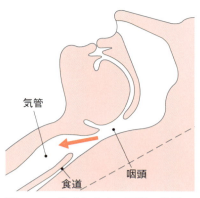

図 10-5 誤嚥しやすい下顎の位置
下顎が挙上している

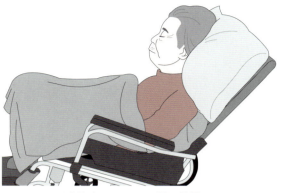

図 10-6 誤嚥防止のための下顎の位置

1 座位が取れる場合

椅子や車椅子に着席し座位で姿勢が安定する場合は、足底が床や車椅子のフットレストに着地していることを確認後、ずり落ちないように注意する（**図 10-7**）（**図 10-8 ①, ②**）。その際に、頸部が後屈しないように、安頭台の使用や、頭部を支えることに配慮する（**図 10-9, 10**）。

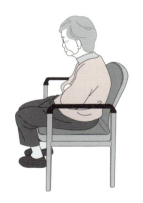

図 10-7 座位の足の位置

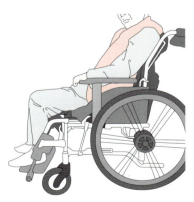

図 10-8 ① 車いす上の足の位置（よい例）

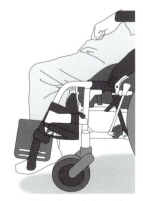

図 10-8 ② 車いす上の足の位置（悪い例）

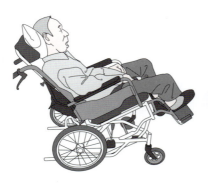

図10-9 安頭台
誤嚥しやすい下顎の位置にならないよう，頭部を支える目的で安頭台を使用する．車椅子にリクライニング機能がついている場合は，体の安定にも配慮しリクライニング機能を使用する．

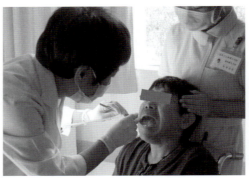

図10-10 頭部介助

2 座位が困難な場合

　日常臨床では，座位保持が困難な場合やベッド上での対応が必要な状況に遭遇することがある．ファーラー位は仰臥位から上半身を45度起こした状態（半座位）をいう．セミファーラー位（**図10-11**）は上半身を15〜30度起こした状態のことであり，全身状態によって上体を起こすことが困難なときは，頭部を側方に傾け唾液などが口腔内の片側に貯留するように調整する（**図10-12**）．さらに頸部の可動に支障がある場合は側臥位にして行う（**図10-13**）．

1．麻痺がある場合
　麻痺側は感覚が乏しいため，健側が下になるような姿勢に調整する．

2．実施者の立ち位置
　右利きの場合は患者の右側，左利きの場合は患者の左側に立つと，利き手で道具を操作しながら，反対の手で粘膜の圧排や頭部の固定が行いやすくなる（**図10-14**）．

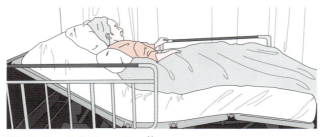

図10-11 セミファーラー位

184

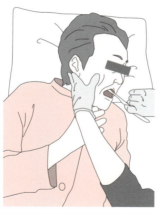
図 10-12 頸部を側方に傾けて口腔内の片側に貯留させる

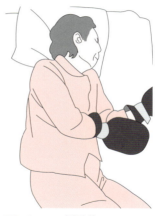
図 10-13 側臥位

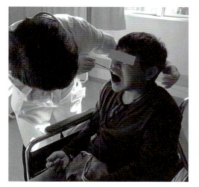
図 10-14 ケア実施者の立ち位置

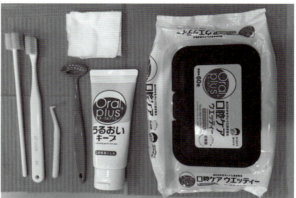
図 10-15 ケア時の準備物

3 口腔衛生管理の方法

　最初に使用する物品を準備する．ミラー，ピンセット等の歯科器材の基本セット以外に，歯ブラシ，スポンジブラシ，歯間ブラシやガーゼ等を用意する．また，口腔乾燥がある場合は口腔保湿剤を用意する（**図 10-15**）．

　口腔衛生管理の手順を示す（**図 10-16**）．

　嚥下障害のある患者では，極力水分を使用しないように配慮する．まず，口腔保湿剤を手の甲に 10 円玉大に出し，ダマにならないように伸ばす（**図 10-17**）．

　その後，口唇に口腔保湿剤を塗布し，粘膜の保湿を行う．口唇・口角から，なじませるように塗布し，続けて口蓋・頬粘膜・舌上など乾燥している部分や乾燥した口腔剥離上皮膜，痰の上に塗布する（**図 10-18**）．

　乾燥した口腔剥離上皮膜や痰が口腔保湿剤によって加湿され，軟化されるには，5〜10 分程度要するため，その間に歯のブラッシングを行う．

1 保湿剤を手の甲で伸ばす（図10-17）

2 口唇・口腔内の粘膜を口腔保湿剤で保湿する

3 乾燥した口腔剝離上皮膜や痰を口腔保湿剤で加湿する（図10-18）

4 歯をブラッシングする（図10-19, 20, 21）

5 （口腔保湿剤塗布から5〜10分後）軟化した口腔剝離上皮膜や痰を除去する（図10-22）

6 含嗽，あるいは拭き取りをする（図10-24）

7 乾燥が強い場合は，口腔保湿剤を粘膜に塗布して終了する

図 10-16　ケア時の手順

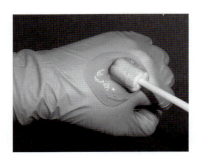

図 10-17　保湿剤を手の甲で伸ばす

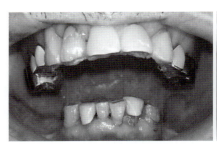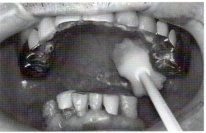

図 10-18　乾燥した口腔剝離上皮膜や痰を口腔保湿剤で加湿する

　ブラッシング操作は健常者への方法と同様である．乾燥した口腔剝離上皮膜や痰は，歯間部などの溝にも停滞するため，歯ブラシや歯間ブラシ等で取り除いていく（図10-19, 20）．ブラッシング中に貯留する汚染された唾液や分泌物は，適宜口腔内の吸引や水分を含ませていないスポンジブラシ，あるいはガーゼ等で吸水する．吸引付き歯ブラシの使用もよい（図10-21）．
　ブラッシング後は，口腔保湿剤によって軟化された口腔剝離上皮膜や痰を除去

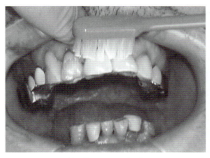

図 10-19 歯ブラシを左右に細かく動かす
歯ブラシは歯間に入りやすい形状で、"ふつう〜やわらかめ"を選択

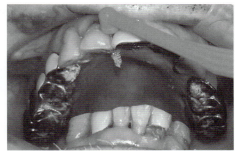

図 10-20 歯間ブラシによる清掃

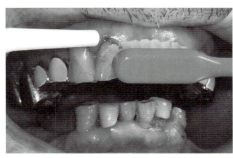

図 10-21 吸引付き歯ブラシ

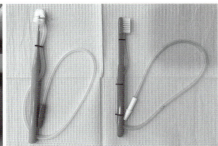

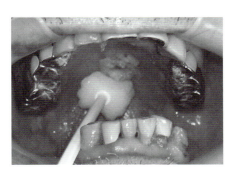

図 10-22 口腔剥離上皮膜の痰の除去

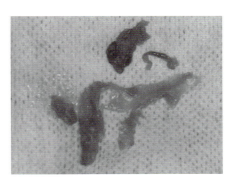

図 10-23 除去した口腔剥離上皮膜

する（図 10-22）．粘膜上の付着物のためスポンジブラシ，口腔用綿棒など接触した際に刺激が弱いもので，口腔内の奥側から手前方向に絡め取るように除去する．舌の上は，舌ブラシを用いて舌の後方から前方へなでるように操作する（図 10-23）．乾燥した口腔剥離上皮膜や痰は，十分に軟化されていないと剝がす際に粘膜ごと剝離され，出血を起こすことがある．また，過度な力をかけて粘膜のケアを行うと，擦過傷や粘膜損傷を起こすこともあるため，注意が必要である．

　口腔衛生管理では，ブラッシングにより歯周ポケット内の細菌が口腔内に掻き出されるため，ケア後に口腔内に散乱した汚染物を回収する必要がある[6]．特に

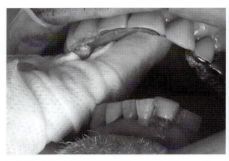 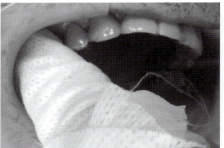

図 10-24 口腔清拭用ウェットティッシュを用いた方法

誤嚥性肺炎のリスクが高い患者には，ブラッシング後に汚染物の回収を行い終了することが重要である．

含嗽が可能な場合は，含嗽を行い，汚染物を口腔外へ排出する．

含嗽ができない場合，誤嚥するリスクが高い場合は口腔清拭用ウェットティッシュを用いて，歯の表面や口蓋，頰粘膜，舌などを拭き取っていく（**図 10-24**）．口腔清拭用ウェットティッシュを示指に巻きつけ，口腔の後方から前方に拭き取る．歯肉頰移行部や舌下部は汚染物が停滞しやすいため，しっかりと拭き取る必要がある．

乾燥が強い場合は，最後に口腔保湿剤を口唇や口腔粘膜にうすく塗布して終了する．

4 口腔衛生管理中のリスク管理

口腔衛生管理を行ううえでは，口腔清掃中に汚染した唾液や貯留物が咽頭に垂れ込むことや，それによって誤嚥しないように配慮する必要がある．

そのために重要なのは，前述している体勢を整えることや頸部の角度を調整する姿勢調整である．また，口腔清掃中に口腔内や咽頭に流れた汚染物を吸引することも効果的である（**図 10-25**）．口腔清掃中は口腔内に貯留したものを吸引していく．口腔清掃後は，咽頭から明らかな咳嗽様の異常音が聞き取れる場合や頸部聴診で湿性音が確認される場合は咽頭吸引を行う．

また，吸引器を使用しない場合は，吸水が可能なもの（乾いたガーゼ，口腔清拭用ウェットティッシュ，スポンジブラシ等）を利用し，貯留する唾液や分泌物を吸水させる．

1 開口保持困難な場合

口腔周囲の緊張が強い場合は，口腔衛生管理を実施する前に頸部や顔面，口腔周囲の筋肉をほぐすようにマッサージを行うことや，筋肉を伸展してリラクゼー

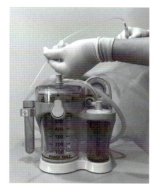

図 10-25 吸引器

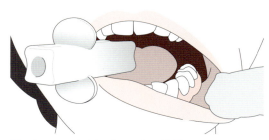

図 10-26 バイトブロックの使用

ションを促す.

　開口することに非協力的な場合はアングルワイダーを装着し，頰粘膜を圧排した状態にすることや，バイトブロックなどの開口保持器具を使用し対応する（**図10-26**）．開口保持器具を使用する場合は，器具を留置する部位に動揺歯がないことを確認し，歯の脱落に注意する．また，サイズが小さいバイトブロックは誤飲に注意する必要があるため，バイトブロック自体に牽引糸をつけるなどの配慮をする.

2　出血が多い場合

　全身状態が悪化し，出血傾向にある場合や薬剤による易出血性がある場合は，軽度の接触でも滲出性の出血を認めることがある．出血部位が確認できる場合は，その部位の接触を避ける．積極的な清掃は歯の表面などの硬組織に限局し，粘膜は刺激を極力減らすため，スポンジブラシや綿棒，綿球などをやさしくあて，決して擦過しないように操作する（**図 10-27**）．

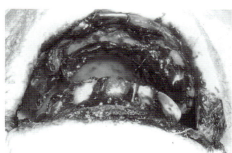

① 血性汚染された口腔内の様子

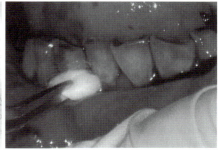

② 歯の表面（硬組織）を中心にスポンジや綿球など接触刺激が加わらないもので清拭する

図 10-27 出血が多い場合の口腔衛生管理

3 口腔粘膜炎がある場合

　粘膜炎が出現している部位は自発痛や強い接触痛を伴うため，歯ブラシなどで同部に直接触れないように口腔衛生管理を実施する．化学療法や放射線治療による粘膜炎で，強い痛みを伴う場合は，表面麻酔薬を含んだ含嗽薬を使用した後に，粘膜への接触に注意しながら歯の表面を中心に実施する．

（渡邉理沙・佐藤陽子）

4 口腔がん患者の場合

1. 実施例①（図10-28）

　上顎右側の歯肉癌を摘出後，顎義歯を装着した症例である（図10-28①）．顎義歯を外すと顎欠損部の粘膜に鼻汁や痂皮の付着物が強固に張り付いている（図10-28②，矢印）．清掃時には顎欠損部の不潔になりやすい複雑な形態部位の観察も重要である．綿球などを鼻腔や咽頭に落下させないようにペアンで把持し（図10-28③），保湿剤を塗布しながら痂皮を軟化させ，粘膜を傷つけないように清拭を行う．あるいはスポンジブラシ（図10-28④）などを用いて付着物を除去する（図10-28⑤）．

2. 実施例②（図10-29）

　下顎右側の歯肉癌に対し下顎区域切除を行った症例である．右側の頸部リンパ節を郭清し，大胸筋皮弁よる再建が行われた．術後に化学放射線療法が施行されている．皮弁（図10-29①，楕円）の移植された口腔内をスポンジブラシで清掃する（図10-29②）．皮弁接合部は陥凹によりプラークや食物残渣が停滞しやすい．本症例では舌可動域の減少により，皮弁の舌側縁付近に食物残渣が多く停滞していた．術後，皮弁接合部が複雑な形態となり，セルフケアが困難となる場合が多い．また，皮弁のみならず皮弁周囲の健常組織にも感覚麻痺が生じることが多いため，患者に鏡を注視させ，不衛生な部位を明示しながら口腔清掃指導を行うことは，セルフケアを獲得させるためにきわめて重要である．スポンジブラシや軟毛タフトブラシなどを用いて，皮弁や粘膜に傷をつけないように形態に合わせたていねいな口腔衛生管理を行う（図10-29③，④）．

　照射部位によるが，化学放射線療法施行後の患者は，口腔乾燥および自浄作用低下による歯面の脱灰やう蝕が起こりやすい（図10-29⑤）．アドヒアランスの向上に努め，術後のセルフケアを継続させるとともに，口腔内の観察と口腔衛生管理を定期的に行うことが重要であり，口腔乾燥には保湿剤などを用いた対応も必須となる．

⦿ **アドヒアランス**
患者自身が主体性をもって治療方針の決定に関わり，積極的に治療に参加，継続し，医療従事者とともに患者自ら行動すること．

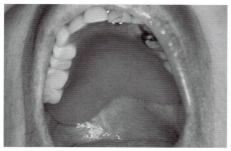
①顎義歯装着時

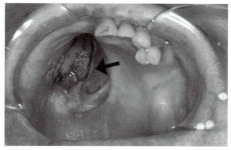
②上顎右側の顎欠損部

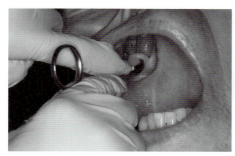
③ペアンで把持した綿球による清掃
清掃部を正確に捉えるためペアン先端部を指で把持

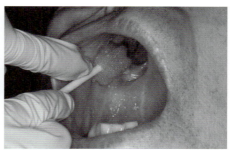
④スポンジブラシによる清掃

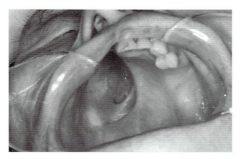
⑤清掃により痂皮が除去された顎欠損部

図10-28 顎欠損部の清掃

3．実施例③（図10-30）

　中咽頭癌に対して化学放射線療法を施行した症例である．放射線照射60回72.0 Gyが計画され，27回32.4 Gy照射時点で咽頭部に粘膜炎が認められた（**図10-30①**）．また，化学療法開始後20日目には舌側縁に舌炎が生じている（**図10-30②**）．頭頸部癌に対する化学放射線療法では，ほとんどの例において口腔粘膜に有害事象が起こることが予想される．粘膜炎が咽頭部に及ぶと，疼痛により嚥下機能が低下することも少なくない．そのため，治療開始前からの歯科介入が望ましく，アドヒアランス向上とセルフケアの指導および定期的な口腔衛生管理が重要である．

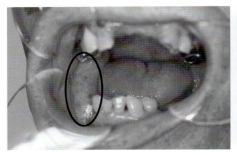
①移植された皮弁

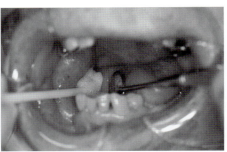
②スポンジブラシを用いた清掃

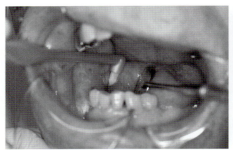
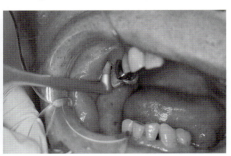
③④軟毛タフトブラシを用いた口腔衛生管理

⑤脱灰とう蝕

図 10-29　皮弁移植と放射線療法を施行した症例

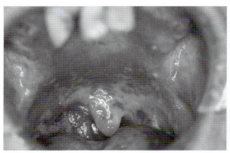
①放射線を 27 回 32.4 Gy 照射した咽頭部

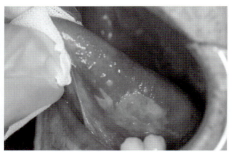
②化学療法開始後 20 日目の舌側縁の舌炎の粘膜炎

図 10-30　化学放射線療法を施行した症例の口腔粘膜

4. 実施例④（図 10-31）

　左側舌癌に対して舌亜全摘が行われ，腹直筋皮弁により再建された症例である．舌亜全摘後の皮弁は可動性が乏しく，舌が口蓋へ接触するのが困難となる．そのため皮弁に唾液や食物が停滞し，不潔になりやすい（矢印）．

5. 誤嚥防止のための姿勢と工夫

　明らかな誤嚥が疑われるような場合には，清掃時の水分・唾液の誤嚥防止のため座位姿勢で清掃を実施する．このとき，頭頸部の後傾を避けるためにヘッドレストの角度を調整する（図 10-32）．また，清掃時に用いる水分使用量をできるだけ少なくするとともに，吸引や排唾管以外にガーゼなどを用いて，清掃中の水分の垂れ込みを防止する（図 10-33）．

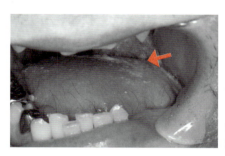

図 10-31　舌亜全摘後の皮弁に停滞した唾液や食物残渣

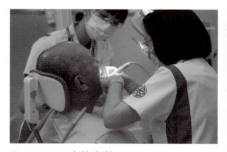

図 10-32　座位姿勢

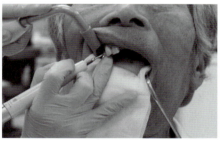

図 10-33　水分の垂れ込み防止

（木村有子）

CHAPTER 11

摂食嚥下訓練

本章の要点　摂食嚥下障害に対する訓練には，飲食物を使わない基礎訓練と飲食物を使用したり，実際の食事場面で行う摂食訓練がある．これらの実施にあたっては，対象者の摂食嚥下機能を把握し，全身状態や訓練に対する理解と協力の可否，ADL，生活環境の情報を十分に把握して実施する．また到達目標を明確にし，訓練の実施に伴い評価を行いながら，随時変更や継続を考えなら行うことが必要である．

- 基礎訓練と摂食訓練の種類と内容を説明できる
- 摂食嚥下障害に対応した訓練の内容を説明できる

I 摂食嚥下障害に対する訓練計画立案

1 摂食嚥下障害に対する訓練の考え方

　摂食嚥下障害（児）者（以下，摂食嚥下障害者）が経口摂取に移行する可能性がある，食形態の変更が望める，摂食機能の次の段階が出現しはじめた，などの様子が見られた場合，窒息，脱水，低栄養，誤嚥性肺炎のリスク管理を行いながら，慎重に関連職種により対応を進めていくこととなる．

　摂食嚥下障害者への対応には，大別して口腔衛生管理，摂食嚥下訓練，代償的手法，栄養管理，医学的管理がある[1]（**図 11-1**）．特に，口腔衛生管理は，誤嚥性肺炎の発症率を低下させることが報告[2]されている．さらに，日常の口腔ケアによって口腔機能の賦活化や感覚の導入など，訓練実施前に口腔清掃を行うことで覚醒を良好にし，肺炎のリスクを低下させる効果も期待できる．

　摂食嚥下訓練には基礎訓練（間接訓練）（p.203）と摂食訓練（直接訓練）（p.216）があるが，実施に際しては，単に実施するのではなく根拠に基づいた訓練の立案を行わなければならない．訓練の立案は，評価・診断（医師や歯科医師）に基づき問題点を明らかにすることから始まる．評価の内容は，問診，フィジカルアセスメント，摂食の外部観察評価，スクリーニング検査，時には診断機器による結果などがある．これらの評価を集約し，どのように介入するのか，どの職種が関わるのか，患者の周囲にどの程度のマンパワーがあるのかなどを含めて訓練内容を決定していく．また，訓練の実施場所は，在宅や施設，病院などさまざまであ

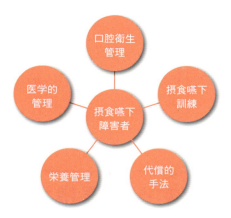

図 11-1　摂食嚥下障害者への主な対応

り，関連職種とのチームアプローチが前提となるので，情報を共有しながら実施していくことが重要である．

2　摂食嚥下障害に対する訓練計画の立案

　摂食嚥下障害者にとってリハビリテーションの目標は，誤嚥なく経口摂取を獲得していくことであり，発達期の摂食嚥下障害者にとっては，前者に加えて咀嚼や自食を獲得（ハビリテーション）していくことである．
　この目標を達成するためには，摂食嚥下障害者に対して大きくは「観察・評価」，「問題の明確化」，「訓練計画立案（短期・長期目標）」を専門職の視点で設定し，ゴールに向けて訓練指導を実施していく必要がある（図 11-2）[3]．
　訓練の計画は，患者や保護者などから得られた情報と専門職によるさまざまな観察・評価および医師・歯科医師による診断に基づいて立案していく．訓練の計画立案においては，いくつもの訓練を組み合わせて行うこともあるが，重要なの

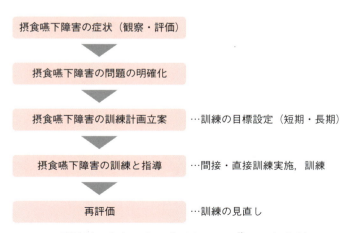

図 11-2　訓練計画立案の流れ（江川，2017[3]）を一部改変

は，どこに摂食嚥下障害をもたらす原因があるのかを明確にしたうえで，その原因を改善するのに有効な訓練を選択することである．そのためには，個々の訓練の対象者，訓練の目的，実施方法などをしっかり把握しておく必要がある．さらに，一定期間実施したら訓練の効果を再評価し，その結果に基づいて訓練の継続や見直しを行う．

（水上美樹）

Ⅱ 摂食嚥下障害に対する食事指導

食事指導を行う際に注意しなければならないポイントは，摂食嚥下障害の程度に合わせた食形態を選択することである．食形態が合っていないと必要な食事量が取れず低栄養や脱水を起こすことがある．また，誤嚥や窒息などの危険性も高くなる．安全に栄養を摂るためには，摂食嚥下機能に応じた食形態を考慮し，食事の環境を整える必要がある．

1 摂食嚥下障害児・者に用いられている食形態の分類

現在，摂食嚥下障害児・者に用いられている食形態の分類はいくつかある．地域包括ケアが進められている中で，食事に関する連携や食支援をスムーズに行うためには，これらの分類を把握しておく必要がある．詳細はそれぞれの分類のホームページ等を参照することが望ましい．

1. 小児・発達期障害児向け

1）授乳・離乳の支援ガイド

厚生労働省が2007年に発表したものである．そのねらいは，①授乳・離乳を通して，母子の健康の維持とともに，親子の関わりが健やかに形成されることを重要視し，②乳汁や離乳食といった「もの」にのみ目が向けられるのではなく，一人ひとりの子供の成長・発達を尊重する支援を基本とするとともに，③妊産婦や子供に関わる保健医療従事者において，望ましい支援のあり方に関する基本的事項の共有化を図り，④授乳・離乳への支援が，健やかな親子関係の形成や子供の健やかな成長・発達のための支援としてより多くの場で展開されることである．発表から10年以上が経過するなかで，科学的知見の集積，育児環境や就業状況の変化，母子保健施策の充実等，授乳及び離乳を取り巻く社会環境等の変化がみられたことから，2019年に改定版が発表された[1]．健常児を対象としたガイドであるが，摂食嚥下障害児への食事指導を行ううえで内容を把握しておく必要がある．

2）発達期摂食嚥下障害児（者）のための嚥下調整食分類 2018[2]

　発達期に摂食嚥下機能に障害のある者を対象とし，日本摂食嚥下リハビリテーション学会の医療検討委員会が作成したものである．嚥下調整食の名称と形態を一致させることにより，医療・保健・教育・福祉領域での同じ名称・形態の食事提供に寄与するとともに，チーム対応と障害児（者）へのシームレスな支援に貢献することを目的として，食事および液状食品について段階分類している（詳細は日本摂食嚥下リハビリテーション学会HP[3]を参照のこと）．

2．成人期（中途障害）・老年期向け

1）ユニバーサルデザインフード（UDF）

　日本介護食品協議会がおもに咀嚼困難な者に向けた食品分類である．硬さや粘度に応じて4段階に区分され，各区分に分類される商品にユニバーサルデザインフードロゴマークを表示し市販している．物性規格により，「容易にかめる」，「歯ぐきでつぶせる」，「舌でつぶせる」，「かまなくてよい」の4つに区分されている．

2）嚥下食ピラミッド

　聖隷三方原病院で使用されていた嚥下食基準をもとに，硬さ，付着性，凝集性を客観的に数値化して，普通食から嚥下訓練食までの6段階のレベルに分類したものである．この分類は，おもに脳血管障害の患者を対象としており，急性期病院で広く使用されている．

3）特別用途食品えん下困難者用食品

　「特別用途食品」とは，乳幼児の発育や病者の健康の保持・回復という特別な用途に適したものとして，消費者庁が許可した食品のことをいう．「えん下困難者用食品」とは，嚥下困難な者が簡単に嚥下でき，誤嚥や窒息を防ぐことを目的とした食品のことをいう．硬さ，付着性，凝集性の規格に基づいてその適合性を審査し，Ⅰ～Ⅲの3段階に分類されている．

4）日本摂食嚥下リハビリテーション学会嚥下調整食分類 2021（学会分類 2021）[4]

　日本摂食嚥下リハビリテーション学会の医療検討委員会が作成したものである．この学会分類 2021 は，国内の病院・施設・在宅医療および福祉関係者が共通して使用できることを目的とし，食事（嚥下調整食）およびとろみについて段階分類をしている．おもに成人の中途障害による嚥下障害症例に対応できるよう作成されたものである（p.104 も参照）．ユニバーサルデザインフード，嚥下食ピラミッド，特別用途食品えん下困難者用食品など，他の分類との対応も考慮されている（詳細は日本摂食嚥下リハビリテーション学会HP[5]を参照のこと）．

5）スマイルケア食

　農林水産省が，介護食品とよばれてきた食品の範囲を整理し，「スマイルケア食」と名称をつけ分類したものである．摂食嚥下機能に問題はないものの健康維持上栄養補給が必要な者向けの食品に青マーク，咀嚼困難な者向けの食品に黄マーク，嚥下困難な者向けの食品に赤マークを表示し，黄マーク，赤マークはそれぞれいくつかの形態に分類されている（詳細は農林水産省HP[6]を参照のこと）．

2　食事指導のポイント

食事指導の際には食事場面の観察を十分に行い評価したうえで，適切な食環境，食内容を整える必要がある．安全に食事をするための環境づくりをすることが食支援につながる．食事指導のポイントを以下に示す．

1. 食事をするための準備

摂食嚥下障害がある場合は，誤嚥や窒息をする可能性を考慮する必要があるため，しっかり覚醒していることを確認する．食前に口腔ケアを行うことは，唾液の分泌を促進させ，口腔内の感度を高め，口腔周囲筋の準備運動となる．また，口腔内が不潔だと細菌が増殖し，その細菌を食物や唾液とともに誤嚥した場合，誤嚥性肺炎になる可能性があるため，食前の口腔ケアは重要である．

2. 食事の環境調整

場所や周囲の人の配慮など，リラックスしながら集中して食事ができる環境にする．大勢で食事をすることを好む場合や逆に個室で静かにゆっくりと食事をすることを好むなど，食事がしやすい環境は対象者によって異なる．食事を苦しい訓練にしないためにも，対象者の思いや状況を把握し適切な食事の環境を整える．

3. 食事時の姿勢

姿勢は食事時だけでなく，口腔ケアや基礎訓練（間接訓練），摂食訓練（直接訓練）を行う際にもきわめて重要なポイントになる．姿勢が摂食嚥下機能に及ぼす影響は大きく，体幹を安定させ，全身の筋肉が異常に緊張しないような姿勢を整える．体幹の安定によって頭頸部の支持が得られやすい．また，体幹と上肢の関係も同様であり，体幹の安定により上肢のスムーズな運動を引き出しやすい．さらに体幹の安定は呼吸状態も整える．姿勢調整の中でも頭頸部の角度を調整することが誤嚥しにくい姿勢にするために重要である．

安全に食事をするために，姿勢やテーブルの高さ，位置などを調整する．

1）座位（椅子や車椅子）（図11-3）

・椅子に深く腰かけ，股関節，膝関節の角度を90°にする

・足底は床にしっかりつける（床に届かない場合は台などを置く）

・頸部をやや前屈にする

2）リクライニング位（ベッド）（図11-4）

・対象者の状態に合わせて，30～60°リクライニングする．リクライニング位30°では，自力摂取が困難なため介助が必要となる

・頭部に枕などを入れて安定させ，頸部をやや前屈する．頸部の角度の目安として，口を開けたときに舌背面と床が平行になるようにする

・膝関節を90°にする（空間ができてしまう場合はクッションなどを入れる）

・足底に枕やクッションなどを置き安定させる

・片側に傾いてしまう場合は傾く側にクッションなどを入れる

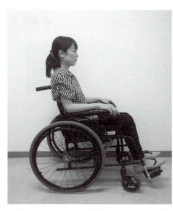
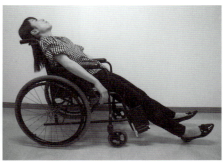

図 11-3　座位の例．左：良い姿勢，右：悪い姿勢

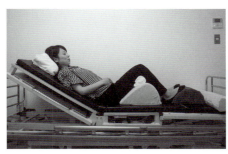
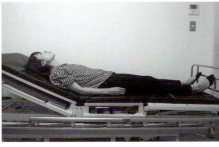

図 11-4　リクライニング位の例．左：良い姿勢，右：悪い姿勢

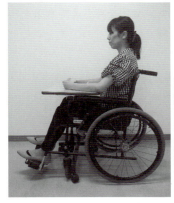
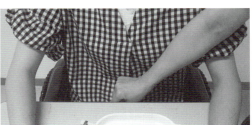

図 11-5　食事時のテーブルの調整．左：テーブルの高さ，右：テーブルとの距離

3）食事時のテーブルの調整（図 11-5）

　座位での食事でテーブルを用いる場合は，高さや位置を調整することも重要なポイントである．
・高さは肘を乗せて肘関節が 90°程度になるようにする
・テーブルとの距離は握りこぶし 1 個分程度にする

4．食器・食具の選択

　上肢や手指の機能，口腔への取り込みの機能などを考慮して，適切な食器・食

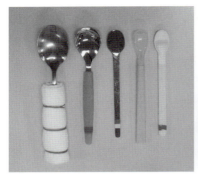

図11-6 スプーンの一例

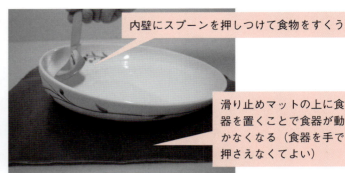

図11-7 食器（皿）の一例

具を選択することが安全な食事をすることにつながる．色や素材などの工夫も食べる意欲につながる．

1）スプーン（図11-6）

一口量に見合ったボール部の大きさのものを選択する．捕食機能が弱い場合，ボール部が深いものだと食物を取り込みにくくなるため，浅いものや平たいものを選択する．また，手指の機能が弱い場合は，柄の部分を太くすると持ちやすくなる．

2）皿（図11-7）

片麻痺などで片方の手しか使えない場合，取りこぼすことなくスムーズに食器からすくうことが難しいことがある．内壁がある皿はスプーンを内壁に押しつけて食物をすくうことができる．また，食器を押さえて食事をすることができない場合は，滑り止めマットの上に食器を置くなどの工夫をするとよい．

3）コップ（図11-8，9）

通常のコップを使用すると頸部を後屈するため，誤嚥するリスクが高くなる．コップの縁を切ることで，鼻に当たらず頸部の過伸展を防ぐことができる．また，上唇の介助が必要な場合もカットしたコップは使いやすい．Uコップ®などの市販品もあるが，紙コップをカットして簡単に作ることも可能である．コップの縁は薄いほうが口唇を閉鎖しやすく漏れにくい．

5．食形態（物性，温度，味）

摂食嚥下障害の程度や摂食嚥下機能に適した食形態であるかを確認し，合っていない場合は，適した食形態を提案する．評価に基づき，機能を上げる，食思を上げる，など目的をもち，ペースト状にする，とろみをつける，など工夫する．

6．介助者の状況（図11-10）

介助者の位置や姿勢，一口量や口へ運ぶペースなど，食事介助の状況を把握し適切な介助方法を指導する．

7．食事にかかる時間，食事中・食後の状況

摂食嚥下障害があると，機能障害や疲労のため食事時間が長くかかってしまうことがある．食べられないものを残す，食事中や食事後のむせが多くなる，食事

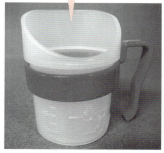

図 11-8 カットコップの一例

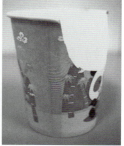

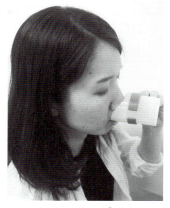

図 11-9 Uコップ®の使用
鼻に当たらず頸部の過伸展を防ぐ

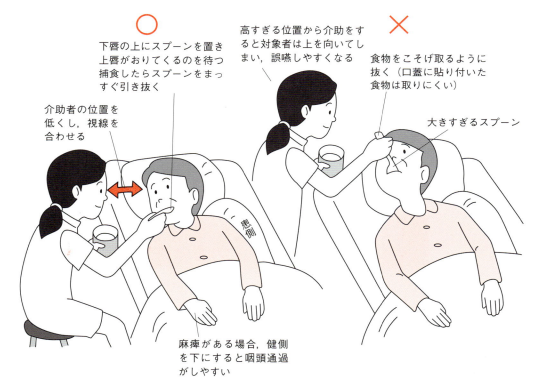

図 11-10 食事介助の方法
左：良い介助　右：悪い介助

(才藤ほか, 1996[7] より改変)

をして疲れるなどがある場合は，再評価のうえ，食形態の変更や少量での栄養確保可能な補助食品の利用などの対応をする．また，食後すぐに寝かせると胃食道逆流が生じることもあるので，しばらくは起こしておく．食後には口腔清掃を必ず行い食物残渣を取り除き，口腔内を清潔にすることも必要となる．

(柴田由美)

Ⅲ 各病態に対する訓練法とその選択

1 摂食嚥下障害に対する訓練

　前述のように訓練は，大別して食物を用いない基礎訓練（間接訓練）と食物を用いる摂食訓練（直接訓練）に分けられる．さらに，訓練法には以下の4つの刺激法があり，図11-11に示すとおり，右に向かうほど訓練の効果が高くなる[1]．
(1) 受動的刺激法：対象者の協力が得られず，介助者が全面的に実施するもの．意思の疎通が取れない患者にも実施できるので対象者の幅は広い．
(2) 半能動的刺激法：対象者ができる部分はできるだけ実施してもらい，実施不可能な部分のみを介助者が補う．
(3) 能動的刺激法：対象者自身が介助者の指示に従い，全面的に自身で訓練を行う．
(4) 抵抗法：介助者の加える力に対して対象者は，その力に抵抗することでより一層筋力を高める．

　ここでいう介助者とは指導者であり，自宅や施設などで実施する場合には，保護者や施設職員など訓練指導を専門職より受けた者をいう．

　基礎訓練（間接訓練）は，経口摂取をしていなくても今後の経口摂取開始に向

①受動的刺激法　②半能動的刺激法　③能動的刺激法　④抵抗法

図11-11　訓練の構成

COLUMN

非侵襲的刺激による訓練

　近年では，非侵襲的刺激による嚥下障害の訓練として，電気刺激療法や非侵襲的脳刺激法などが紹介されている[2]．両者とも電気や磁気の刺激によって効果を期待するものであるが，まだエビデンスが乏しい部分もあり今後の報告に期待するものである．

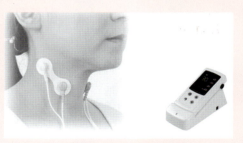

ジェントルスティム®（電気刺激療法）

けて実施可能であることから，対象者は重度の患者も含まれ広範囲である．また，摂食訓練（直接訓練）と併用して実施することも臨床現場ではよくある．

　一方，摂食訓練は食物を用いて摂食嚥下機能の獲得，維持・向上を目指すため，誤嚥のリスクを考えながら訓練の計画立案と指導を行わなければならない．そのために，姿勢，食物（水分を含む）の物性や形態，一口量，ペーシング，食器・食具，介助方法などを考慮して対象者の経口摂取に最適な条件を整えてから実施する．特に，嚥下訓練を実施するにあたっては，咀嚼や嚥下に必要な歯と咬合があるか，口腔内の衛生状態が清潔に保たれているかも誤嚥リスクの低下と訓練の効果を高めることにつながる．

（水上美樹）

2　基礎訓練（間接訓練）の選択と実施 （表11-1)[3]

　基礎訓練（間接訓練）は，食物を用いずに，阻害された摂食嚥下器官にアプローチするものである．機能障害となっている原因を十分に評価し，その評価に基づいた適切な訓練法・訓練量・介助者を選択することが重要である．摂食訓練（直接訓練）に比べて誤嚥のリスクは少なく経口摂取を行っていない者にも実施可能であるが，訓練によっては認知能力や理解力に乏しい者には実施困難なものもあるので，実施あるいは受容可能な訓練を選択する．

　実施に際しては，体調の急変などがあるので訓練前に全身状態や口腔内の状態を確認し，誤嚥による肺炎のリスクを軽減するために口腔内を清潔にしてから実施することが望ましい．訓練実施前に口腔内を清潔にすることは，口腔内に刺激が入るため意識の覚醒を高めることにもつながる．

　いずれの訓練も回数や負荷量は，対象者の理解度や耐久性に応じて決める．

1　嚥下体操 [4]

【目的】食前の準備運動として，覚醒を促すとともに，摂食嚥下に関わる筋のリラクゼーション効果がある．

【対象】嚥下障害を有する者全般．頸部の疾患やめまいがある場合は注意する．

【方法】能動的刺激法であるが，実施困難な場合には介助者が補助する場合もある．実施するタイミングは，食前に次の①〜⑨（図11-12）の順に行うことが望ましいが，困難な場合には対象者の状態に合わせて組み合わせや方法を工夫する．

　①口をすぼめ深呼吸する．②首を前屈，側屈，回旋する．③肩を上下に動かす．④口を開ける，閉じる．⑤口唇を横に引く，突き出す．⑥頬を膨らませる，すぼめる．⑦舌を出して上下に動かす．⑧舌を出して左右に動かす．⑨ /pa/・/ta/・/ka/ の発音訓練を行う．⑩口をすぼめ深呼吸をする．

表 11-1　摂食嚥下障害に対する訓練法（基礎訓練（間接訓練）の一例）
※各手技の出典は省略

基礎訓練（間接訓練）		
	目　　的	訓　練　法
1）認知期 （先行期） 準備期 （咀嚼期） 口腔期	過敏除去	脱感作
	舌・口腔周囲筋の ROM（range of motion）拡大・筋力増強	口唇訓練，頬訓練，舌訓練
	言語療法（構音障害の訓練に準拠）	口唇音；パ・バ・マ行，舌尖音；タ行・ダ・ナ行，奥舌音；カ・ガ行音によるフィードバックがしやすいという利点
	口腔内の感覚導入 嚥下促通	ガムラビング（歯肉マッサージ），喉のアイスマッサージ，氷なめ訓練
	舌送り込みの強化	effortful swallow*
2）咽頭期 （*は嚥下 運動有り）	口腔期の確立	1）の訓練による
	頭頸部の ROM 拡大	頸部可動域訓練
	咽頭反射惹起の促通	冷圧刺激（thermal tactile stimulation）*
		嚥下の意識化（think swallow）*
	鼻咽腔閉鎖の強化	軟口蓋挙上訓練（自動介助, pushing exercise など），ブローイング，palatal lift（軟口蓋挙上装置）を使用しての嚥下* （自動介助：重力に対して自分で動かす事ができない場合行う．デンタルミラーや舌圧子で軟口蓋を後上方に押し上げる．）
	喉頭閉鎖の強化	声帯内転訓練（pushing exercise/pulling exercise など）
		嚥下パターン訓練（supraglottic swallow）*
		強い息こらえ嚥下法（喉頭閉鎖嚥下法）（super-supraglottic swallow）*
	喉頭挙上の強化と食道入口部の開大	メンデルソン手技（Mendelsohn maneuver）*
		頭部挙上訓練（Shaker exercise）
	食道入口部の開大	バルーン拡張法（方法によって*）
	咽頭収縮の強化	前方保持嚥下訓練（tongue-hold swallow, Masako 法，舌前方保持嚥下訓練）*
3）呼吸訓練	呼吸筋の ROM，筋力増強 吸気位保持	咳嗽，ハフィング（huffing），体位ドレナージ 発声訓練

（才藤，植田，2016[10] より一部改変）

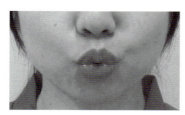
① 口をすぼめ深呼吸をする

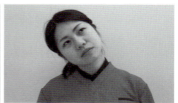
② 頸部前屈，側屈

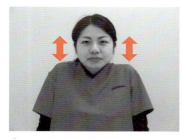
③ 肩を上下に動かす

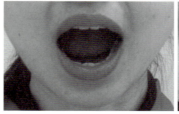
④ 口を開ける，閉じる

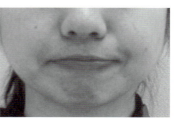

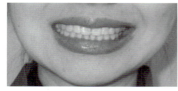
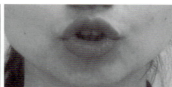
⑤ 口を横に引く，突き出す

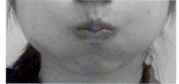
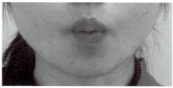
⑥ 頬を膨らませる，すぼめる

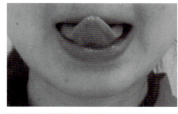
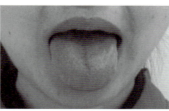
⑦ 舌を出して上下に動かす

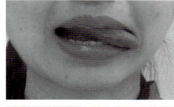
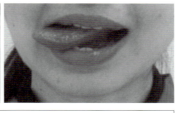
⑧ 舌を出して左右に動かす

 pa 口唇をしっかり閉じることで発音される
 ta 舌先を口蓋につけることで発音される
 ka 舌根付近を口蓋の奥につけて発音される

⑨ /pa/・/ta/・/ka/ の発声訓練をする

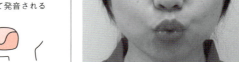
⑩ 口をすぼめ深呼吸をする

図 11-12　嚥下体操

2 過敏除去（脱感作）[5]

【目的】感覚過敏がある部位に対して触覚刺激を受容できるようにする．
【対象】触覚過敏を有する者（主に，小児，障害児・者）．
【方法】受動的刺激法である．触覚過敏がある部位に対して手のひら（口腔内・口腔周囲は指で実施）全体を圧迫するように当てることで弱い刺激を持続的に与え，過敏に対する反応が落ち着くまで手をずらしたり離したりしないようにする（図 11-13）．手や顔は感覚野が広く，敏感なため刺激を感じやすい一方で過敏が残りやすい（図 11-15）．過敏の有無を確認する場合は図 11-14の順に評価し，過敏の存在する部位を順番に脱感作していく．脱感作は本人にとって不快を伴うため，実施のタイミングとしては食事の時間以外に行うとよい．触覚過敏があると過敏の部位に触れることが困難となり，訓練実施を阻害する要因となる．そのため，過敏の存在する部位に訓練を実施する場合は，まず過敏の除去に努める．

3 ガムラビング（歯肉マッサージ，gum rubbing）[6]

【目的】口腔内の感覚機能を高める，唾液分泌を促す，嚥下運動を誘発させる，咬反射を軽減させる，顎のリズミカルな上下運動を誘発させることである．
【対象】嚥下機能が未獲得または低下した者，少量の唾液の誤嚥を許容できる者．

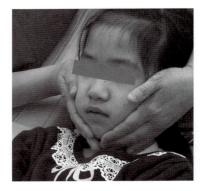

図 11-13　脱感作（頬の脱感作）

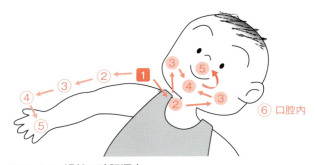

図 11-14　過敏の確認順序
肩を支点として腕と頭頸部を順次確認していく

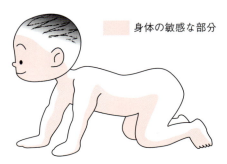

図 11-15　身体の過敏な部分
（石黒，田村，2018[7]より）

【方法】受動的刺激法である．口腔内に貯留した唾液を正しい姿勢で嚥下する嚥下促通訓練である．口腔前庭部を上下左右の 4 区画に分けて刺激する．実施するタイミングは，食前がよい．①上下唇小帯を避けて前歯歯頸部歯肉に指を置く．②咀嚼のリズム（1 秒間に 2 往復程度の速さ）で前歯部から臼歯部へ向かって圧をかけ，前歯部へ戻る際は圧をかけないようにする（**図 11-16**）．③触覚あるいは視覚にて甲状軟骨が挙上し唾液を嚥下したことを確認する．

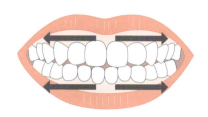

図 11-16 ガムラビングの刺激の方向

4 筋刺激訓練法（バンゲード法）[1]

【目的】口腔周囲筋の運動・機能の維持や促進をすることである．
【対象】準備期・口腔期障害を有する者．
【方法】舌訓練口内法以外の訓練は，筋をリラックスさせるために下顎を閉じた状態で適切な圧をかけるように刺激する．実施するタイミングは，1 日に 1 ～ 2 セット食前に行うとよい．

1．口唇訓練

1）受動的刺激法

おもに第一指と第二指を使い口腔周囲筋（**図 11-17**）を刺激する方法である．

(1) **口唇訓練 1**：口唇をつまんで口輪筋の筋線維の走行に対して直角に縮める．上唇，下唇をそれぞれ 3 等分（乳幼児では 2 等分）し，1/3 ずつ行う（**図 11-18**）．

(2) **口唇訓練 2**：上唇と下唇をそれぞれ左右に 2 等分して行う．第一指と第二指で唇を挟み，第二指を外側に突き出すようにする．下唇の訓練を行う際は，第一指を口腔前庭に入れたほうが実施しやすい（**図 11-19**）．

(3) **口唇訓練 3**：第二指を赤唇部に当て，上唇では鼻の方へ向かって押し上げ，下唇では下方に押し下げ（**図 11-20**），口輪筋の筋線維の走行に平行に圧縮する．上唇，下唇をそれぞれ 3 等分し，1/3 ずつ（もしくは 2 等分し 1/2 ずつ）行う．

(4) **口唇訓練 4**：第二指を唇の外形線の外側に置き，前歯を軽く押さえつけるようにして上唇では押し下げ（**図 11-21**），下唇では押し上げる．上唇，下唇をそれぞれ 3 等分し，1/3 ずつ（もしくは 2 等分し 1/2 ずつ）行う．

(5) **口唇訓練 5**：第二指の指先でオトガイ筋を 20 ～ 30 回タッピングする．

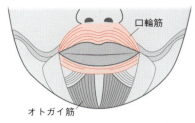
図 11-17　口輪筋とその周囲の筋
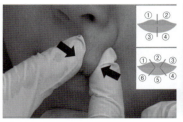
図 11-18　口唇訓練 1
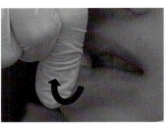
図 11-19　口唇訓練 2

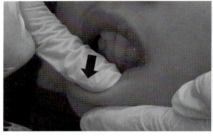
図 11-20　口唇訓練 3
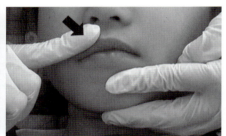
図 11-21　口唇訓練 4

2）能動的刺激法

　可動域を拡大する訓練は，ゆっくり力強く左右対称に口唇を横に引く「イー」と，口唇を突き出す「ウー」を交互に繰り返し行う（**図 11-22**）．また，閉口訓練としては舌圧子などを口唇で挟み，鼻呼吸をしながら維持する方法がある（**図 11-23**）．

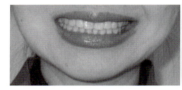
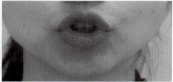
図 11-22　能動的刺激法　口唇訓練
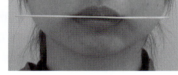
図 11-23　閉口訓練

3）抵抗法（ボタン訓練）（図 11-24）

　①直径 1～2 cm くらいのボタンを用意し，デンタルフロスを通す．②ボタンを口腔前庭部に保持する．③デンタルフロスを引く力に抵抗して口唇を閉じる．
　他に，訓練デバイス［りっぷるとれーなー®（**図 11-25**）など］を用いる方法がある．

2．頰訓練（図 11-26～28）

1）受動的刺激法

（1）**口外法**：両頰に手を当てて，円を描くようにマッサージする．
（2）**口内法**：第二指を頰の中央部に入れ外側に膨らませる（**図 11-27**）．口角を引っ張らないように注意する．頰筋が硬い場合には，第一指と第二指でゆっくり

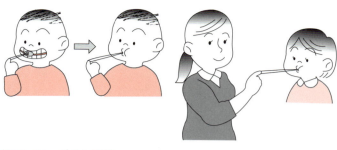

図 11-24 ボタン訓練

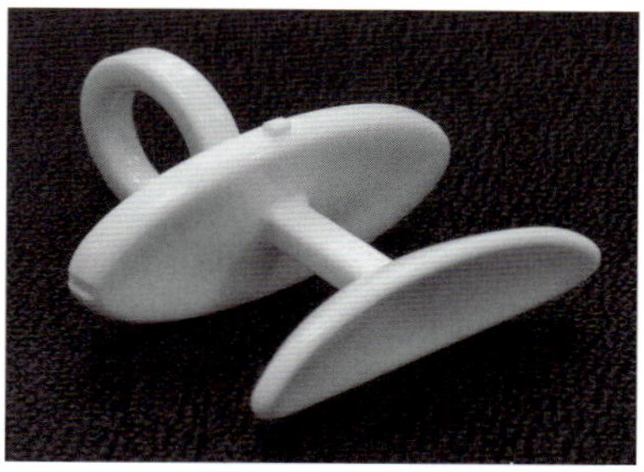

図 11-25 りっぷるとれーなー®

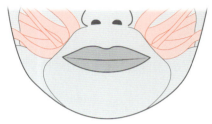

図 11-26 頬筋の位置

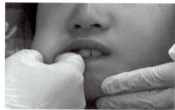

図 11-27 頬訓練（口内法）

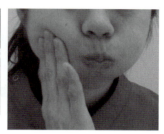

図 11-28 頬訓練（抵抗法）．頬を膨らませている力に抵抗して手で頬を押す

もみほぐす．

2）能動的刺激法

頬を膨らませる，口唇を閉鎖したまま頬をすぼめる動作を交互に繰り返し行う．

3）抵抗法

頬を膨らませて押される力に抵抗する（**図 11-28**）．

3．舌訓練

1）受動的刺激法

口外法：外舌筋に刺激を入れる方法である．第一指をオトガイ部に固定して下顎を支え，第二指もしくは第三指の指先を頭頂部方向に向かって押し上げる（**図 11-29**）．1 セット 10 回程度行う．指の位置は舌骨や甲状軟骨を圧迫しないように，姿勢は頸部が後屈しないように注意する．

口内法：舌圧子やティースプーンを用いて，舌尖や側方，舌背を圧迫する．舌後方を刺激する際には咽頭絞扼反射を誘発させないよう刺激する位置に注意する．

2）能動的刺激法

舌をさまざまな方向へ動かす（舌を突出する，側方や上下に動かす，口蓋へ押し付ける，舌を後退させる）ことで可動域を広げる．

他に，訓練デバイス〔ペコぱんだ®（**図 11-30**）[9] など〕を用いる方法がある．

3）半能動的刺激法

対象者が舌を前に出して，介助者がガーゼなどで舌尖部を保持し，前方や側方へ動かす．

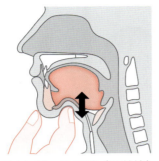
図 11-29 舌訓練（口外法）における指の位置

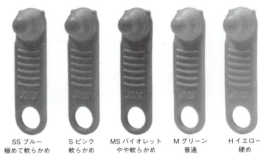
図 11-30 ぺこぱんだ®（菊谷武，2018[9]）

4）抵抗法

舌圧子やティースプーンを用いて，舌尖や側方，舌背を圧迫する力に対して抵抗する（図 11-31）．

5 冷圧刺激（thermal-tactile stimulation）

【目的】前口蓋弓に冷たい刺激や触圧刺激を加えることにより，嚥下を誘発するための感受性を高める[8]．また，食前の準備運動や，口腔内に食物をためこむ者に対して嚥下を誘発させる．
【対象】嚥下反射惹起不全を有し，指示従命が可能な者．
【方法】受動的刺激法である．Logemann 原法では，氷で冷やした間接喉頭鏡の背面を前口蓋弓の基部に付け，上下に 5 回こする（図 11-32）．左右合わせて 10～15 分行い，1 日 4～5 回実施する．また，冷刺激や触圧刺激の他に，味覚刺激を加えることもある．咽頭絞扼反射が強い場合には，舌尖や硬口蓋から刺激を開始し，徐々に前口蓋弓に近づけていく．

6 喉のアイスマッサージ（ice massage）[8]

【目的】綿棒の冷たさ（温度刺激）とマッサージの触圧刺激（機械刺激），体温で溶けた水（物理刺激）の複合刺激により嚥下反射を誘発する[1]．また，食前の準備運動として行うこともある．
【対象】中枢神経疾患，特に皮質延髄路の核上性病変により摂食嚥下障害を有する者．種々の疾患により嚥下反射の誘発が障害されている者．
【方法】受動的刺激法である．凍らせた綿棒または冷水に浸した綿球を硬く絞り，前口蓋弓や舌後半部，舌根部，軟口蓋や咽頭後壁の粘膜面を軽くなでる，押すなどして嚥下反射を誘発させる（図 11-33）．咽頭絞扼反射が消失している対象者では，舌根部から咽頭後壁を冷刺激し，空嚥下を促す．ただし，咽頭絞扼反射が強い場合には行わないこと．また，綿が棒から外れ，咽頭へ落ちないように注意

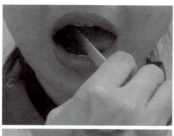
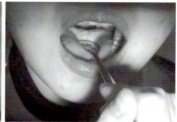
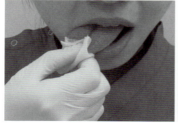
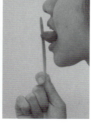

図 11-31　舌訓練（抵抗法）

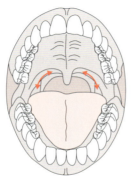
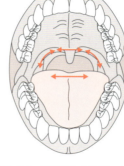

図 11-32　冷圧刺激の刺激部位　　図 11-33　喉のアイスマッサージの刺激部位

する（**表 11-2**）[8]．

7　氷なめ訓練[8]

【目的】口に含んだ氷のかけらの冷刺激によって嚥下反射を誘発させる．
【対象】空嚥下が困難な者，認知症や偽性球麻痺など嚥下反射惹起遅延の者．ただし，咽頭残留や喉頭侵入，誤嚥などの咽頭期障害のある者，誤って氷を丸呑みするなど認知機能に問題のある者には行わないこと．
【方法】能動的刺激法である．小さい氷やかき氷を口に含み，溶けた水を嚥下する．ただし，大きい氷を使用するときや口腔内で氷を保持することが困難な場合は，氷をガーゼ等で包み，デンタルフロスをつなげて介助者が口腔外で保持するなどして，氷が咽頭に落ちて誤嚥しないように注意する．また，小さな氷のかけらをそのまま嚥下する方法もあり，直接訓練の導入に用いられることもある．

表 11-2 冷圧刺激とのどのアイスマッサージ（日本摂食嚥下リハビリテーション学会医療検討委員会. 2014[8] を改変）

	冷圧刺激	のどのアイスマッサージ
使用するもの	間接喉頭鏡（Logemann 原法）	凍らせた綿棒
刺激部位	前口蓋弓	前口蓋弓, 舌後半部, 舌根部, 軟口蓋, 咽頭後壁
刺激法	粘膜表面を上下に軽くこする	粘膜面をなでる, 押すなどする
反応	刺激後に嚥下をすると, 嚥下反射惹起までの時間が短縮する	①刺激中に嚥下が起こる ②刺激後に嚥下が自動的に起こる ③刺激後に嚥下をすると, 嚥下反射惹起までの時間が短縮する

8 ハフィング（huffing）[1]

【目的】咽頭の貯留物や誤嚥物などを意識的に排出させる呼吸訓練である.

【対象】咽頭貯留や咽頭残留, 喉頭侵入, 誤嚥の疑いがあり, 指示従命が可能な者.

【方法】能動的刺激法である. 腹式呼吸で深く息を吸った後, 声を出さないように最後までできるだけ強く呼気を出す. 実施する際に, 座位で上体を前傾した姿勢にすると, 重力が利用できるため排出効果が高まる.

　訓練として実施するタイミングは, 食事の時間以外に行うとよい. また, 十分に息を吐き出すことが困難な対象者に対し, 胸骨を圧迫して強い呼気を促す方法もあるが, 激しく行うと嘔吐を誘発するため注意が必要である.

9 息こらえ嚥下法（声門閉鎖嚥下法, 声門越え嚥下法）（supraglottic swallow）[9]

【目的】嚥下中の誤嚥を防止する. 嚥下後の呼気で気道に入りかかった食塊を排出する.

【対象】声門閉鎖や嚥下反射の遅延・減弱により嚥下中誤嚥があり, 指示従命が可能な者.

【方法】能動的刺激法である. ①鼻から息を吸う. ②息を止める. ③しっかり息をこらえる. ④空嚥下をする. ⑤強く息を吐くか咳をする[8].

10 強い息こらえ嚥下法（喉頭閉鎖嚥下法）（super-supraglottic swallow）[1, 8]

【目的】喉頭前庭や仮声帯部の閉鎖により嚥下中の喉頭侵入や誤嚥を防止する. 嚥下後の呼気で気道に入りかかった食塊を排出する. また, 食道入口部の開大の

改善や，舌根部の後方運動の強化により，咽頭残留を改善する．
【対象】嚥下前や嚥下中の喉頭侵入や誤嚥があり，指示従命が可能な者．
【方法】能動的刺激法である．息こらえ嚥下法と同様の手順で行うが，息こらえの際により強く力むこと，また力み続けることが特徴である．

11 頭部挙上訓練（シャキアエクササイズ，Shaker exercise, head raising exercise, head lift exercise）

【目的】喉頭挙上に関わる筋力を強化することにより，食道入口部の開大を改善させ，おもに下咽頭の残留を少なくする．
【対象】食道入口部開大不全により，咽頭残留がみられる者．また，球麻痺を有する者．
【方法】
(1) **原法**[10]：能動的刺激法である．ベッドや床の上で仰臥位になり両肩を付けたまま，つま先が見えるまで頭だけを高く上げ，舌骨上筋群に力が入っていることを意識させる．
①**挙上位の保持**：頭部の挙上を1分間保持し，1分間休憩する．これを3回行う．
②**反復挙上運動**：頭部の反復挙上運動を30回行う．
　①と②をそれぞれ1日3セット，6週間以上行う（**図11-34**）．ただし，頸椎症や高血圧などの疾患を有する場合は注意する．
(2) **嚥下おでこ体操**[10]（**図11-35**）：円背の高齢者など，対象者が仰臥位を取れない場合に，座位で徒手的に行う訓練である．
①**能動的刺激法**：対象者のおでこに本人の手のひらを当てて後方に向けて抵抗を加え，それに反発して腹部を覗き込むように強く下を向く．
②**半能動的刺激法**：対象者のおでこに介助者の手のひらを当てて行う．
　ゆっくり5つ数えながら行う持続訓練と，1から5まで数えながらそれに合わせて下を向く反復訓練を行う．また，顎下部を指で触れると，筋収縮がわかる．

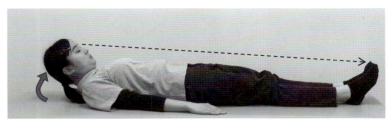

図11-34　頭部挙上訓練

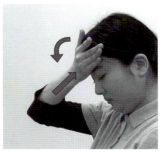

図11-35　嚥下おでこ体操

12 声帯内転運動（プッシング・プリング訓練, pushing/pulling exercise）[8]

【目的】声帯の内転により喉頭閉鎖を強化することで誤嚥を防止する．また，軟口蓋挙上による鼻咽腔閉鎖を強化する．

【対象】声門閉鎖不全があり，指示従命が可能な者．ただし，循環器疾患や呼吸器疾患を有する場合は注意する．

【方法】物を押したり持ち上げたりする上肢の運動を行う際，力を入れた瞬間に反射的に息こらえが起こり，声門が閉鎖する原理を利用する．

(1) **能動的刺激法**：瞬間的に壁や机を手で強く押す（プッシング）動作（**図11-36**）や，椅子の座面や肘掛けを強く引く（プリング）動作（**図11-37**）と同時に，「エイッ」などの発声や息こらえをする．

(2) **抵抗法**：対象者と介助者が手を組んだ状態で息を合わせて押し合う，引き合うと同時に発声する．

ただし，過度に負荷がかからないように注意する．

13 メンデルソン手技（Mendelsohn maneuver）[8]

【目的】舌骨と喉頭の挙上量拡大と，挙上持続時間の延長，咽頭収縮力を増加させる．

【対象】舌骨・喉頭挙上不全，咽頭収縮不全，食道入口部開大不全により咽頭残留や誤嚥の危険がある者．ただし，呼吸器疾患や嚥下と呼吸の協調不全がある場合は，嚥下時に呼吸が停止する（嚥下性無呼吸）時間が長くなるため注意する．

【方法】

(1) **半能動的刺激法**：①介助者が対象者の甲状軟骨に指を添えて空嚥下を促す．

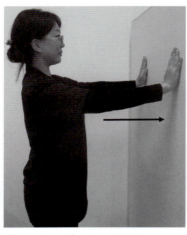

図11-36　プッシング訓練

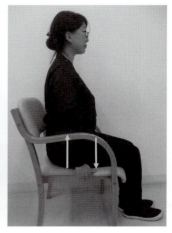

図11-37　プリング訓練

> **COLUMN**
>
> ### バルーン拡張法（balloon dilatation method）[8, 10]
>
> バルーンカテーテルを用いて食道入口部を機械的に拡張する訓練である．対象者は，上部食道括約筋が開大せず食塊通過が困難で，代償法の効果が低いと評価された者である．方法は，口腔（困難な場合は鼻腔）からバルーンカテーテルを挿入し，食道の狭窄部でバルーンを拡張させて引き抜く．粘膜損傷や迷走神経反射などのリスクがあるため，医師や歯科医師による精密検査を用いた評価や判断に基づいて実施する．
>
>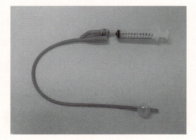
>
> バルーンカテーテル

②喉頭が挙上したときに指で喉頭の位置を数秒間保持する（**図 11-38**）．③呼吸の再開とともに嚥下前の状態に戻す．

(2) 能動的刺激法：①空嚥下を行う．②喉頭が挙上した状態で嚥下を止めるように数秒間保持する（**図 11-38**）．③嚥下前の状態に戻す．

ただし，手技を理解してもらうことが難しいので対象者にわかりやすく説明を行う必要がある．

14　前舌保持嚥下訓練（tongue-hold swallow/Masako 法）[1]

【目的】舌根部と咽頭壁の接触を強化する．
【対象】喉頭蓋谷を中心とする咽頭残留がある者．
【方法】能動的刺激法である．舌を前に出して，前歯で軽く保持したまま空嚥下する（**図 11-39**）．舌をより前に出すことで，負荷を増やすことができる．1 セット 6 ～ 8 回，1 日 3 セットを目安に，6 ～ 12 週間継続する．ただし，舌を前歯で保持する際に，咬み込まないように注意する．また，直接訓練には用いてはならない．

（水上美樹，西澤加代子，菊池真依，鈴木いずみ）

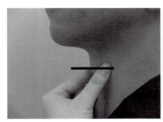

図 11-38　メンデルソン手技
喉頭の位置を確認後，手や指で喉頭挙上した状態を保持する

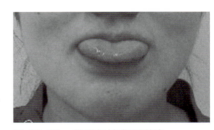

図 11-39　前舌保持嚥下訓練

3　摂食訓練（直接訓練）の選択と実施

　摂食訓練は実際に食物を摂取することで摂食嚥下に関わる機能を使いながら機能の獲得，維持，回復を促すものである．直接，食物を用い摂食，嚥下を行う訓練なので，誤嚥，残留のリスクが大いに考えられるため，そのリスクを回避しながら，いかに多くの嚥下を行わせることができるかが重要となってくる．

1　適切な評価とリスク管理

　開始にあたっては，十分な観察，適切な評価を行ったうえでゴールを設定し，訓練を選択する．重篤な対象者に対しては，VE や VF を行い経口摂取が可能かの診断と，安全に訓練を開始できる条件を確認することが望ましい．また，訓練中もリスクを常に把握し，誤嚥に対する安全性に十分な配慮を行うことが不可欠である（7章．リスクマネジメント参照）．日によって，時間によって，食物によってなど，さまざまなことでリスクが高まる可能性があるので，無理をせず，常に対象者の様子を観察しながら行わなければならない．

2　訓練の選択

　選択する訓練は1つだけではなく，また摂食訓練（直接訓練）に限られることもないので，対象者の病態に合わせて適切なものを組み合わせて安全に行えるよう計画を立てる．

　同じ病態によっても，一度機能を獲得しているかしていないかによって訓練の選択が変わる．たとえば，「口からこぼす」ことに対して，1度機能を獲得している者では，口唇の筋力の向上，こぼさないような食物や取り込み時の介助などの訓練を行うが，機能を獲得していない者では，口唇で捕食させることで介助や食物によって覚えさせるような訓練が必要となってくる．

　対象者，介助者の負担が重くなりすぎることなく，安全に，安楽に食事が楽しめるよう配慮を行うこと，また，機能を獲得しているか否かを判断することが，訓練を成功させるポイントである．

3　小児，発達期障害児の摂食訓練（直接訓練）の目的と意義

　小児，発達期障害児に対する摂食訓練（直接訓練）は，「食物を用いて獲得できていない機能を獲得させる訓練」である．定型発達を理解したうえで，発達を促すよう訓練を計画する．定型発達の順番に無理に当てはめるのではなく，発達の特徴に合わせた対応が必要となる．発達を促し，摂食嚥下時の異常パターンを

抑制し，機能を獲得させることが重要となってくる．

4 成人期（中途障害），老年期の摂食訓練（直接訓練）の目的と意義

　成人期（中途障害），老年期に対する摂食訓練（直接訓練）は，「食物を用いて損なわれた機能を補う，また回復させる訓練」である．今ある能力を有効に活用し損なわれた機能を補う代償的摂食法と，繰り返し行うことで損なわれた機能を改善させる機能回復訓練との視点を持ちながら，個々の障害に対応していく必要がある．代償的摂食法と機能回復訓練をうまく組み合わせ，安全な摂食訓練（直接訓練）を計画することが望ましい．また，機能回復訓練においては，筋力強化を狙い，正しい姿勢，正しい方法で行うことが重要となる．

5 摂食訓練（直接訓練）に必要な因子

　訓練は，食事の環境（姿勢など）や，食形態，一口量やペース，食器・食具などに留意し勧める（詳細は p.198「2 食事指導のポイント」参照）．一口量が多い，ペースが早いなどがあると，誤嚥を引き起こす可能性が高くなる．その調整を行い，個々にあった訓練を行う．また，障害のある部分を無理に使用せず，現存する能力を有効活用し損なわれた機能を補う代償的嚥下法も使用し，誤嚥のリスクを最大限に減らす．

6 摂食訓練（直接訓練）の実際

1．訓練開始前の準備

1）意識レベルの確認

　対象者の病態によっては意識レベルに日内変動がみられる場合や，スクリーニングの際と状況が違う場合もある．摂食訓練（直接訓練）を行う直前に，声かけや握手などのスキンシップを図り，摂食できる状況にあるかどうかを確認する．意識の覚醒程度は JCS（**表 11-3** 参照）で 1 桁以上を目安とする．

2）姿勢の調整

　前述（p.198）の「2 食指導のポイント 3．食事時の姿勢」を念頭に置き，姿勢調整を行う．基本的には体幹を安定させ，呼吸も安全に行える姿勢をとらせることである．足底が支えられ骨盤が安定し，体幹が保持され，関節が伸展していないことを目指す．座位，ベッド上，共に安定させ，足りない部分を補うよう工夫する．

（1）麻痺のある対象者

　口腔，咽頭期障害が重度でリクライニングが必要な場合麻痺側を上，健側を下

表11-3　Japan Coma Scale（JCS）（再掲 p.109）

Ⅲ. 刺激をしても覚醒しない状態（3桁の点数で表現） （deep coma, coma, semicoma）
300. 痛み刺激に全く反応しない 200. 痛み刺激で少し手足を動かしたり顔をしかめる 100. 痛み刺激に対し，払いのけるような動作をする
Ⅱ. 刺激すると覚醒する状態（2桁の点数で表現） （stupor, Lethargy, hypersomnia, somnolence, drowsiness）
30. 痛み刺激を加えつつ呼びかけを繰り返すと辛うじて開眼する 20. 大きな声または体を揺さぶることにより開眼する 10. 普通の呼びかけで容易に開眼する
Ⅰ. 刺激しないでも覚醒している状態（1桁の点数で表現） （delirium, confusion, senselessness）
3. 自分の名前，生年月日が言えない 2. 見当識障害がある 1. 意識清明とはいえない 0. 意識清明

注　R：Restlessness（不穏），I：Incontinence（失禁），A：Apallic state または Akinetic mutism

たとえば「30R または，30　不穏」，「20I または，20　失禁」として表す．
日本脳卒中学会：脳卒中治療ガイドライン 2009

になるよう姿勢の調整を行い，重力を利用して健側に食物を送り，動きの良い側を最大限利用できるようにする（**図11-40**）．これに頭部回旋を組み合わせることがある．

（2）体幹保持，頸部の安定が困難な対象者

　姿勢が安定しないと安全な摂食に対し影響を及ぼす．障害の程度に応じて，枕やクッション，タオルを使用し，体幹を安定させる（p.198 参照）．また，摂食中においても姿勢の変化に注意し，常にベストポジションで食事ができるよう配慮する．

（3）咽頭への送り込み障害のある対象者

　舌による送り込み障害がある場合，重力を利用して食塊の移送困難を軽減し，食道へ流入させるためにリクライニング位を選択する．リクライニングの角度は，床とベッドの背面の角度が30°以上になるよう，対象者の病態に応じて適切な角度を選択する（**図11-41**）．また．リクライニングさせても頸部は前方に屈曲させるようにし，咽頭と気管に角度をつけ，誤嚥しにくい状態にする．

2.　各種の摂食訓練（直接訓練）（表11-4）

1）先行期に障害がある対象者への訓練

（1）味覚刺激による嚥下促通訓練

【**目的**】味覚による刺激唾液で嚥下運動を誘発し，嚥下を行う．

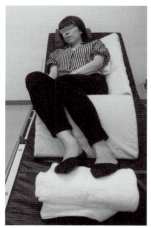

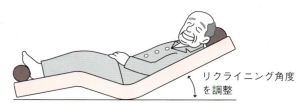

図11-41　ベッドの角度

図11-40　麻痺がある者への姿勢調整

【対象】長期的に経口摂取をしていない者に対して行う．おもに小児や高齢者に適している（図11-42）．
【方法】下唇の内側にあめ玉など甘味等の味物質を与え，下顎を介助し，口唇と顎を閉じさせ，刺激唾液を嚥下させる．また，下唇に塗布した味物質を求めて，舌が前方に動くことで舌の運動を促す．

(2) 一口量の調節

【目的】一口で食塊形成しやすい量を身につける．
【対象】摂食嚥下機能にリスクのあるすべての者．また，大量に口に入れる，食器を口へ運び，かきこむなどがみられる者．
【方法】一口量とは，口の大きさ，また処理できる能力により違いがある．個人が味わい，安楽に嚥下できる量が一口量となる．舌を使用し，処理を行い，嚥下ができているかを確認する．対応としては，スプーンのボール部分が小さいものを使用する，小鉢に少量ずつに分ける，口に運べないような食器に変えるなど，容器の形態を工夫する．

(3) 手と口の協調運動

【目的】正しい姿勢をとり，手に持った食物や食具を，どこで口へ受けわたしたらいいのか，捕食できる場所まで運ぶことが可能になる．
【対象】犬食い，手のひらでの押し込み，こぼすなどがみられる者．
【方法】姿勢の調整を行い，上肢が体幹から離れて前方部へ回せるようにする．体幹を安定させ，机や椅子の高さなど，運動が引き出しやすいように調整を行う．機能獲得ができていない者に対しては，はじめは前歯部で咬断できるもの（やわらかく煮た棒状のにんじんなど）を手で把持し，前方へ運べるよう促す．肘の介助や姿勢の介助を行いながら，手から食具へと練習していく．

(4) 捕食訓練

【目的】口唇を用いて口腔の前方部に食物を摂り込む．

表 11-4[1]　摂食訓練（直接訓練）の一例（新井俊二，2013[12]を改変）

	主な症状	主な訓練
開始前の準備		全身状態の確認：意識・認知レベル，体温，血圧，脈拍，血中酸素飽和度（SpO_2）など 口腔内の確認：義歯・装置，歯，粘膜，口腔衛生の状態など 訓練前の準備：食形態，姿勢，訓練食の選択，食器具の選択など
認知期（先行期）	非経口摂取 姿勢・筋緊張の異常 摂りこぼし 過開口	味覚刺激訓練 手と口の協調訓練 捕食訓練 一口量の調整 ペーシング 下顎・口唇閉鎖の介助 など
準備期（咀嚼期）	咀嚼・食塊形成不全	食物形態の調整 咀嚼訓練 （味覚刺激訓練，ペーシング，捕食訓練，下顎・口唇閉鎖の介助）
口腔期 咽頭期	誤嚥 咽頭残留 湿性嗄声 食道入口部開大不全	嚥下の意識化 (think swallow) 空嚥下 複数回嚥下 頸部回旋（横向き嚥下） 交互嚥下 顎引き嚥下 水分摂取訓練 メンデルソン法

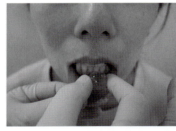 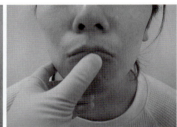

図 11-42　味覚刺激による嚥下促進訓練

【対象】捕食（口唇で取り組み口腔の前方部に食物を入れる）機能の獲得ができていない者に対して行われる．口唇からのもれがある者，過開口，舌突出，スプーン咬みがみられる者

【方法】平らなスプーンに食物を乗せ，下唇に置き（図 11-43 ①），上唇が下りてくるのを待って，スプーンを水平に引き抜き（図 11-43 ②，③），口腔の前方部に食物を入れる．前方部で取り込み，舌と口蓋で食物の量，硬さ，物性などを感知し，その物性に合った口の動きを引き出して食物を処理させる．

過開口や上唇が下りてこない場合は，顎や口唇の介助を行い，繰り返し刺激を

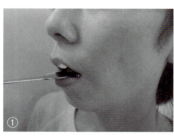 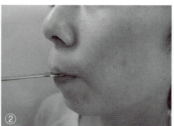 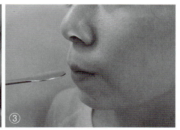

図 11-43 捕食訓練

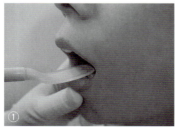 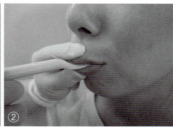

図 11-44 前方からの口唇介助

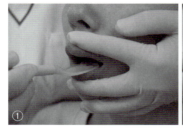 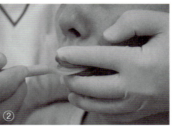

図 11-45 後方・側方からの口唇介助

　与えて取り込めるように促していく（**図 11-44, 45**）．舌突出がある場合は下顎を閉じる介助を行いながら，スプーンで舌を口腔内に押し込むように入れる．捕食時，下顎および口唇閉鎖の介助方法としては，介助者の位置によって，前方からの介助と，後方・側方からの介助がある．

　前方介助では，第一指をオトガイ隆起上部，第三指を下顎下縁に置き下顎の支持を行う．第二指は咬筋を避け，下顎骨に沿わせるように置く．取り込みの際は，スプーンを下唇に置き，第二指を上口唇に移動させ，捕食を促すよう上唇を介助する．同様に第一指も下唇の補助を行い，口唇で取り込ませる（**図 11-46**）．前方からの介助では，口の動きが観察しやすいが，口唇の介助がしにくく，姿勢も崩れやすい．頭部の支えがしっかりしており，上唇の機能に問題がない場合に適している．

　後方・側方からの介助では，①第一指と第二指で口唇を介助し，第二指と第三指で下顎を介助する方法（**図 11-47** ①）と，②第二指と第三指で口唇を介助し，第三指と第四指で下顎を介助する方法（**図 11-47** ②）がある．どちらも頬骨部

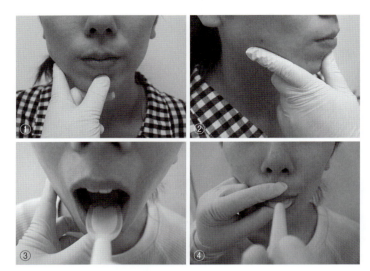

図 11-46 前方からの介助
第一指はオトガイ隆起上部，第二指は下顎骨に沿わせるように置き，第三指で下顎の支持を行う（①，②）．スプーンを下唇に置き，第二指を口唇に移動させ，捕食を促すよう上唇を介助する（③，④）．

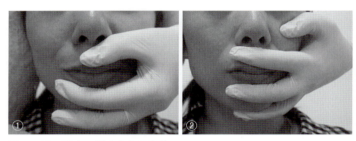

図 11-47 後方・側方からの介助

分に①だと親指の付け根，②だと親指をあてると安定する．対象者の顔の大きさや，介助者の手の大きさに合わせて，行いやすい方を選択するとよい．

　後方，側方からの介助では，頭部の安定が図れ，口唇や顎の介助はしやすいが，口の動きが観察しにくく，手全体を使うので，力が入りやすい．食べるための筋肉の動きを阻害しないよう注意し，力をいれるようなときは，頬骨や下顎骨下縁付近を抑えるようにする．

　前方介助も後方，側方からの介助も，対象者の能動的な動きを引き出すような介助を行うよう努める．食べ物を見せて声かけをし，口が開いてこなかったら，下口唇にスプーンで軽く刺激を入れ開口反応を促し，スプーンを下唇にのせ上唇が下りてこなかったら上唇の介助をする，というように，対象者ができる動きとできない動きを見極め，できない動きを繰り返し介助し，動きを教えることが大切である．

2）準備期（咀嚼期）に障害がある対象者への訓練
（1）食物形態の調整
【目的】 食物の物性や形態を調整することで食塊形成を行いやすくし，口腔およ

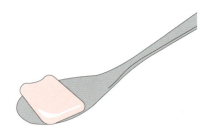

図 11-48　スライスしたゼリー

び咽頭への残留や窒息・誤嚥を防ぐ．
【対象】食塊形成や送り込みが困難な者や，口腔，咽頭の残留が多い者．
【方法】能力に合わせて食物の硬さ，付着性，凝集性（まとまりの良さ）などの物性を調整する．

(2) 咀嚼訓練
【目的】咀嚼運動を誘発する．
【対象】咀嚼（臼歯に舌で物を乗せ食物を砕く）機能の獲得ができていない者．丸呑みをしている者．
【方法】細長いスルメや細長いドライフルーツなどすぐに噛み切ることのできないものの一端を指で把持したまま，対象者の口腔内に入れ，臼歯部の舌辺縁部に置き，咀嚼させる．食物を噛んだ時の音や感触，舌ざわりなどで，咀嚼を行うことを学習させる．舌と頬の動きで臼歯の咬合面に乗せ，複数回咀嚼できるよう促す．また，スナック菓子を臼歯部に乗せ，臼歯で噛ませることにより，刺激を入れることもできる．その際，噛んだあとの食片が喉に詰まらないよう，唾液ですぐふやけて軟らかくなるようなものを選択する．

(3) スライス型ゼリー丸呑み法[8]
【目的】摂食訓練としてスライスしたゼリー（図 11-48）を丸呑みすることで，咀嚼と食塊形成を代償し，嚥下の訓練を行う．スライスしたゼリーは口腔，咽頭を通過しやすく，タイミングのずれや嚥下反射の遅延による誤嚥を防ぐこともできる．
【対象】食塊形成不良で口腔，咽頭に残留し嚥下後の誤嚥が起こる者や，直接訓練開始初期の対象者．姿勢の調整や，体幹，頭部の角度調整を併用して行う．
【方法】厚さ 3 mm 程度（2～3 g 程度）にスライスしたゼリーを噛まずに丸呑みしてもらう．その際，咽頭への送り込みが困難な場合は，食塊を奥舌に入れる，リクライニング位にし重力を利用して嚥下するなど工夫を要する．頸部が伸展した姿勢で丸飲みをすると，誤嚥する場合もあるため，体位には十分配慮する．丸呑みの指示が入らず咀嚼してしまう場合はこの方法の適応ではない．口腔内にためてしまう場合はゼラチンゼリーだと溶けてしまうので，注意を要する．

3）口腔期・咽頭期に障害のある対象者への訓練

(1) 嚥下の意識化（think swallow）[8]

【目的】通常，無意識に行われる嚥下を意識化し，嚥下運動を確実にする

【対象】偽性球麻痺，高齢者などで，嚥下のタイミングがずれて誤嚥しやすい者，特に液体でむせる者．

【方法】食事に集中できる環境を整え，嚥下のタイミングを声かけし，嚥下を促す．口腔内の食物が，今どのように処理されているのかを意識しながら飲み込むことを促す．「今，噛んでいますよ」「そろそろ飲み込みましょう」等，必要であれば声をかける．

(2) 空嚥下，複数回嚥下

【目的】咽頭に残留しているものを除去する．

【対象】口腔や咽頭，食道に残留がある者．嚥下後，軽い咳払いをしたり，嗄声がある者．

【方法】空嚥下は食物を使用せず，唾液を嚥下する．複数回嚥下は食物を飲み込んだ後に空嚥下を何回か行う．「口の中に残っていなくても，喉に残っていることがあるので，もう一度飲み込んでみましょう」などと声をかけ，咽頭の残留物除去を促す（**図 11-49**）．

(3) 頸部回旋（横向き嚥下）[8]

【目的】誤嚥や咽頭残留を防ぐために食物を健側に通過させる目的の嚥下前頸部回旋と，嚥下後，残留した食塊を除去する目的で行う．嚥下後頸部回旋がある．

【対象】咽頭機能に左右差を認め，咽頭部に残留のみられる者．

【方法】嚥下前頸部回旋は，嚥下前に患側に頸部を回旋させ，そのまま嚥下を行う．患側の梨状窩を狭くし，健側の梨状窩を広げることで，食塊を健側へ誘導し嚥下を行う．回旋の角度や嚥下のタイミングなどは状況によって異なるので，適した

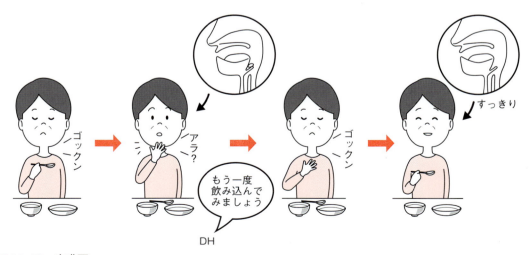

図 11-49 空嚥下

方法をVFで確認することが望ましい．

(4) 交互嚥下[8]

【目的】異なる性状の食物を交互に嚥下することで残留物を除去する．特にべたつきやぱさつきのある食物の後にゼリーを与えると，口腔残留や咽頭残留が除去される．

【対象】口腔や咽頭，食道に残留がある者．

【方法】食物を嚥下後，ごく少量の水やゼリーを嚥下する．水分で誤嚥する場合は，トロミつき水分を使用する．

(5) 顎引き嚥下（頭部，頸部屈曲位，chin Down chin tuck, head down）[8]

【目的】誤嚥防止や軽減．上部頸椎（頭部）と下位頸椎（頸部）の屈曲位を図11-50[13]に示す．頭部屈曲位は，いわゆる顎を引いた姿勢であり，舌根が咽頭後壁に近づき咽頭腔を狭めるので，咽頭残留を防止する目的で行う．頸部屈曲位は前頸部の筋の緊張を防ぎ喉頭蓋谷を広げるため，嚥下前誤嚥を防ぐ目的がある．

【対象】咽頭に残留がみられる者，嚥下前に誤嚥する者，リクライニング位で摂食する者．

【方法】目的に合った角度をつけ嚥下を行う．リクライニング位では実際患者の機能に合わせた体位をとることが多く，頭の後ろに枕を入れ，前頸部がリラックスし，かつ咽頭残留をしにくい姿勢をとるとよい．顎を引き過ぎると咽頭腔が前後にせまくなり，喉をつめて，嚥下がしにくくなることがあり，患者ごとに，頸椎のカーブや喉頭，頸椎の位置関係を考慮し，最適な角度を検討する必要がある．

(6) 水分摂取訓練

【目的】誤嚥することなく口唇を閉鎖して水分が摂れる．

【対象】水分摂取時ムセがある者．口唇を閉鎖して水分を取り込む機能を獲得していない者．

【方法】口唇を閉鎖して液体を飲む．口唇閉鎖の機能を獲得している者に対しては，食具の調整を行い（p.198「2. 食事指導のポイント」参照），頸部が後屈しないような工夫を行う．また，水分の粘度を調整し，動きを遅くする工夫を行う．水

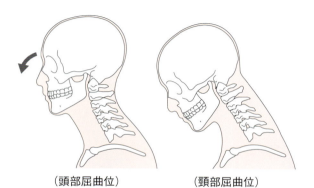

（頭部屈曲位）　　（頸部屈曲位）

図11-50　屈曲位（才藤ほか，2016[13]）

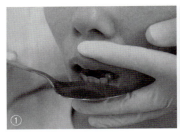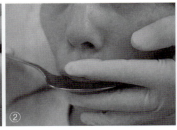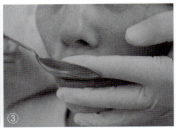

図 11-51　水分摂取訓練

分は，動きが速く，上を向いて飲んでしまうと，すぐに咽頭まで流れ込み，口腔の動きや反射が遅くなっていると，誤嚥してしまう．頸部を後屈させないようにすることで，流れ込むことを防ぎ，またトロミをつけ，水分の動きを遅くすることで，遅くなった口腔の動きや反射に対応できるようにする．水分摂取時，口唇閉鎖の機能を獲得していない者に対しては，上唇で温度や性状や量を感知するので，上唇が液面に接しながら口腔内に入るよう介助していく．介助は後方・側方介助で行い，始めはスプーンで少量の液体を嚥下することから始める．スプーンを横にし，幅広く下口唇に当て（**図 11-51 ①**），上唇が液面についた状態で唇を介助し（**図 11-51 ②**），そのままスプーンを傾け，口腔内に流し込んでいく（**図 11-51 ③**）．もし，自分で啜れる場合は上唇を介助するのみでよい．スプーンで嚥下できるようになったら，コップ，ストローなどを使用していく．また，液体の量に十分注意する事と，少しトロミをつけて利用するなどの工夫も必要となる．

（小田奈央）

CHAPTER 12 歯科衛生士が行う摂食嚥下リハビリテーションの基本

本章の要点　摂食嚥下リハビリテーションの領域において，歯科衛生士がより専門的な役割を担い，施設，病院などでは多職種との連携のなかで，専門的な立場からの発言が求められている．歯科衛生士の臨床は，歯科医師の指示のもと行われるが，歯科衛生士が適切に職務を遂行するためには，意思決定や問題解決の能力も必要となる．

対象者中心の包括的なケアを行うには，歯科衛生士の視点から対象者の問題を考え，口腔健康管理の内容を提案し，実践するための考え方が重要となる．ここでは，一般的な問題解決過程の考え方を基盤に，歯科衛生士の視点を取り入れた症例について解説する．

I　摂食嚥下障害者の症例展開

ここでは摂食嚥下障害者の症例を展開する．得られた情報を示す．

「食事がのどに詰まるような感じがする」ことを主訴に来院．

歯科医師より摂食嚥下障害との診断があり，歯科衛生士に対して摂食嚥下リハビリテーションの指示が出された．

【基本情報】

患者	67 歳　女性
初診時の患者の発言	顔の右側の動きが悪くて，話をするときに話しにくく，億劫になることがあるんです．腕も足も右側が痛く，動かしにくくて．リハビリテーション病院通院後は，腕の痛みが和らぐんですが，1 週間くらいするとまた痛くなってしまいます．自分でストレッチなどをしてみたんですが，ストレッチが難しいので，月 6 回通院しています．
現病歴	201X 年　12 月　　　左中大脳動脈領域の脳梗塞を発症 　　　　　　12 月末　　回復期病院に転院 201X+1 年 3 月　　　退院．退院時に，食事がのどに詰まるような症状を感じていた． 201X+1 年 8 月　　　本院を受診．歯科医師による摂食嚥下障害の診断にて，摂食嚥下リハビリテーションが必要との指示が出された．
既往歴	高血圧症，難治性逆流性食道炎
常用薬	バイアスピリン，ランソプラゾール，アレンドロン
同居家族	夫，母親（主たる介護者：なし＊患者を介護する者はいない）
体重・身長	身長：143cm，体重：39kg，握力：右　9.7kg　左　20.3kg

【口腔写真】

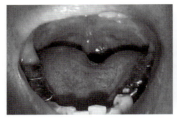 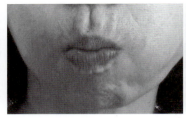 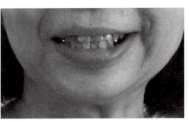

図 12-1　発声時　　　　　図 12-2　頰ふくらまし（左）と口角引き（右）

【口腔機能の評価】

表 12-1　口腔機能低下症の評価と判定基準

検査項目	検査方法	実測	評価基準	評価基準に該当
①舌口唇運動機能	オーラルディアドコキネシス	パ /pa/5.0 回 / 秒 タ /ta/4.4 回 / 秒 カ /ka/5.0 回 / 秒 平均 4.8 回 / 秒	どれか 1 つでも 6 回 / 秒未満	㊊ はい ／ いいえ
②低舌圧	舌圧検査	平均 24.4 kpa (22.9, 25.2, 25.1/kpa)	30 kpa 未満	㊊ はい ／ いいえ
③咀嚼機能低下	咀嚼能力検査	グミ咀嚼 161 mg/dL	100 mg/dL 未満	はい ／ ㊊ いいえ

（口腔機能低下症に関する基本的な考え方，老年歯科医学会 2018）

【嚥下造影検査（VF 検査）】　　【嚥下内視鏡検査（VE 検査）】

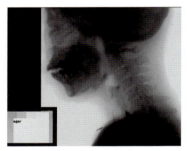　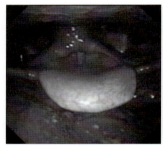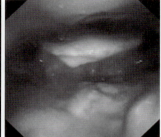

図 12-3　寒天の嚥下後　　　図 12-4　左：声門閉鎖時，右：エンゲリードの嚥下後

【パノラマエックス線写真】

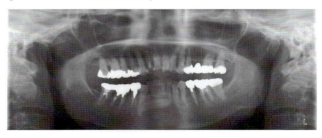

図 12-5

1 アセスメント

口腔関連 QOL の歯科衛生モデル（OHRQL）アセスメント票　（**図 12-6**）

＜評価基準＞　0：まったくない　1：ほとんどない　2：時々　3：しばしば　4：いつも	（備考）
痛み　1）歯が痛いことがありますか　（⓪.　1.　2.　3.　4.）	
2）歯ぐきが痛いことがありますか　（0.　①.　2.　3.　4.）	
3）口内炎ができて痛いことがありますか　（⓪.　1.　2.　3.　4.）	
4）あごが痛いことがありますか　（⓪.　1.　2.　3.　4.）	
5）口やあごの問題で頭痛がすることがありますか　（⓪.　1.　2.　3.　4.）	
口の乾燥　1）食事のとき，口が乾燥していると感じますか　（⓪.　1.　2.　3.　4.）	
2）食事のとき，飲み込みにくいと感じますか　（0.　1.　②.　3.　4.）	
3）水や飲み物を一緒にとらないと飲み込みにくいですか　（0.　①.　2.　3.　4.）	
食事・咀嚼　1）歯や入れ歯，口の問題のために　食事の際，不快感がありますか　（⓪.　1.　2.　3.　4.）	
2）〃　　　〃　　食べ物が噛みづらいことがありますか　（0.　①.　2.　3.　4.）	
会話機能　1）歯や入れ歯，口の問題のために　言葉が発音しにくいことがありますか　（0.　1.　②.　3.　4.）	
2）〃　　　〃　　会話が不明瞭で，他人が理解しにくいことがありますか　（0.　①.　2.　3.　4.）	
社会的機能　1）歯や入れ歯，口の問題のために　笑うことをためらうことがありますか　（0.　1.　②.　3.　4.）	
2）〃　　　〃　　余暇を楽しめないことがありますか　（0.　1.　②.　3.　4.）	
3）〃　　　〃　　人と付き合ううえで支障が出ることがありますか　（0.　①.　2.　3.　4.）	
4）〃　　　〃　　他人とコミュニケーションをとることが難しいですか　（0.　1.　②.　3.　4.）	
心理的機能　1）歯や入れ歯，口の問題のために　恥ずかしい思いをすることがありますか　（0.　①.　2.　3.　4.）	
2）〃　　　〃　　見た目が悪いと感じることがありますか　（0.　1.　②.　3.　4.）	
3）〃　　　〃　　気分が落ち込むことがありますか　（0　1.　②.　3.　4.）	
4）〃　　　〃　　いろいろと気をつかい，リラックスできないことがありますか　（0.　①.　2.　3.　4.）	
健康の認識　1）自分の口の状態についてどう感じますか（同年代の他人と比較して）　（0. 良い　①.同程度　2. 悪い）	
2）自分の全身的な健康状態についてどう感じますか（同年代の他人と比較して）　（0. 良い　①.同程度　2. 悪い）	

図 12-6　口腔関連 QOL アセスメント票

カテゴリー別に情報を分類・分析する.

分類	情報	解釈・分析
	主観的情報（S），客観的情報（O）	
全身的所見	S：顔の右側の動きが悪い. 会話をすることが億劫になる 腕も足も右側が痛く，動かしにくい. リハビリテーション病院通院後は，腕の痛みが和らぐが，1週間ほどで痛みが出る．自分でのストレッチは難しく，月6回通院. O：服薬状況 バイアスピリン（抗血小板剤） ランソプラゾール（消化器用剤） アレンドロン（骨粗鬆症治療薬）	脳梗塞後遺症による右側顔面神経麻痺により口腔周囲筋に運動障害を認める. 右側に軽度の運動障害が認められる．利き手のため日常生活に負担がかかっている可能性がある. 服薬状況は，骨粗鬆症薬服用しているため外科処置が必要となる際は注意が必要である.
摂食嚥下機能	S：退院後，のどに詰まるような感じがするようになった. 話をするときに，話しにくい. 食事の際に，たまにむせる. O：舌の可動域，萎縮に問題はない. 口腔機能低下症の評価は，①舌口唇運動機能②低舌圧が基準以下③咀嚼機能低下は，評価基準に該当しない. 頬ふくらまし・口角の引きは可能だが，左右差あり 図 12-2 咽頭部：発声時，カーテン兆候が認められる 図 12-1	精密検査の結果，咽頭残留が認められることにより，機会的な喉頭侵入によるむせの可能性がある. 舌筋力の低下，舌巧緻性の低下が認められるため，スムーズな会話への障害となっている可能性がある. 口腔周囲筋の左右差により，会話や口腔内への食物残渣の停滞の可能性がある. 右側の咽頭収縮力が低下しているため，嚥下後に咽頭残留が発生する．これにより，嚥下後誤嚥の可能性があるが，交互嚥下により咽頭残留が改善されるため，食事の際の交互嚥下が必要である.

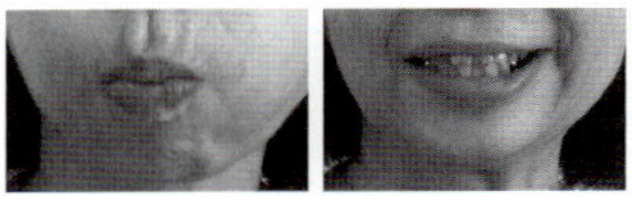

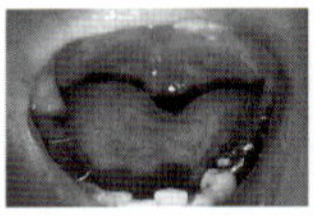

分類	情報	解釈・分析
	主観的情報（S），客観的情報（O）	
	喉頭蓋谷や梨状陥凹に唾液の貯留は認められないが，エンゲリードの嚥下時，咽頭に残留が認められる． 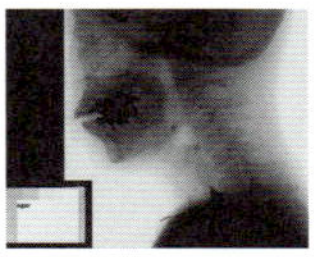 図 12-3 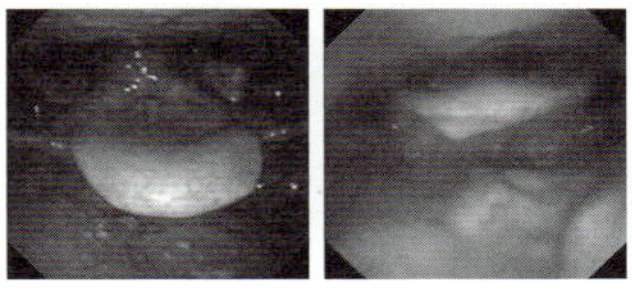 図 12-4	空嚥下時のホワイトアウトは良好だが，右側の咽頭収縮がやや弱い． 声帯・披裂部の動きの左右差なし． 嚥下後に少量の咽頭残留（喉頭蓋谷）があるものの，交互嚥下でクリアランス可能．
歯・歯周組織	O：軽度の歯槽骨の吸収 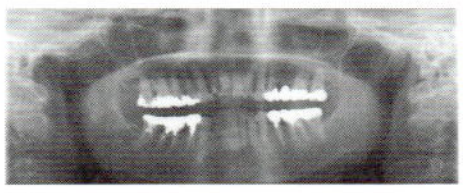 図 12-5	歯肉縁下のプラークや歯石の沈着が関係している可能性あり．歯周治療や口腔衛生指導が必要である．
口腔清掃	S：右腕が動かしにくい． O：右側歯肉に軽度の炎症を認める． PCR　33.6％	右腕が動かしにくいことにより，右側の口腔清掃が不十分になっている．セルフケアはおおむね良好ではあるが，隣接面を中心とした口腔衛生指導の必要がある．
栄養	S：40 分かけて食事をしている． O：BMI　19.1 kg/m^2 （※身長，体重より算出）	低栄養状態ではないが，低栄養のリスクがある． 食事時間が延長し，疲労による食事量の減少のリスクがあるため，食事量の変化について経過観察が必要である．
心理・社会・行動面	O：口腔関連 QOL アセスメント票 合計点　24 点 会話機能・社会的機能・心理的機能に高い値（2）（p228 図 12-6 参照）	口腔機能低下が QOL 低下に関係している可能性があり，これらを改善することにより QOL の改善も期待できる． 患者自身は "健康の認識" は，年齢相応として問題視していない．そのため口腔機能低下の進行の発見が遅れる可能性がある．

情報収集のポイント

　情報収集には観察，測定，面接の3つの方法がある．主となる情報は対象者から収集するが，意思疎通が困難な場合は，対象者の家族の他，歯科医師あるいは歯科衛生士による記録，主治医，看護師，介護職などから情報を得ることが重要である．しかし，その日の状態に関する情報は対象者本人から聴取することが基本となる．

　情報はやみくもに収集するのではなく，計画的に枠組みに沿って収集していく．収集するべき一般的な情報としては，

　全身所見：バイタルサイン，発達レベル，認知レベル，血液検査，服薬状況，日常生活自立度，障害高齢者日常生活自立度など

　口腔内所見：歯，歯周組織，軟組織，口腔清掃，咬合力，義歯の使用状態など

　摂食嚥下機能：呼吸・発声・構音の観察，栄養・食事

　その他：心理・社会・行動面，介護状態

　などがあり，必要に応じて枠組みを設定していく．

　対象者の心理・社会・行動面の情報は会話から知りうることもあるが，口腔関連QOL歯科衛生モデル*（OHRQL）（症例展開の中で提示）の尺度を使用すると，客観的な判断が可能になり，保健指導の成功率を高めることにつながる[2]．

⊙ 口腔関連QOLの歯科衛生モデル

口腔に関する健康，快適さ，機能の満足レベル，口腔保健の意識について評価するためのモデル．このモデルを応用することで，心理的・社会的なアプローチが行えるようになり，ケアの影響をより広い視点から評価することが可能となる[3]．

情報処理－分類のポイント

　収集した情報は主観的情報（subjective data：S）と客観的情報（objective data：O）に分類する．主観的情報から対象者の状態，問題，対象者が必要としていることを推測し，客観的情報で裏づけていく（**表12-2**）．

　収集した情報はまず整理・分類し，正常な状態や基準と比較し，歯科衛生士が対応できる問題の有無と程度を明らかにする．歯科衛生上の問題は口腔内の症状や徴候として現れる場合が多いが，潜在的な問題や原因となるリスクについても考える必要がある．問題の原因となっている因子を推測し，さらにこの問題をこのまま放置した場合，今後どうなるかを推測する．

表 12-2　情報の分類

主観的情報（subjective data：S データ：）	状況に対する対象者，家族からの訴えや意見，対象者が話したこと 基本的情報，全身的既往歴，歯科的既往歴，主訴，心理・社会行動面の背景など
客観的情報（objective data：O データ）	医療者側が観察した対象者の状態や行動，表情など（測定や評価が可能な情報） 全身所見（バイタルサイン，発達レベル，認知レベル） 歯，歯周組織，軟組織，口腔清掃状態 栄養・食事，摂食嚥下機能，心理・社会・行動面など

情報処理－記録のポイント

　問診，医療面接で得られた情報，検査や診査結果等の記録は法的な文書として役割を果たすことがある．誰が見ても一目でわかりやすいように記録する．一般的な情報に加え，重要となる部分は「なぜそのように解釈・分析したか」について，歯科衛生士の視点となる考えを記載しておくと，後から科学的な妥当性について確認することができる．

　記録された情報は，他職種と情報を共有する場合やその後に収集した情報と比較する場合に用いられる．

課題の分析のポイント（問題とその原因の明確化）

　アセスメントから得られた情報から，対象者が抱えている口腔衛生上の問題とその原因となっているものを明らかにする．この課題分析を行うことで根拠のある口腔健康管理計画を立案することにつながる．

　一般的には実在している症状・徴候が問題となるが，リスクやその後問題となる可能性があるかどうかについても分析していく必要がある．

　情報のもつ意味を解釈し，問題を明確化する．問題を見つけられたら，次にその問題・状態を引き起こしている因子を探っていく．

例：1　舌の巧緻性の低下　　に関連した　会話のしにくさ

　　2　咽頭収縮力の低下　　に関連した　誤嚥のリスク

　　3　手指の運動制限　　　に関連した　口腔清掃不良

　ここで取り上げられた問題と原因は，根拠ある口腔健康管理計画を立案するために，重要となる．

CHAPTER

12

歯科衛生士が行う　摂食嚥下リハビリテーションの基本

2 計画立案

　課題分析で明らかになった問題を引き起こしている原因に対して，改善するための介入計画を立案する．歯科衛生士の介入によってどの程度改善されるかの期待値を期待される結果として示すと，変化を客観的に評価できる．

課題分析 1. 舌の巧緻性の低下　に関連した　会話のしにくさ		
目標	会話のしにくさが減少する	
歯科衛生士が実施する内容	EP	会話のしにくさの原因について説明 訓練の必要性について説明
	TP	舌の巧緻性向上の訓練. 　・発音訓練 　・無意味音音節連鎖発音訓練
	OP	オーラルディアドコキネシスの値 会話の流暢性 OHRQL 評価の値
期待される結果	●会話のしにくさの原因を理解することができる（1週間）. ●オーラルディアドコキネシス（平均 4.8 回 / 秒）の値がどれか 1 つでも，6.0 秒 / 回（口腔機能低下症の基準値）に向上する（1 か月） ●OHRQL アセスメント票　2 の値が 1 になる（2 か月）	

課題分析 2. 咽頭収縮力の低下　に関連した　誤嚥のリスク		
目標	誤嚥性肺炎発症のリスクが低下する	
歯科衛生士が実施する内容	EP	誤嚥性肺炎について説明. 嚥下のメカニズムについて説明.
	TP	間接訓練方法の指導 　・舌前方保持嚥下訓練 代償法の習得 　・顎引き嚥下 　・交互嚥下 口腔衛生指導（3 と重複）
	OP	発熱状況の有無 頸部聴診による呼吸音と嚥下音の確認 むせの回数
期待される結果	●誤嚥性肺炎を発症しない（2 か月） ●食事の際のむせが減少する（2 か月）	

課題分析 3. 手指の運動制限　に関連した　口腔衛生状態の不良	
目標	口腔衛生状態の改善
歯科衛生士が 実施する内容	EP　手指の運動状態に合わせた口腔清掃方法の指導 　　　口腔清掃と歯間ブラシ使用の必要性について説明 TP　口腔衛生指導（バス法，歯間ブラシの使用方法） 　　　把持しやすい歯ブラシの提案（把柄部を太く改良） 　　　歯石除去，機械的歯面清掃 OP　PCR スコア
期待される結果	● PCR が 20％になり，口腔衛生状態が改善する（1 か月） ● 歯間ブラシの使用が 1 日 1 回になる（1 か月）

歯科衛生士が実施する内容のポイント

　原因となっている因子（病因）を除去あるいは変化させるために必要な処置，行動変容のための指導を考えて選択していく．対象者や家族とコミュニケーションをとり，歯科医師とともに他のヘルスケア職種へ紹介することも歯科衛生士が実施する内容に含まれる．スケーリングやルートプレーニングといった直接行う処置内容（処置計画）や指導（指導計画）の他，対象者の変化を観察するポイント（観察計画）を設定することも含まれる（**表 12-3**）．

　観察計画を明確にすることで，担当者が変わっても口腔健康管理計画を継続的に実施することが可能となる．また，他職種と連携して行うチームアプローチの中において，歯科衛生士がどの視点で対象者と関わっているのかを示すことにより，共通の認識をもつことができる．

表 12-3　処置計画（TP），指導計画（EP），観察計画の内容（OP）

処置計画 （treatment plan：TP）	対象者に直接行う処置の内容 例：スケーリング，フッ化物塗布，小窩裂溝填塞など
指導計画 （education plan：EP）	対象者の知識の向上や行動変容のための指導内容 例：プラークコントロール指導，食生活指導，禁煙指導，口腔機能訓練など
観察計画 （observation plan：OP）	対象者の変化を観察するポイント 例：歯肉の炎症状態，ブラッシングの習慣，病気に対する考え方など

CHAPTER

12

歯科衛生士が行う
摂食嚥下リハビリテーションの基本

235

期待される結果のポイント

　アセスメントで明らかになった問題・状態が歯科衛生士による口腔健康管理によって改善あるいは原因が除去されたときの対象者の状態を表す．歯科衛生士による口腔健康管理がどのような結果をもたらすかを推測し，期待される結果を考えていく．期待される結果は，可及的に測定可能で，状態を判断できる表現を使い，どのくらいの期間（時間）で何がどの程度変化するか具体的に記述するとよい．

3　実施

　歯科衛生士が実施する内容を業務記録（SOAPIE を用いて）記載する．

加療 31 日目

S：話をするときに，少し良くなってきたように感じる．発熱はない．
　　歯間ブラシは，使用してみたが入れられない．週に 1 回程度，思いついたときに行っている．
O：舌圧・25.3kpa
　　オーラルディアドコキネシス・　pa5.2/ 秒　ta5.0/ 秒　ka5.2/ 秒（Av5.1/ 秒）
　　グミ咀嚼・158mg/dL
　　頸部聴診：清聴
　　体重・39.7kg　BMI・19.4kg/m^2
　　PCR　32.4%
　　歯間ブラシの使用方法の確認を行ったところ，使用は困難である．
A：舌筋力，舌巧緻性ともに向上している．
　　歯間ブラシの使用は，使用が困難で習慣化していない．
P：リハビリテーションの継続．
　　歯間ブラシから把持部を改良したワンタフトブラシの使用へ変更する．
I：口腔機能と体重を測定．訓練方法，訓練実施状況の確認．
　　ワンタフトブラシの使用方法の指導と確認．
E：口腔機能が向上している可能性あり．次回 OHRQL を実施
　　ワンタフトブラシの使用頻度と使用方法について確認

加療 55 日目

S：話しにくさが減ってきたので，友達とおしゃべりしたり外出したりすることが
　　増えた．
　　食事の量が増えてきた．訓練は行えている．発熱はない．食事の際のむせもほと
　　んどない．
　　ワンタフトブラシは，だいぶ慣れてきた．

O：舌圧・32.7kpa
　　オーラルディアドコキネシス・ pa5.2/秒　ta5.6/秒　ka6.0/秒（平均 5.6/秒）
　　グミ咀嚼・165mg/dL
　　頸部聴診・清聴
　　体重・40.5kg　BMI・19.8kg/m^2
　　握力・右　9.2kg　左　20.1kg
　　ワンタフトブラシは，2〜3日に1回程度使用している．
　　PCR・24.3%
　　OHRQL アセスメント票：合計点 22 点
　　　　　　　会話機能 1）2 → 1　　社会的機能 4）2 → 1

A：舌筋力，舌巧緻性の向上に加えて体重も微増している．
　　ワンタフトの頻度が増えたことでプラーク量が減少．
　　会話機能や社会的機能が改善したことにより，他人とのコミュニケーションが増
　　加した．

P：現状のリハビリテーションを継続．
　　ワンタフトブラシの使用の継続．

I：口腔機能評価と体重測定．
　　訓練方法，訓練実施状況の確認．
　　食事量，食事の摂取方法の聞き取りのため記録用紙を渡す．
　　口腔衛生状態の確認と清掃方法の指導．

E：次回（3か月ごと），現状を把握するためのアセスメントと再評価を行う．食事
　　内容の記録用紙を回収し，摂取カロリーと必要摂取カロリーとの検討を行う．必
　　要に応じて栄養士と協議する．
　　口腔健康管理は，来院時に口腔衛生状態の変化を観察する．

実施（歯科衛生士による介入）のポイント

　ケアプランに基づき，歯科衛生士による介入を実施する．「歯科衛生士による介入」により「目標」と「期待される結果」を達成することを目指す．ケアプランに記述した優先順位を考慮して介入を実施するが，歯科医院では歯科医師の全体的な治療計画との協調を，そして病院，施設，在宅などの場では主治医や他の職種に確認し，全体的な治療計画，ケアプランとの協調に配慮して，歯科衛生士による介入を実施する．

　口腔健康管理を成功させる確率を高めるには，対象者と十分なコミュニケーションをとることが必要となる．具体的には対象者へ実施する内容について説明をし，理解されたか確認して同意を得ていく．

　実施したら，その内容，評価，その後の対応などについて，業務記録を作成する．記録の方法は問題志向型システム（POS）に基づいた記載方法である

SOAP または SOAPIE 形式を使用する（**表 12-4**）.

S：主観的情報

・対象者（またはその家族，介護者）から得られた内容

・対象者の問題に対する考え方

・可能であれば，対象者の言葉を引用する．またはそれを要約する．

O：客観的情報

・医療者側から観察した対象者の行動，観察したことや所見，あるいは測定値（バイタルサイン，プロービング値など）

A：アセスメント

・主観的，客観的に得られた情報について分析したこと

・対象者の問題の改善の程度についても記録する．

P：計画

・その問題を解決するための歯科衛生士による介入を記録する（口腔健康管理計画参照としてもよい）.

・口腔健康管理計画の変更，追加についても記録する．

I：実施

・実際に介入した内容について記録する．

E：評価

・その日行った介入の結果と計画の成果について記載する．また次回への考察についても記載する．

記録により，ケアを他の歯科衛生士，歯科医師，または他の職種と共有することができる．ケアに関するスタッフとのコミュニケーション手段であり，記録を基に他者によるケアの評価が可能となる．簡潔に正確に記録することが重要である．

表 12-4 SOAP，SOAPIE 形式の業務記録

〈SOAP 形式〉
S（Subjective data）：主観的情報
O（Objective data）：客観的情報
A（Assessment）：S，O 情報について分析・判断
P（Plan）：本日行う内容（ケアプラン参照でもよい）
〈SOAPIE 形式〉
SOAP に加えて
I（Intervention）：実施した内容
E（Evaluation）：評価，次回への考察など

4 評価

「期待される結果」と実際の結果を比較して評価する.

課題分析 1. 舌の巧緻性の低下　に関連した　会話のしにくさ	
期待される結果 と評価	●会話のしにくさの原因を理解することができる（1 週間）. ⇒全面達成 　会話のしにくさが舌の機能によるものと理解し，訓練を継続的に行うことができている. ●オーラルディアドコキネシス（平均 4.8 回 / 秒）の値がどれか 1 つでも，6.0 秒 / 回（口腔機能低下症の基準値）に向上する（1 か月） ⇒平均 5.6 回 / 秒となったが，ka6.0/ 秒となり，全面達成. 　しかし基準値に満たない値もあるため継続する必要がある ● OHRQL アセスメント票　2 の値が 1 になる（2 か月） ⇒部分的に 2 → 1 に変化し，部分達成 　患者自身「少し良くなってきたように感じる.」との発言があり. QOL 向上の可能性があると考えられるので継続とする.

課題分析 2. 咽頭収縮力の低下　に関連した　誤嚥のリスク	
期待される結果 と評価	●誤嚥性肺炎を発症しない（2 か月） ⇒全面達成 発熱はなく，誤嚥性肺炎の発症もないが継続して観察する. ●食事の際のむせが減少する（2 か月） ⇒全面達成 食事の際のむせはなくなり，頸部聴診も清聴である. 今後の嚥下精密検査の結果も併せて継続して観察する.

課題分析 3. 手指の運動制限　に関連した　口腔衛生状態の不良	
期待される結果 と評価	● PCR が 20％になり，口腔衛生状態が改善する（1 か月） ⇒未達成 PCR は変化せず. ブラッシング方法を再確認（歯ブラシの把持・ブラッシング圧等）し，指導内容の変更が必要である. ●歯間ブラシの使用が 1 日 1 回になる（1 か月） ⇒未達成 歯間ブラシを使用することは困難との発言あり. 使用しやすいワンタフトブラシへ変更とした. ワンタフトブラシの使用は，習慣化しつつあるため，この方法を経続していく.

その他の評価

　・会話機能や社会的機能が改善したことにより，友人との会話や外出が増加し，社会的交流の機会が増加した.

評価のポイント

　口腔健康管理の実施後には必ず評価を行う．評価を行わないと，過剰，不十分あるいは不適切な介入が行われていることにつながる可能性がある．歯科医師の指示は必要となるが，対象者が口腔健康管理計画で立てた目標に関連してどの程度の到達度なのかを評価することにより，歯科衛生士による口腔健康管理を続行するか，変更あるいは終了するのかを判断することができる．

　評価を行う意義は，歯科衛生士によるケアの質を保証し，さらにケアの質の向上につなげていくことである．

　評価を行うときは対象者および歯科医師や他の専門職種からの評価も重要となる．そのためにはチームの各メンバーが，対象者の問題，目標，評価基準について常に共通認識をもっていることが必要である．

　評価を行う際には，①直接観察，②カルテ，口腔健康管理計画，業務記録の分析，③対象者への問診などの方法により，対象者の情報を収集する．

　計画立案した目標と期待される結果を評価する場合は，「全面達成」「部分達成」「未達成」の達成度で評価するとよい（**表 12-5**）．

　評価の結果は対象者と共有し，医療者側の価値観を押しつける評価にならないように，事実に基づいて対象者の努力を正当に評価し，モチベーションを向上させる対応を心がける．

表 12-5　「目標」「期待される結果」の達成度の評価と対応例

	達成度	対応内容
全面達成	①問題が完全に解決した場合	ケアプラン終了
	②問題は解決したが，リスク因子が残存	ケアプランの継続または変更，定期的なメインテナンスと再評価
	③問題が残存	ケアプランの継続または変更，定期的なメインテナンスと再評価，歯科治療の必要性について検討
部分達成	問題は改善したが，目標は達成されていない	ケアプランの変更，全体的な時間設定の見直し，スモールステップの目標再設定，他の専門職種へ紹介の検討など
未達成	問題がまだ存在する	ケアプランの変更，「目標」「期待される結果」の達成度に応じた各段階の見直し

付録：口腔関連 QOL アセスメント票

＜評価基準＞　0：まったくない　1：ほとんどない　2：時々　3：しばしば　4：いつも	（備考）
痛み 1）歯が痛いことがありますか　　　　　　　　　　　　　（ 0.　　1.　　2.　　3.　　4.）	
2）歯ぐきが痛いことがありますか　　　　　　　　　　　（ 0.　　1.　　2.　　3.　　4.）	
3）口内炎ができて痛いことがありますか　　　　　　　　（ 0.　　1.　　2.　　3.　　4.）	
4）あごが痛いことがありますか　　　　　　　　　　　　（ 0.　　1.　　2.　　3.　　4.）	
5）口やあごの問題で頭痛がすることがありますか　　　　（ 0.　　1.　　2.　　3.　　4.）	
口の乾燥 1）食事のとき，口が乾燥していると感じますか　　　　　（ 0.　　1.　　2.　　3.　　4.）	
2）食事のとき，飲み込みにくいと感じますか　　　　　　（0.　　1.　　2.　　3.　　4.）	
3）水や飲み物を一緒にとらないと飲み込みにくいですか 　　　　　　　　　　　　　　　　　　　　　　　　　（0.　　1.　　2.　　3.　　4.）	
食事・咀嚼 1）歯や入れ歯，口の問題のために　食事の際，不快感がありますか 　　　　　　　　　　　　　　　　　　　　　　　　（ 0.　　1.　　2.　　3.　　4.）	
2）　〃　　　　〃　　　　食べ物が噛みづらいことがありますか 　　　　　　　　　　　　　　　　　　　　　　　　（0.　　1.　　2.　　3.　　4.）	
会話機能 1）歯や入れ歯，口の問題のために　言葉が発音しにくいことがありますか 　　　　　　　　　　　　　　　　　　　　　（0.　　1.　　2.　　3.　　4.）	
2）　〃　　　　〃　　　　会話が不明瞭で，他人が理解しにくいことがありますか 　　　　　　　　　　　　　　　　　　　　（0.　　1.　　2.　　3.　　4.）	
社会的機能 1）歯や入れ歯，口の問題のために　笑うことをためらうことがありますか 　　　　　　　　　　　　　　　　　　　　　（0.　　1.　　2.　　3.　　4.）	
2）　〃　　　　〃　　　　余暇を楽しめないことがありますか 　　　　　　　　　　　　　　　　　　　　　（0.　　1.　　2.　　3.　　4.）	
3）　〃　　　　〃　　　　人と付き合ううえで支障が出ることがありますか 　　　　　　　　　　　　　　　　　　　　　（0.　　1.　　2.　　3.　　4.）	
4）　〃　　　　〃　　　　他人とコミュニケーションをとることが難しいですか 　　　　　　　　　　　　　　　　　　　　　（0.　　1.　　2.　　3.　　4.）	
心理的機能 1）歯や入れ歯，口の問題のために　恥ずかしい思いをすることがありますか 　　　　　　　　　　　　　　　　　　　　　（0.　　1.　　2.　　3.　　4.）	
2）　〃　　　　〃　　　　見た目が悪いと感じることがありますか 　　　　　　　　　　　　　　　　　　　　　（0.　　1.　　2.　　3.　　4.）	
3）　〃　　　　〃　　　　気分が落ち込むことがありますか 　　　　　　　　　　　　　　　　　　（0　　1.　　2.　　3.　　4.）	
4）　〃　　　　〃　　　いろいろと気をつかい，リラックスできないことがありますか 　　　　　　　　　　　　　　　　　　　　　（0.　　1.　　2.　　3.　　4.）	
健康の認識 1）自分の口の状態についてどう感じますか 　　（同年代の他人と比較して）　　　　　　　（ 0. 良い　　1.同程度　　2. 悪い ）	
2）自分の全身的な健康状態についてどう感じますか 　　（同年代の他人と比較して）　　　　　　　（ 0. 良い　　1.同程度　　2. 悪い ）	

CHAPTER

12

歯科衛生士が行う
摂食嚥下リハビリテーションの基本

付録：アセスメントシート

分類	S情報	O情報	解釈・分析
全身状態 （障害，服薬等 含む）			
心理・社会・ 行動面			
口腔状態			
摂食嚥下機能			
摂食観察			
栄養			
口腔清掃			

（佐藤陽子・田中祐子）

文献

2章Ⅰ

1) 日本リハビリテーション医学会（監），久保俊一総（編）：リハビリテーション医学・医療コアテキスト．医学書院，東京，2018．
2) 江藤文夫（編）：よくわかるリハビリテーション．ミネルヴァ書房，東京，2015．
3) 中村隆一ほか：基礎運動学．第5版，医歯薬出版，東京 2000．
4) D.P.Greene・S.L.Roberts 著，島田智明監訳：キネシオロジー．医歯薬出版，東京，2005．
5) 才藤栄一，植田耕一郎（監）：摂食・嚥下リハビリテーション．第3版，医歯薬出版，東京，2016．
6) 奈良勲，鎌倉矩子（監）：標準理学療法学・作業療法学 専門基礎分野 - 運動学．医学書院，東京，2012．
7) 「国際生活機能分類－国際障害分類改訂版－」（日本語版）の厚生労働省ホームページ掲載について
（https://www.mhlw.go.jp/houdou/2002/08/h0805-1.html．20190601 アクセス）
8) ICF（国際生活機能分類）－「生きることの全体像」についての「共通言語」－
（https://www.mhlw.go.jp/stf/shingi/2r9852000002ksqi-att/2r9852000002kswh.pdf．2019年6月1日アクセス）
9) 山田深：ICF コアセットマニュアル日本語版翻訳にあたって．Jpn J Rehabil Med，53（9）：676-680，2016．
10) 大隈秀信：回復期リハビリテーション病棟における ICF コアセットの活用．Jpn J Rehabil Med，53（9）：686-689，2016．
11) 及川恵美子ほか：ICF（国際生活機能分類）普及への取り組み．Jpn J Rehabil Med，53（9）：701-705，2016．
12) 木村浩彰ほか：オーバービュー　リハビリテーションにおける ICF の臨床応用と問題点，臨床リハ，26（12）：1152-1156，2017．
13) 山田深：ICF コアセット日本語版，総合リハ，46（1）：13-18，2018．
14) 向野雅彦：ICF に基づく全般評価システムの作成と臨床活用．総合リハ，46（1）：19-22，2018．

2章Ⅱ

1) 才藤栄一：リハビリテーション医学・医療総論，日摂食嚥下リハ誌 5：3-10，2001．
2) 藤島一郎：脳卒中の摂食・嚥下障害 第2版，p12，医歯薬出版，東京，1998．
3) 向井美惠：乳幼児の口腔機能の獲得，公衆衛生 81：41-46，2017．
4) 向井美惠：小児摂食動作の評価と訓練，総合リハビリテーション 30：1317-1322，2002．
5) 鈴木淳一：嚥下障害に対する外科的手術と対応．田角　勝，向井美惠（編著）：小児の摂食嚥下リハビリテーション 第2版，pp216-218，医歯薬出版，東京，2014．
6) 日本学校歯科医会：合理的配慮に基づく歯・口の健康づくり―特別支援が必要な総ての子どもたちへ―．2015．
7) 向井美惠（編著）：乳幼児の摂食指導．医歯薬出版，東京，2000．
8) 向井美惠：摂食に関わる機能発達の研究とそのあゆみ．Dental Med Res 33（1），2013．
9) 田角　勝，向井美惠（編著）：小児の摂食嚥下リハビリテーション 第2版．医歯薬出版，東京，2014．
10) 才藤栄一，植田耕一郎 監修：摂食嚥下リハビリテーション．第3版，医歯薬出版，東京，2007．

2章Ⅲ

1) 有田清子：口腔ケア．和田　攻，ほか（編）：看護大事典第2版．989，医学書院，東京，2010．
2) 杉原直樹：口腔保健ケア．日本老年歯科医学会（編）：老年歯科医学用語辞典，第1版．

87, 医歯薬出版, 東京, 2008.
3) 眞木吉信：口腔ケア. 日本老年歯科医学会（編）：老年歯科医学用語辞典, 第2版. 91, 医歯薬出版, 東京, 2016.
4) 眞木吉信：口腔のケア. 日本老年歯科医学会（編）：老年歯科医学用語辞典, 第2版. 93, 医歯薬出版, 東京, 2016.
5) 日本歯科医学会「口腔ケア」に関する検討委員会：「口腔ケア」に関する検討委員会中間とりまとめ. 2015.
6) 櫻井　薫：口腔ケアという用語について. 森戸光彦, ほか（編）：老年歯科医学. 454-456, 医歯薬出版, 東京, 2015.
7) 宮崎秀夫：健康の概念. 安井利一, ほか（編）：口腔保健・予防歯科学. 5-6, 医歯薬出版, 東京, 2017.
8) 眞木吉信：口腔衛生管理. 日本老年歯科医学会（編）：老年歯科医学用語辞典, 第2版. 88-89, 医歯薬出版, 東京, 2016.
9) 眞木吉信：口腔機能管理. 日本老年歯科医学会（編）：老年歯科医学用語辞典, 第2版. 90, 医歯薬出版, 東京, 2016.
10) 上條英之：歯科口腔保健の推進に関する法律の概要と法律に基づくこれからの展開. 口腔衛生会誌 62：2-13, 2012.
11) 平成二十三年法律第九十五号　歯科口腔保健の推進に関する法律. 2011.
12) 大内章嗣：歯科口腔保健法・条例の概要と今後の歯科口腔保健対策. 日健教誌 21：62-69, 2013.
13) 厚生労働省, 歯科口腔保健の推進に関する法律の概要.
http://www.mhlw.go.jp/seisakunitsuite/bunya/kenkou_iryou/kenkou/shikakoukuuhoken/dl/05.pdf（2018年3月15日アクセス）
14) 厚生労働省：歯科口腔保健の推進に関する基本的事項. 平成二十四年厚生労働省告示第四百三十八号, 2012.

3章Ⅰ
1) 平成28年3月地域包括ケア研究会報告「地域包括ケアシステムと地域マネジメント」
2) 明神啓子, ほか：在宅医療. 看護大辞典 第2版. p1163, 医学書院, 東京, 2010.
3) 森戸光彦（編）：老年歯科医学. pp334–336, 医歯薬出版, 東京, 2016.
4) 才藤栄一, 向井美惠（監）：摂食・嚥下リハビリテーション 第2版. 臨床編Ⅰ─序説. pp114–127, 医歯薬出版, 東京, 2013.
5) Lefton-Greif MA：Pediatric feeding/Swallowing teams. Seminars in Speech and Language 18（1）：1997.
6) 金子芳洋（監）：障害児者の摂食・嚥下・呼吸リハビリテーション. pp251–253, 医歯薬出版, 東京, 2005.
7) 才藤栄一：リハビリテーション医学・医療総論. 日摂食嚥下リハ会誌 5（2）：108–109, 2001.
8) 有友たかね：地域包括ケアシステムにおける歯科衛生士の役割. 障害者歯科 37（2）：115–118, 2018.
9) 平成介護保険法改正；厚生労働省ホームページ https://www.mhlw.go.jp/file/06-Seisakujouhou-12300000-Roukenkyoku/k2017.pdf
10) 厚生労働省 https://www.mhlw.go.jp/file/05-Shingikai-12601000-Seisakutoukatsukan-Sanjikanshitsu_Shakaihoshoutantou/0000167236.pdf
11) 菊谷　武, ほか：介護施設における歯科衛生士介入の効果. 口腔リハビリ誌, J JPN Assoc Oral Rehabil 24：65–70, 2011.

4章Ⅱ
1) Palmer JB, et al：Coordination of mastication and swallowing. Dysphagia 7（4）：187-200, 1992.
2) Jean A：Brain stem control of swallowing：neuronal network and cellular mech-

anisms. Physiol Rev 81 (2)：929–969, 2001.
3) Hamdy S, et al：The cortical topography of human swallowing musculature in health and disease. Nat Med 2 (11)：1217-1224, 1996.
4) McFarland DH, Lund JP：An investigation of the coupling between respiration, mastication, and swallowing in the awake rabbit. J Neurophysiol 69 (1)：95-108, 1993.
5) Paydarfar D, et al：Respiratory phase resetting and airflow changes induced by swallowing in humans. J Physiol 483 (Pt 1)：273-288, 1995.
6) Prechtl HFR：Assessment of fetal neruological function and development. in：Levene MI, Bennett MJ, Punt J, eds：Fetal and neonatal neurology and neurosurgery. pp33-40, Churchill Livingstone, Edinburgh, 1988.
7) Hornby PJ：Central neurocircuitry associated with emesis. Am J Med 111 (Suppl 8A)：106S-112S, 2001.

4 章Ⅲ
1) 湖城秀久：乳歯の歯列の成長発育に関する研究．小児歯誌 26：112–130, 1988.
2) 向井美惠（編著）：乳幼児の摂食指導．医歯薬出版，東京，2000.
3) 向井美惠，山田好秋（編）：歯学生のための摂食・嚥下リハビリテーション．医歯薬出版，東京，2008.
4) 田角　勝，向井美惠（編著）：小児の摂食・嚥下リハビリテーション．医歯薬出版，東京，2006.
5) 厚生労働省：授乳・離乳の支援ガイド．2007.
6) 石井一実，千木良あき子，大塚義顕，綾野理加，向井美惠：手づかみ食べにおける手と口の協調の発達（その 1）食物を手でつかみ口に運ぶまでの過程．障害者歯科 19：24-32, 1998.
7) 千木良あき子，石井一実，田村文誉，向井美惠：手づかみ食べにおける手と口の協調の発達（その 2）捕食時の動作観察と評価法の検討．障害者歯科 19：177-183, 1998.
8) 田村文誉，千木良あき子，水上美樹，石井一実，向井美惠：スプーン食べにおける「手と口の協調運動」の発達（その 1）捕食時の動作観察と評価法の検討．障害者歯科 19：265-273, 1998.
9) 西方浩一，田村文誉，石井一実，千木良あき子，向井美惠：スプーン食べにおける「手と口の協調運動」の発達（その 2）食物を口に運ぶまでの過程の動作観察と評価法の検討．障害者歯科 20：59-65, 1999.
10) 才藤栄一，向井美惠（監）：摂食・嚥下リハビリテーション 第 2 版．医歯薬出版，東京，2007.
11) 巷野吾郎，向井美惠，今村栄一：乳幼児の食行動と食支援．医歯薬出版，東京，2008.

5 章Ⅰ
1) 荒川一郎，ほか：有床義歯補綴治療前後における咀嚼運動経路のパターンと安定性．顎機能誌，17：1-5, 2010.
2) Uesugi H, Shiga H.：Relationship between masticatory performance using a gummy jelly and masticatory movement. J Prosthodont Res. 61：419-425, 2017；.
3) Manly RS, Braley LC.：Masticatory performance and efficiency. J Dent Res. 29：448-62, 1950.
4) Yamamoto Y, Furuya J, Tamada Y, et al.：Impacts of wearing complete dentures on bolus transport during feeding in elderly edentulous. Journal of Oral Rehabilitation, 40：923-931, 2013.
5) Onodera S, Furuya J, Yamamoto Y, et al.：Effects of wearing and removing dentures on oropharyngeal motility during swallowing. Journal of Oral Rehabilitation, 43：847-854, 2016.
6) Mioche L, Bourdiol P, Monier S, Martin JF, Cormier D.：Changes in jaw muscles

文献

activity with age：effects on food bolus properties. Physiol Behav. 82：621-7, 2004.

5章Ⅱ

1) Palmer JB. Integration of oral and pharyngeal bolus propulsion：A new model for the physiology of swallowing. 日摂食嚥下リハ会誌,1: 15-30, 1997.

2) 一般社団法人 日本老年歯科医学会学術委員会：高齢期 における口腔機能低下—学会見解論文 2016 年度版—. 老年歯科医学, 31：81-99, 2016.

3) 公益社団法人日本補綴歯科学会 医療問題検討委員会：有床義歯咀嚼機能検査の指針, http://www.hotetsu.com/files/files_208.pdf.

4) 佐藤裕二, 石田栄作, 皆木省吾, ほか：総義歯装着者の食品摂取状況. 補綴誌, 32：774-779, 1988.

5) 平井敏博, 安斎 隆, 金田 洌, ほか：摂取可能食品アンケートを用いた全部床義歯装着者用咀嚼機能判定表の試作. 補綴誌, 32：1261-1267, 1988.

6) Kikutani T, Tamura F, Tohara T, Takahashi N, Yaegaki K：Tooth loss as risk factor for foreign-body asphyxiation in nursing-home patients. Arch Gerontol Geriatr 54：431–435, 2012.

7) 東京都消防庁. http://www.tfd.metro.tokyo.jp/lfe/topics/stop/stop-old03.html　最終アクセス 2018 年 10 月 2 日.

8) Palmer JB, Rudin NJ, Lara G, Crompton AW：Coordination of mastication and swallowing. Dysphagia 7：187–200, 1992.

9) Palmer JB, Hiiemae KM, Liu J：Tongue-jaw linkages in human feeding：a preliminary videofluorographic study. Arch Oral Biol 42：429–441, 1997.

10) Palmer JB, Rudin NJ, Lara G, Crompton AW：Coordination of mastication and swallowing. Dysphagia 7：187–200, 1992.

11) Taniguchi H, Matsuo K, Okazaki H, et al：Fluoroscopic evaluation of tongue and jaw movements during mastication in healthy humans. Dysphagia 28：419–427, 2013.

12) Fukatsu H, Nohara K, Kotani Y, Tanaka N, Matsuno K, Sakai T：Endoscopic evaluation of food bolus formation and its relationship with the number of chewing cycles. J Oral Rehabil 42：580–587, 2015.

13) Abe R, Furuya J, Suzuki T：Videoendoscopic measurement of food bolus formation for quantitative evaluation of masticatory function. J Prosthodont Res 55：171-178, 2011.

14) Tagashira I, Tohara H, Wakasugi Y, et al：A new evaluation of masticatory ability in patients with dysphagia：The Saku-Saku Test. Arch Gerontol Geriatr 74：106–111, 2018.

15) Takahashi H, Itou A, Yamamura K, Arai E, Yamada Y：Classification of rice crackers based on hardness. Journal of Japanese Society for Mastication Science and Health Promotion 19：29–38, 2009.

16) 水口俊介, 津賀一弘, 池邉一典, ほか：高齢期における口腔機能低下—学会見解論文2016 年度版—. 老年歯学 31（2）：81–99, 2016.

17) Zuluaga DJ, Ferreira J, Montoya JA, Willumsen T：Oral health in institutionalised elderly people in Oslo, Norway and its relationship with dependence and cognitive impairment. Gerodontology 29：e420-426, 2012.

18) Shimizu T, Tamura F, Tashiro H, et al：New method for evaluation of tongue-coating status. J Oral Rehabil 34：442–447, 2007.

19) Winkel EG, Roldán S, Van Winkelhoff AJ, Herrera D, Sanz M：Clinical effects of a new mouthrinse containing chlorhexidine, cetylpyridinium chloride and zinc-lactate on oral halitosis. A dual-center, double-blind placebo-controlled study. J Clin Periodontol 30：300-306, 2003.

5章Ⅲ

1）平成25年度老人保健増進等事業「食（栄養）および口腔機能に着目した加齢症候群の概念の確立と介護予防（虚弱化予防）から要介護状態に至る口腔ケアの包括的対策の構築に関する調査研究事業報告書

2）葛谷雅文：老年医学におけるSarcopenia & Frailtyの重要性，日本老年医学会雑誌46：279-285，2009．

3）D'Avanzo B, Shaw R, Riva S, Apostolo J, Bobrowicz-Campos E, Kurpas D, Bujnowska M, Holland C: Stakeholders' views and experiences of care and interventions for addressing frailty and pre-frailty：A meta-synthesis of qualitative evidence. PLoS One 2017, 12（7）：e0180127.

4）Xue QL, Bandeen-Roche K, Varadhan R, Zhou J, Fried LP：Initial manifestations of frailty criteria and the development of frailty phenotype in the Women's Health and Aging Study II. J Gerontol A Biol Sci Med Sci 2008, 63（9）：984-990.

5）日本歯科医師会：健康長寿に寄与する歯科医療・口腔保健のエビデンス2015．192-203：2015．

6）日本歯科医師会：健康長寿に寄与する歯科医療・口腔保健のエビデンス2015．71-158：2015．

7）Arai H, Wakabayashi H, Yoshimura Y, Yamada M, Kim H, Harada A. Chapter 4, Treatment of sarcopenia. Geriatr Gerontol Int. 2018 May；18 Suppl, 1：28-44.

8）日本歯科医師会：健康長寿に寄与する歯科医療・口腔保健のエビデンス2015．160-164：2015．

9）水口俊介，津賀一弘，池邉一典，ほか：高齢期における口腔機能低下―学会見解論文2016年度版―．老年歯学31（2）：81–99，2016．

10）荒井秀典（編）：フレイルハンドブック―ポケット版―．ライフ・サイエンス，東京，2061．

11）Martone AM, Onder G, Vetrano DL, Ortolani E, Tosato M, Marzetti E, Landi F：Anorexia of aging：a modifiable risk factor for frailty. Nutrients 5（10）：4126-4133, 2013.

12）Kharicha K, Iliffe S, Harari D, Swift C, Gillmann G, Stuck AE：Health risk appraisal in older people 1：are older people living alone an "at-risk" group? Br J Gen Pract 57（537）：271-276, 2007.

13）Kim EK, Lee SK, Choi YH, Tanaka M, Hirotsu K, Kim HC, Lee HK, Jung YS, Amano A：Relationship between chewing ability and cognitive impairment in the rural elderly. Arch Gerontol Geriatr 70：209-213, 2017.

14）Soini H, Muurinen S, Routasalo P, Sandelin E, Savikko N, Suominen M, Ainamo A, Pitkala KH：Oral and nutritional status–Is the MNA a useful tool for dental clinics. J Nutr Health Aging 10（6）：495-499：500-501, 2006.

15）Wu LL, Cheung KY, Lam PYP, Gao XL：Oral Health Indicators for Risk of Malnutrition in Elders. J Nutr Health Aging 22（2）：254-261, 2018.

16）Walls AW, Steele JG：The relationship between oral health and nutrition in older people. Mech Ageing Dev 125（12）：853-857, 2004.

17）Sheiham A, Steele J G, Marcenes W et al：The relationship among dental status, nutrient intake, and nutritional status in older people. J Dent Res 80：408-413, 2001.

18）Tsai AC, Chang TL：Association of dental prosthetic condition with food consumption and the risk of malnutrition and follow-up 4-year mortality risk in elderly Taiwanese. J Nutr Health Aging 15（4）：265-270, 2011.

19）Jauhiainen L, Männistö S, Ylöstalo P, Vehkalahti M, Nordblad A, Turunen AW, Suominen ALN：Food Consumption and Nutrient Intake in Relation to Denture Use in 55- to 84-Year-Old Men and Women -Results of a Population Based Survey. J Nutr Health Aging 21（5）：492-500, 2017.

文献

20) Iwasaki M, Taylor GW, Manz MC, Yoshihara A, Sato M, Muramatsu K, Watanabe R, Miyazaki H : Oral health status : relationship to nutrient and food intake among 80-year-old Japanese adults. Community Dent Oral Epidemiol 42 (5) : 441-450, 2014.

21) McKenna G, Allen PF, O'Mahony D, Cronin M, DaMata C, Woods N : Impact of tooth replacement on the nutritional status of partially dentate elders. Clin Oral Investig 19 (8) : 1991-1998, 2015.

22) Wöstmann B, Michel K, Brinkert B, Melchheier-Weskott A, Rehmann P, Balkenhol M : Influence of denture improvement on the nutritional status and quality of life of geriatric patients. J Dent 36 (10) : 816-821, 2008.

23) Bradbury J, Thomason JM, Jepson NJ, Walls AW, Allen PF, Moynihan PJ : Nutrition counseling increases fruit and vegetable intake in the edentulous. J Dent Res 85 (5) : 463-468, 2006.

24) http://www.maff.go.jp/j/balance_guide/

25) Amagai N, Komagamine Y, Kanazawa M, Iwaki M, Jo A, Suzuki H, Minakuchi S : The effect of prosthetic rehabilitation and simple dietary counseling on food intake and oral health related quality of life among the edentulous individuals : A randomized controlled trial. J Dent 65 : 89-94, 2017.

26) Suzuki H, Kanazawa M, Komagamine Y, Iwaki M, Jo A, Amagai N, Minakuchi S : The effect of new complete denture fabrication and simplified dietary advice on nutrient intake and masticatory function of edentulous elderly : A randomized-controlled trial. Clin Nutr 37 (5) : 1441-1447, 2018.

27) Bartlett DW, Maggio B, Targett D, Fenlon MR, Thomas J : A preliminary investigation into the use of denture adhesives combined with dietary advice to improve diets in complete denture wearers. J Dent 41 (2) : 143-147, 2013.

28) Franki J, Hayes MJ, Taylor JA : The provision of dietary advice by dental practitioners : a review of the literature. Community Dent Health 31 (1) : 9-14, 2014.

29) Harris R, Gamboa A, Dailey Y, Ashcroft A : One-to-one dietary interventions undertaken in a dental setting to change dietary behavior. Cochrane Database Syst Rev 3 : CD006540, 2012.

30) Abnet CC, Qiao YL, Dawsey SM, Dong ZW, Taylor PR, Mark SD : Tooth loss is associated with increased risk of total death and death from upper gastrointestinal cancer, heart disease, and stroke in a Chinese population-based cohort. Int J Epidemiol 34 : 467-474, 2005.

31) Tu YK, Galobardes B, Smith GD, McCarron P, Jeffreys M, Gilthorpe MS : Associations between tooth loss and mortality patterns in the Glasgow Alumni Cohort. Heart 93 : 1098-1103, 2007.

32) Brown DW : Complete edentulism prior to the age of 65 years is associated with all-cause mortality. J Public Health Dent 69 : 260-266, 2009.

33) Ansai T, Takata Y, Soh I, Awano S, Yoshida A, Sonoki K, et al : Relationship between tooth loss and mortality in 80-year-old Japanese community-dwelling subjects. BMC Public Health 10 : 386, 2010.

34) Nakanishi N, Fukuda H, Takatorige T, Tatara K : Relationship between self-assessed masticatory disability and 9-year mortality in a cohort of communityresiding elderly people. J Am Geriatr Soc 53 : 54-58, 2005.

35) Ansai T, Takata Y, Soh I, Akifusa S, Sogame A, Shimada N, et al : Relationship between chewing ability and 4-year mortality in a cohort of 80-year-old Japanese people. Oral Dis 13 : 214-219, 2007.

36) Ansai T, Takata Y, Soh I, Yoshida A, Hamasaki T, Awano S, et al : Association of chewing ability with cardiovascular disease mortality in the 80-year-old Japanese population. Eur J Cardiovasc Prev Rehabil 15 : 104-106, 2008.

37）Ikebe K, Morii K, Matsuda K, Nokubi T：Discrepancy between satisfaction with mastication, food acceptability, and masticatory performance in older adults. Int J Prosthodont 20：161-167, 2007.

38）池邉一典：咬合・咀嚼は健康長寿にどのように貢献しているのか─文献レビューを中心に─. 補綴会誌 4：388-396, 2012.

39）Fukai K, Takiguchi T, Ando Y, Aoyama H, Miyakawa Y, Ito G, et al：Mortality rates of community-residing adults with and without dentures. Geriatr Gerontol Int 8：152-159, 2008.

40）Yoshida M, Morikawa H, Yoshikawa M, Tsuga K, Akagawa Y：Eight-year mortality associated with dental occlusion and denture use in communitydwelling elderly persons. Gerodontology 22：234-237, 2005.

41）Yoshida M, Morikawa H, Kanehisa Y, Taji T, Tsuga K, Akagawa Y：Functional dental occlusion may prevent falls in elderly individuals with dementia. J Am Geriatr Soc 53：1631, 2005.

42）Yoshida M, Kanehisa Y, Ozaki Y, Iwasa Y, Fukuizumi T, Kikutani T：One-leg standing time with eyes open: comparison between the mouth-opened and mouth-closed conditions. Cranio 33：15-18, 2015.

43）二宮利治：日本における認知症の高齢者人口の将来推計に関する研究. https://mhlw-grants.niph.go.jp/niph/search/NIDD00.do?resrchNum=201405037A

44）Syrjälä AM, Ylöstalo P, Ruoppi P, Komulainen K, Hartikainen S, Sulkava R, Knuuttila M：Dementia and oral health among subjects aged 75 years or older. Gerodontology 29（1）：36-42, 2012.

45）Adam H, Preston AJ：The oral health of individuals with dementia in nursing homes. Gerodontology 23（2）：99-105, 2006.

46）Sato E, Hirano H, Watanabe Y, Edahiro A, Sato K, Yamane G, Katakura A：Detecting signs of dysphagia in patients with Alzheimer's disease with oral feeding in daily life. Geriatr Gerontol Int 14（3）：549-555, 2014.

47）Sadamori S, Hayashi S, Fujihara I, Abekura H, Hamada T, Akagawa Y：Nutritional status and oral status of the elderly with dementia：a 2-year study. Gerodontology 29（2）：e756-760, 2012.

48）Edahiro A, Hirano H, Yamada R, Chiba Y, Watanabe Y, Tonogi M, Yamane GY：Factors affecting independence in eating among elderly with Alzheimer's disease. Geriatr Gerontol Int 12（3）：481-490, 2012.

49）葭原明弘, 清田義和, 片岡照二郎, 花田信弘, 宮崎秀雄：地域在住高齢者の食欲と QOL との関連. 口腔衛生会誌 54 241-248, 2004.

50）Morishita S, Watanabe Y, Ohara Y, Edahiro A, Sato E, Suga T, Hirano H. Factors associated with older adults' need for oral hygiene management by dental professionals. Geriatr Gerontol Int. 2016 Aug；16（8）：956-62.

51）Noble JM, Scarmeas N, Papapanou PN：Poor oral health as a chronic, potentially modifiable dementia risk factor：review of the literature. Curr Neurol Neurosci Rep 13（10）：384, 2013.

52）Wu Z, Ni J, Liu Y, Teeling JL, Takayama F, Collcutt A, Ibbett P, Nakanishi H：Cathepsin B plays a critical role in inducing Alzheimer's disease-like phenotypes following chronic systemic exposure to lipopolysaccharide from Porphyromonas gingivalis in mice. Brain Behav Immun 65：350-361, 2017.

53）Nilsson H, Berglund J, Renvert S：Tooth loss and cognitive functions among older adults. Acta Odontol Scand 72（8）：639-644, 2014.

54）Yamamoto T, Kondo K, Hirai H, Nakade M, Aida J, Hirata Y：Association between self-reported dental health status and onset of dementia：a 4-year prospective cohort study of older Japanese adults from the Aichi Gerontological Evaluation Study（AGES）Project. Psychosom Med 74（3）：241-248, 2012.

文献

55) Lexomboon D, Trulsson M, Wårdh I, Parker MG：Chewing ability and tooth loss：association with cognitive impairment in an elderly population study. J Am Geriatr Soc60（10）：1951-1956, 2012.

56) Onozuka M, Fujita M, Watanabe K, Hirano Y, Niwa M, Nishiyama K, Saito S：Mapping brain region activity during chewing：a functional magnetic resonance imaging study. J Dent Res 81（11）：743-746, 2002.

6章

1) Detsky AS, McLaughlin JR, Baker JP, Johnston N, Whittaker S, Mendelson RA, Jeejeebhoy KN：What is subjective global assessment of nutritional status? J Parenter Enteral Nutr 11（1）：8-13, 1987.

2) 内田真哉, ほか：予後栄養指標を用いた誤嚥に対する声門下喉頭閉鎖術の術前評価. 日耳鼻117：1457–1462, 2014.

3) Jensen GL, Cederholm T, Correia MITD, et al. GLIM criteria for the diagnosis of malnutrition - A consensus report from the global clinical nutrition community. JPEN J Parenter Enteral Nutr. 2018 Sep 2. doi：10.1002/jpen. 1440.

4) 日本静脈経腸栄養学会：小児における静脈栄養投与方法. 静脈経腸栄養ガイドライン第3版, 194-198, 2014

5) Bailey AG, McNaull PP, Jooste E, Tuchman JB：Perioperative crystalloid and colloid fluid management in children：where are we and how did we get here? Anesth Analg. 110（2）：375-90. 2010.

6) 日本摂食嚥下リハビリテーション学会 医療検討委員会：間歇的口腔食道経管栄養法の標準的手順. 摂食嚥下リハ会誌19（3）：234–238, 2015.

7) 日本摂食・嚥下リハビリテーション学会嚥下調整食委員会：日本摂食・嚥下リハビリテーション学会嚥下調整食分類2021. 日摂食嚥下リハ会誌25（2）：135–149, 2021.

8) 日本摂食嚥下リハビリテーション学会医療検討委員会：発達期摂食嚥下障害児（者）のための嚥下調整食分類2018. 日摂食嚥下リハ会誌22（1）：59–73, 2018.

9) 日本摂食・嚥下リハビリテーション学会嚥下調整食委員会：日本摂食・嚥下リハビリテーション学会嚥下調整食分類2021. 日摂食嚥下リハ会誌25（2）：144, 2021.

7章Ⅰ－Ⅲ

1) 藏谷範子 編：看護学生のためのバイタルサイン 第2版. メヂカルフレンド, 東京, 2015.

2) 池上敬一, ほか：これで安心！歯科診療室での患者急変対応ガイド 第1版. 医歯薬出版, 東京, 2010.

3) 梅﨑俊郎 監：気管カニューレの種類とその使い分け 第8版. 高研, 東京, 2014.

4) 藤島一郎, 藤谷順子（編著）：ポケットガイド 嚥下リハビリテーションと口腔ケア 第1版. メヂカルフレンド, 東京, 2006.

7章Ⅳ

1) 日本呼吸療法医学会 気管吸引ガイドライン改訂ワーキンググループ：気管吸引ガイドライン2013.

2) Respiratory care 71：APIC text of infection control and epidemiology. APIC, USA, 2000.

3) 医療情報科学研究所（編）：看護技術がみえる vol.2 臨床看護技術. p215, メディックメディア, 東京, 2015.

4) 日本看護協会教育委員会（監）：看護場面における感染防止. インターメディカ, 東京, 2007.

5) 丸川征四郎（編）：ICUのための新しい肺理学療法. メディカ出版, 大阪, 1997.

6) 神津 玲：2章・3 呼吸訓練 ③排痰法. 才藤栄一, 向井美惠（監）：摂食・嚥下リハビリテーション 第2版. pp196-199, 医歯薬出版, 東京, 2007.

7) 塩谷隆信, 高橋仁美 (編): リハ実践テクニック・呼吸ケア 第3版. メジカルビュー, 東京, 2011.

8) 千住秀明, 眞渕 敏, ほか (監): 呼吸理学療法標準手技. 医学書院, 東京, 2008.

9) 日本呼吸療法医学会コメディカル推進委員会・気管吸引ガイドライン作成ワーキンググループ: 気管吸引のガイドライン

10) 厚生労働省: 喀痰吸引等指導者マニュアル (第三号研修) 口腔・鼻腔吸引手順. https://www.mhlw.go.jp/seisakunitsuite/bunya/hukushi_kaigo/shougaishahukushi/kaigosyokuin/dl/manual_04.pdf

8章 I

1) 尾本和彦: 第2節 臨床評価. 金子芳洋 (監), 尾本和彦 (編): 障害児者の摂食・嚥下・呼吸リハビリテーション―その基礎と実践. p127, 医歯薬出版, 東京. 2005.

2) Lee-Parritz A, Cloherty J: Maternal conditions that affect the fetus. In Cloherty JP, Eichenwald EC, Shark A (eds): Manual of neonatal care, ed5. Lippincott, Philadelphia, 2004.

3) Giacoia GP, Venkataraman PS, et al: Follow-up of school-age children with bronchopulmonary dysphagia, J Pediatr 130: 400, 1997.

4) 神元有紀: わが国における脳性麻痺発生状況と産科医療補償制度. 東海産科婦人科学会雑誌 50: 1-7, 2014.

5) 大槻泰介, ほか: てんかん有病率等に関する疫学研究および診療実態の分析と治療体制の整備に関する研究. 平成24年度厚生労働科学研究費 (障害者対策) 報告書, 2014.

6) 白川哲夫, ほか (編): 小児歯科学 第5版. VI障害の種類と口腔所見, 第18章 障害児の歯科治療. pp383-387, 医歯薬出版, 東京, 2017.

7) 芳賀信彦: オーバービュー ダウン症の現在. JOURNAL OF ORAL REHABILITATION, 20 (6): 516-520, 2011.

8) 水上美樹, ほか: ダウン症候群児の粗大運動能と摂食に関わる口腔異常習癖との関連. 障害者歯科 36 (1): 17-24, 2015.

9) 坂本龍生, ほか: 入門 新・感覚統合法の理論と実践. pp111-113, 学習研究社, 東京, 1997.

10) 金子芳洋: 5) 口腔感覚の異常, 2. 機能異常は発達の遅れから, 第3章 心身障害児における摂食機能の異常. 金子芳洋 (編); 食べる機能の障害―その考え方とリハビリテーション. pp56-57, 医歯薬出版, 東京, 1987.

11) 高橋三郎, ほか: DSM-5 精神疾患の診断・統計マニュアル. pp49-57, 医学書院, 東京, 2014.

12) 田部絢子, ほか: 発達障害児者の「食」の困難・ニーズと支援に関する調査研究 調査報告書 (田部絢子, 高橋 智). 大阪体育大学教育学部 田部絢子研究室, 2015.

13) Groher M, Crary M (著), 高橋浩二 (監訳): Groher & Crary の嚥下障害の臨床マネジメント. 医歯薬出版, 東京, 2011.

14) 尾本和彦 (編), 金子芳洋 (監): 障害児者の摂食・嚥下・呼吸リハビリテーション. 医歯薬出版, 東京, 2005.

15) 金子芳洋 (編著): 食べる機能の障害―その考え方とリハビリテーション. 医歯薬出版, 東京, 1987.

16) Morris SE, Klein MD: Pre-Feeding Skills- A Comprehensive Resource for Mealtime Development. 2nd ed, Therapy Skill Builders, Tuscon, Arizona, 2000.

17) 白川哲夫, 飯沼光生, 福本 敏 (編): 小児歯科学 第5版. 医歯薬出版, 東京, 2017.

18) 飯塚美和子, ほか (編): 最新 子どもの食と栄養 食生活の基礎を築くために 第8版. 学建書院, 東京, 2015.

19) 日本歯科医学会: 口腔機能発達不全症に関する基本的な考え方. 2024. https://www.jads.jp/assets/pdf/basic/r06/document-240402-2.pdf (アクセス 2025/1/27)

文献

8章Ⅱ

1) 伊藤裕之：嚥下障害の神経症候学的検討―球麻痺，偽性球麻痺，嚥下失行―．耳展41（2）：159-164，1998.

2) 肥後隆三郎：神経・筋疾患における摂食・嚥下障害．口咽科24（1）：17–20，2011.

3) 日本神経治療学会治療指針作成委員会（編）：標準的神経治療：神経疾患に伴う嚥下障害．神経治療31（4）：437–470，2014.

4) 高橋浩二：摂食嚥下機能検査．2 顎口腔機能検査．口腔内科学 第1版（修正第2刷）．pp137–140，永末書店，京都，2018.

5) 高橋浩二：3 摂食嚥下障害．7 呼吸および摂食嚥下に関する異常．口腔内科学 第1版（修正第2刷）．pp572–580，永末書店，京都，2018.

6) 高橋浩二：Ⅱ 摂食嚥下障害の治療．口腔機能障害の治療．最新口腔外科学 第5版．pp632–639，医歯薬出版，東京，2017.

7) 高橋浩二：摂食嚥下障害のリハビリテーション．野間康弘，瀬戸皖一（監）：標準口腔外科学 第4版．pp527–532，医学書院，東京，2015.

8) 高橋浩二：舌・口底癌患者に対する摂食・嚥下リハビリテーションの最前線．顎顔面補綴33（2）：26–28，2010.

9) 高橋浩二：難治性の摂食・嚥下障害を有する頭頸部腫瘍術後患者の対応―経口摂取不能あるいは困難と他院で診断された頭頸部癌術後患者に対する入院加療―．口腔腫瘍21（4）：245–254，2009.

10) 厚生労働省：平成28年国民生活基礎調査．2017.

9章Ⅰ

1) 田角　勝，ほか：経口摂取の発達過程．田角　勝，向井美惠（編著）：小児の摂食嚥下リハビリテーション 第2版．pp40-44，医歯薬出版，東京，2014.

2) 神作一実：食事の自立と口腔機能．田角　勝，向井美惠（編著）：小児の摂食嚥下リハビリテーション 第2版．pp51-55．医歯薬出版，東京，2014.

3) 飯塚美和子（編）：子供の発育・発達の基本．p70，学建書院，東京，2016.

4) 金子芳洋：6）全身発達との関係，2．機能異常は発達の遅れから，第3章 心身障害児における摂食機能の異常．金子芳洋（編著）：食べる機能の障害―その考え方とリハビリテーション．pp58-59，医歯薬出版，東京，1987.

5) 大岡貴史，ほか：障害児の摂食機能障害と粗大運動発達との関連性について．障歯誌26（4）：648-657，2005.

6) 村田尚道，ほか：障害児における摂食・嚥下機能の発達段階と全身状態との関連について．障歯誌34（4）：609-615，2013.

7) W. K. Frankenburg（著）：社団法人日本小児保健協会：DENVER Ⅱ－デンバー式発達判定法－．日本小児医事出版社，東京，2003.

8) 遠城寺宗徳：遠城寺式・乳幼児分析的発達検査法〔九州大学小児科改訂新装版〕．p10，慶應義塾大学出版会，東京，2009.

9) 松井　潔，ほか：問診方式で行った遠城寺式乳幼児分析的発達検査の有用性に関する研究．こども医療センター医学誌42（4）：248-250, 2013.

10) 宮本信也：発達．清野佳紀，ほか（編）：NEW 小児科学 改訂第2版．pp13-29，南江堂，東京，2013.

11) 生澤雅夫，ほか（編著）：新版K式発達検査2001．京都国際社会福祉センター，京都，2002.

12) 田中教育研究所：田中ビネー知能検査Ⅴ．田研出版，東京，2003.

13) 亀井真由美：臨床心理士の役割．栗原まな（編著）：発達障害医学の進歩 重度重複障害児（者）へのリハビリテーション（YEAR BOOK NO.21）．pp50-63，診断と治療社，東京，2009.

14) 荒木麻美：スペシャルニーズデンティストリー 第2版．p212，医歯薬出版，東京，2017.

15) 向井美惠（主任研究者）：平成19年度厚生労働科学特別研究事業「食品による窒息の現状

把握と原因分析」調査について報告書.

16) 田角　勝：小児の誤嚥性肺炎の診断と対応，第2章小児の摂食嚥下機能の評価・検査・診断. 田角　勝，向井美惠（編著）：小児の摂食嚥下リハビリテーション 第2版. pp118-122, 医歯薬出版，東京，2014.

17) 今村栄一：カウプ指数による乳幼児身体発育の評価についての検討. 小児科臨床 36（9）: 2107-2113，1983.

18) 飯塚美和子：子どもの発育・発達の基本，2 栄養状態による発育・発達の評価. 飯塚美和子, ほか（編著）：最新 子どもの食と栄養. pp74-75, 学建書院，東京，2016.

19) 石黒光，田村文誉：小児の過敏に対する脱感作法を再考する（後編）. デンタルハイジーン, 38（7）: 934-936，2018.

20) 金子芳洋：付図，第5章 まとめ―摂食障害児のリハビリテーションを成功させるために―. 金子芳洋（編）：食べる機能の障害―その考え方とリハビリテーション. pp144-151, 医歯薬出版，東京，1987.

21) 尾本和彦：第2節 臨床評価. 金子芳洋（監），尾本和彦（編）：障害児者の摂食・嚥下・呼吸リハビリテーション―その基礎と実践. pp133-136, 医歯薬出版，東京，2005.

22) 田村文誉：第14章 小児の摂食指導. 伊藤元信，吉畑博代（編）：言語治療ハンドブック p293, p295, p301, 医歯薬出版，東京，2017.

23) 金子芳洋（監），尾本和彦（著）：障害児者の摂食・嚥下・呼吸リハビリテーション その基礎と臨床. p21, p150, 医歯薬出版，東京，2005.

24) Morris SE, Klein MD：Pre-Feeding Skills, 2nd ed. p88, p135, Therapy Skill Builders, Austin, Texas, 2000.

25) Arvedson JC, Bronsky L：Pediatric Swallowing and Feeding-Assessment and Management-, 1st ed. Singular Publishing Group Inc, San Diego, California, 1993.

26) 細川賀乃子：2. ビデオ内視鏡検査，第3節 検査機器を用いた評価，第3章 摂食機能の評価と診断. 金子芳洋（監），尾本和彦（編）：障害児者の摂食・嚥下・呼吸リハビリテーション―その基礎と実践. pp182-183, 医歯薬出版，東京，2005.

27) 才藤栄一，植田耕一郎（監）：摂食嚥下リハビリテーション 第3版. p123, 医歯薬出版, 東京，2016.

28) 植松　宏（監）：わかる！ 摂食・嚥下リハビリテーション，Ⅰ評価法と対処法. p141, 医歯薬出版，東京，2005.

29) 石川　朗（監）：言語聴覚士のための呼吸ケアとリハビリテーション. p26, 中山書店, 東京，2010.

30) 道　健一，黒澤崇四（監）：摂食機能マニュアル. pp65-81, 医歯薬出版，東京，2007.

31) 戸原　玄，阿部仁子，中山渕利，植田耕一郎：摂食嚥下障害への対応―摂食・嚥下障害の評価と訓練―. 日補綴会誌 Ann Jpn Prosthodont Soc 5：265-267，2013.

32) 向井美惠，ほか：歯学生のための摂食・嚥下リハビリテーション学 第1版. pp90-91, 医歯薬出版，東京，2017.

33) 日本摂食嚥下リハビリテーション学会 医療検討委員会，摂食嚥下障害の評価［簡易版］ 2015.

34) 日本摂食嚥下リハビリテーション学会 医療検討委員会：嚥下造影の検査法【詳細版】. 日本摂食嚥下リハ会誌 18（2）: 166-186，2014.

35) 日本摂食・嚥下リハビリテーション学会医療検討委員会：嚥下内視鏡検査の手順 2012 改訂（修正版）. 日摂食嚥下リハ会誌 17（1）: 87-99，2013.

36) 日本摂食・嚥下リハビリテーション学会医療検討委員会：摂食嚥下障害の評価［簡易版］. 日本摂食嚥下リハ会誌 15（1）: 76-95，2011.

10章

1) Eilers J, Berger AM, Peterson MC：Development,testing,and application of the oral assessment guide. Oncol Nurs Forum, 15：325-330, 1988.

2) 村松真澄：Eilers 口腔アセスメントガイドと口腔ケアプロトコール，看護技術，58（1）: 12-16，2012.

文献

3) Anderson P, Hallberg IR, Renvert S, et al.：Inter rater reliability of an the oral assessment guide for elderly patients resideng in a rehabilitation ward. Spec care Dentist, 22（5）：181-186, 2002.

4) Chalmers JM, King PL, Spencer AJ, et al.：The oral health assessment tool-validity and reliability. Aust Dent J, 50：19-199, 2005.

5) 松尾浩一郎，中川量晴：口腔アセスメントシート Oral Health Assessment Tool 日本語版（OHAT-J）の作成と信頼性，妥当性の検討．障歯誌，37：1-7, 2016.

6) Ikeda M, M Miki, T Atsumi, et al.：Effective elimination of comtaminants after oral care in elderly institutionalized individuals. Geriatr Nurs, 35：295-299, 2014.

11章 I

1) 才藤栄一：摂食嚥下リハビリテーション 第3版．摂食嚥下リハビリテーション総論 摂食嚥下障害への対応．pp21-26, 医歯薬出版，東京，2016.

2) 米山武義：誤嚥性肺炎予防における口腔ケアの効果．日老会誌 38：476-477, 2001.

3) 江川広子：摂食嚥下障害に対する訓練計画立案・食指導．平成 29 年度認定歯科衛生士セミナー 摂食嚥下リハビリテーションコーステキスト．p150, 2017.

11章 II

1) 厚生労働省 HP 授乳・離乳の支援ガイド http://www.mhlw.go.jp/content/11908000/000496257.pdf（アクセス：2019/4/20）

2) 日本摂食嚥下リハビリテーション学会医療検討委員会発達期嚥下調整食特別委員会：発達期摂食嚥下障害児（者）のための嚥下調整食分類 2018．日摂食嚥下リハ会誌，22（1）：59-73, 2018.

3) 日本摂食嚥下リハビリテーション学会 HP https://www.jsdr.or.jp/wp-content/uploads/file/doc/formuladiet_immaturestage2018.pdf（アクセス：2018/7/7）

4) 日本摂食・嚥下リハビリテーション学会嚥下調整食委員会：日本摂食・嚥下リハビリテーション学会嚥下調整食分類 2021．日摂食嚥下リハ会誌 25（2）：135-149, 2021.

5) 日本摂食嚥下リハビリテーション学会 HP
https://www.jsdr.or.jp/wp-content/uploads/file/doc/classification2013-manual.pdf（アクセス：2018/7/7）

6) 農林水産省 HP http://www.maff.go.jp/j/shokusan/seizo/kaigo.html（アクセス：2018/7/7）

7) 才藤栄一ほか（編）：摂食・嚥下リハビリテーションマニュアル．JJN スペシャル 52, 医学書院，東京，1996, 65.

8) 金子芳洋：歯科衛生士のための摂食嚥下リハビリテーション．医歯薬出版，東京，2011.

9) 才藤栄一，植田耕一郎（監）：摂食嚥下リハビリテーション．第3版．医歯薬出版，東京，2016.

11章 III

1) 金子芳洋（編著）：食べる機能の障害 その考え方とリハビリテーション．pp89-91, 114-129, 医歯薬出版，東京，1987.

2) 加賀谷 斉，出江紳一：摂食嚥下リハビリテーション 第3版．電気刺激療法，非侵襲的脳刺激による嚥下障害の治療．pp210-212, 医歯薬出版，東京，2016.

3) 新井俊二（監）：はじめて学ぶ 歯科衛生士のための歯科介護 第3版．医歯薬出版，東京，2013.

4) 才藤栄一：摂食嚥下リハビリテーション 第3版．摂食嚥下リハビリテーション総論 摂食嚥下障害への対応．pp21-26, 医歯薬出版，東京，2016.

5) 米山武義：誤嚥性肺炎予防における口腔ケアの効果．日老会誌 38：476-477, 2001.

6) 江川広子：摂食嚥下障害に対する訓練計画立案・食指導．平成 29 年度認定歯科衛生士セミナー 摂食嚥下リハビリテーションコーステキスト．p150, 2017.

7) 石黒光，田村文誉：小児の過敏に対する脱感作法法を再考する（後編）．デンタルハイジー

ン，38（7），934-935，2018．

8）日本摂食嚥下リハビリテーション学会医療検討委員会：訓練法のまとめ（2014 版）．日摂食嚥下リハ会誌 18（1）：55-89，2014．

9）菊谷　武：チェアサイド オーラルフレイルの診かた 第 2 版．p72，110，医歯薬出版，東京，2018．

10）才藤栄一，植田耕一郎（監）：摂食嚥下リハビリテーション 第 3 版．p.22，pp196-197，206-210，214-215，医歯薬出版，東京，2016．

11）日本歯科衛生士会（監）：歯科衛生士のための摂食嚥下リハビリテーション．p150，医歯薬出版，東京，2011．

12）新井俊二（監）：はじめて学ぶ 歯科衛生士のための歯科介護 第 3 版．医歯薬出版，東京，2013．

13）才藤栄一，植田耕一郎（監）：摂食嚥下リハビリテーション 第 3 版．224，医歯薬出版，東京，2016．

14）金子芳洋：歯科衛生士のための摂食嚥下リハビリテーション．医歯薬出版，東京，2011．

15）西尾正輝：摂食・嚥下障害の評価と治療．理学療法科学，16：5-16，2001．

12 章 I

1）下野正基，佐藤陽子，齋藤　淳，保坂　誠，Ginny Cathcart：歯科衛生ケアプロセス．医歯薬出版，東京，2007．

2）Gadbury-Amyot CC, Williams KB, Krust-Bray K, Manne D, Collins P：Validity and reliability of the Oral Health-related Quality of Life instrument for dental hygiene. J Dent Hyg 73：126-134, 1999.

3）Inglehart MR, et al（eds）：Oral health – related quality of life. Quintessence Publishing, Chicago, 2002.

索引

あ

アイスマッサージ	204, 210
アイヒナーの分類	69
アセスメント	229
アテローム血栓性脳梗塞	135
アミノ酸	100
アングルワイダー	189
顎引き嚥下	220, 225
安静時エネルギー消費量	99
インターディシプリナリーチームモデル	26
医療保険	30
胃食道逆流症	126
胃不全麻痺	127
異食	146
意識	108
意識障害	108
意識清明	108
維持期	11
息こらえ嚥下法	204, 212
一過性脳虚血発作	136
咽頭	34
咽頭の構造	40
咽頭期	13, 47
咽頭期の働き	49
咽頭吸引	188
咽頭筋	44
咽頭筋群	42, 45
咽頭絞扼反射	54
咽頭神経叢	45
咽頭内部	41
咽頭反射	53
咽頭鼻部	35, 40
ウェアリングオフ現象	142
ウェルニッケ（感覚性）失語	140
運動学	6
運動学習	7
運動学習理論	7
運動器の構造	7
運動制御	7
運動性失語	140
運動発達	7
運動発達の順序	152
エネルギー	99
壊死性腸炎	126
栄養アセスメント	93, 98
栄養アセスメントの項目	98
栄養ケア	93
栄養サポートチーム	106
栄養スクリーニング	93

栄養必要量	99
栄養補給方法	101
栄養補給方法の選択	102
遠城寺式乳幼児・分析的発達検査法	154
嚥下	12
嚥下パターン訓練	204
嚥下の意識化	220, 223
嚥下の咽頭期	49
嚥下の口腔期	48, 49
嚥下の食道期	49
嚥下運動	47
嚥下運動と呼吸	51
嚥下運動の過程	48
嚥下運動の誘発	50
嚥下運動発達期	57
嚥下関連器官の運動検査	169
嚥下機能の発達	60
嚥下機能獲得期	57
嚥下機能低下	87
嚥下障害	12
嚥下食ピラミッド	197
嚥下性無呼吸	51
嚥下造影検査	78, 166, 175, 177
嚥下造影検査と嚥下内視鏡検査の比較	177
嚥下促通	204
嚥下促通訓練	218
嚥下体操	203, 205
嚥下中枢	50
嚥下調整食	103
嚥下調整食分類	103, 104
嚥下内視鏡検査	78, 166, 175, 177
嚥下反射	50
オーラルディアドコキネシス	82
オーラルフレイル	84
オトガイ舌筋	39, 44
オトガイ舌骨筋	39, 43
おくび訓練	204
嘔吐の機序	55
嘔吐の予防	55
嘔吐中枢	55
嘔吐反射	53, 54
横・斜披裂筋	45
横舌筋	44
横紋筋	45
押しつぶし機能の発達	61
押しつぶし機能獲得期	57
太田ステージ	154

か

カウプ指数	93, 94, 156
カットコップ	201
カテーテル	120
カテーテルの廃棄方法	122
カフ付き気管カニューレ	148
ガムラビング	204, 206
下咽頭	35, 40
下咽頭収縮筋	45
下顎の運動路	69
下顎運動	68
下縦舌筋	44
下唇	37
下鼻道	42
仮性球麻痺	138
過開口	165
過敏の確認順序	206
過敏除去	206
過敏性	130
過敏性腸管症候群	127
課題の分析	233
介護保険制度	30
介助食べ	57
改訂日本版デンバー式発達スクリーニング検査	154
改訂長谷川式簡易知能評価スケール	167
改訂水飲みテスト	170
開口運動	68
開口相	68
開口保持器具	189
開口保持困難な場合	188
解剖	34
外傷	128
外舌筋	44
外側輪状披裂筋	45
外部観察評価	158
外部観察評価基準	158
外部観察評価項目	159
咳嗽	204
覚醒	108
喀痰吸引	117
学習	7
学習理論	7
顎下腺	39, 40
顎義歯	190
顎欠損部の清掃	190
顎舌骨筋	39, 43
顎二腹筋	39, 43
顎二腹筋後腹	43

顎二腹筋前腹	39, 43	吸引カテーテル	120	欠損補綴治療と栄養状態	89
顎下腺管	39	吸引の合併症	119	欠損補綴治療と食事指導	89
顎間空隙	59	吸引の適応条件	118	血圧	108
空嚥下	224	吸引器	188, 189	犬歯誘導咬合	70
換気の仕組み	52	吸引行為の実施者の要件	118	健康の定義	8
間歇的口腔食道経管栄養法	102	吸引手順	120	健康状態	8
間接訓練	202, 203	吸気	51	健忘失語	140
間接熱量測定法	99	吸啜	58	幻覚	146
感覚過敏	130	吸啜窩	59	言語療法	204
感覚性失語	140	吸啜反射	57, 58	原始反射	57, 58
感覚的過負荷	131	臼歯腺	40	原始反射の消失	58
感覚統合	130	臼磨運動	161	減退期	11
感覚導入	204	救急対応	112	コップ	200
感覚防衛	130	球麻痺	137, 138	呼吸	51, 110
感受性低下	131	拒食	155	呼吸リハビリテーション	115
環境調整	198	居宅療養管理指導費	31	呼吸と嚥下の協調	53
観察計画	235	虚弱型フロー	84	呼吸運動	51
観察評価	150	胸部突き上げ法	112	固有口腔	39
観念運動失行	140	強度変調放射線治療	147	鼓索神経	39
観念失行	140	頬	38, 83	誤飲	12, 123
顔面神経麻痺	136, 137	頬筋	39	誤嚥	12, 51, 112, 123, 165
キーゼルバッハ部位	119	頬訓練	204, 208	誤嚥性肺炎	155
気管	34, 41	頬腺	40	誤嚥防止のための姿勢	193
気管カニューレ	113, 114	筋萎縮性側索硬化症	143	口蓋	37
気管カニューレの構造と種類	114	筋減少症	144	口蓋咽頭弓	37, 41
気管カニューレ内の吸引	122	筋刺激訓練法	207	口蓋咽頭筋	45
気管吸引	121	緊急時の対応	112	口蓋垂	37, 41
気管支肺異形成症	127	クモ膜下出血	135, 136	口蓋垂筋	44
気管食道瘻	127	グッドイナフ人物画知能検査	154	口蓋舌弓	37, 39
気管切開	113, 121	グループファンクション	70	口蓋舌筋	45
気管切開患者	115	口遊び	59	口蓋腺	40
気管切開吸引	122	ケネディの分類	71	口蓋帆挙筋	44
気管切開孔	113	茎突咽頭筋	45	口蓋帆張筋	44
気管切開術	149	茎突舌筋	44	口蓋扁桃	37, 39
気管軟骨	42	茎突舌骨筋	43	口峡	37, 38
気切孔	113	計画立案	234	口峡柱	38
気道	34	経管依存	156	口腔	34
記憶障害	145	経口維持加算	33	口腔，咽頭の矢状断面	35
記録	233	経口栄養法	101	口腔アセスメントガイド	181
基礎訓練	202, 203	経口吸引	121	口腔ケア	19, 20
基礎代謝量	99	経口摂取準備期	57	口腔がん患者	190
基本動作	7	経腸栄養剤	102	口腔の構造	35
機能維持（回復）	11	経腸栄養法	101	口腔の診査	154
機能訓練法	149	経皮的酸素飽和度	111	口腔の内観	37
偽性球麻痺	137, 138	経鼻胃管栄養法	101	口腔衛生	80
偽性腸閉塞	127	経鼻吸引	121	口腔衛生管理	20, 29, 179
義歯	71, 80	軽度認知障害	92	口腔衛生管理の手順	185
義歯装着	72	頸部回旋	220, 224	口腔衛生管理の方法	185
客観的情報	233	頸部聴診法	171	口腔衛生管理加算	32
逆蠕動	54	頸部聴診法の判定基準	173	口腔衛生管理実施前の評価	179
吸引	117	欠損	70	口腔衛生管理体制加算	32

索引

索引

口腔衛生管理中のリスク管理 … 188
口腔衛生状態不良 … 87
口腔乾燥 … 81, 87
口腔乾燥の管理 … 82
口腔乾燥の評価法 … 81
口腔関連 QOL アセスメント票 … 229, 241
口腔関連 QOL 歯科衛生モデル … 232
口腔癌治療 … 147
口腔癌治療に伴う摂食嚥下障害 … 147
口腔期 … 13, 47, 49
口腔機能の定型発達 … 56
口腔機能の評価 … 158
口腔機能の評価と管理 … 79
口腔機能管理 … 20
口腔機能向上加算 … 31
口腔機能低下症 … 86
口腔機能発達チェックリスト … 133
口腔機能発達不全症 … 132
口腔機能発達不全症の特徴 … 132
口腔機能発達不全症の評価 … 133
口腔健康管理 … 19, 20
口腔清掃 … 19
口腔前庭 … 35, 39
口腔挿管 … 121
口腔底 … 36
口腔粘膜 … 35, 36
口腔粘膜炎がある場合 … 190
口腔剥離上皮膜 … 186, 187
口腔保湿剤 … 185
口腔領域の機能獲得過程 … 56
口唇 … 37, 83
口唇訓練 … 204, 207
口唇腺 … 37, 40
口唇閉鎖力測定器 … 83
口唇・頬の運動評価 … 83
口唇裂・口蓋裂 … 129
口裂 … 42
広頸筋 … 39
甲状軟骨 … 41, 42, 45
甲状披裂筋 … 45
巧緻運動 … 152
交互嚥下 … 220, 225
好酸性食道炎 … 126
咬合 … 68, 80
咬合圧検査 … 80
咬合相 … 68
咬合様式 … 68
咬合力検査 … 74
咬合力低下 … 87

咬頭嵌合位 … 68
咬反射 … 57, 58
後鼻孔 … 41
後方運動 … 68
後輪状披裂筋 … 45
高次脳機能 … 138, 139
高次脳機能障害 … 138, 139
高齢者の栄養状態 … 88
硬口蓋 … 35, 37, 38
喉頭 … 41, 42
喉頭の筋群 … 45
喉頭の構造 … 41
喉頭蓋 … 39, 42
喉頭蓋結節 … 42
喉頭蓋谷 … 39, 40, 42
喉頭蓋軟骨 … 41
喉頭筋 … 45
喉頭筋群 … 42
喉頭口 … 41, 42
喉頭侵入 … 12
喉頭閉鎖嚥下法 … 204, 212
氷なめ訓練 … 204, 211
国際生活機能分類 … 8
混合腺 … 37
混合能力 … 71

さ

サルコペニア … 144
サルコペニアによる摂食嚥下障害 … 144
嗄声 … 45, 53
再吸引 … 122
在宅医療 … 24
逆手握り … 162, 163
皿 … 200
三尖弁閉鎖症 … 128
酸素飽和度 … 111
シャキアエクササイズ … 213
支配神経 … 45
糸状乳頭 … 38, 39
姿勢 … 198
姿勢調整 … 182, 198
指導計画 … 235
歯科口腔保健の推進に関する法律 … 21
歯科口腔保健の推進に関する法律の概要 … 22
歯科口腔保健法 … 21
歯口清掃 … 19
歯肉 … 36, 37
歯肉マッサージ … 204, 206

歯列弓 … 37
耳下腺 … 40
耳管咽頭筋 … 45
自食準備期 … 64
自動運動 … 7
自閉スペクトラム症 … 131
失見当識 … 146
失語症 … 140
失語症の分類 … 140
実行機能障害 … 145
実施 … 236
手指機能 … 150
手指機能の発達 … 152
手指握り … 162, 163
手掌握り … 162, 163
主観的情報 … 233
主観的包括的評価 … 94
受動的刺激法 … 202
授乳・離乳の支援ガイド … 196
周期性嘔吐症候群 … 127
縦走筋 … 45
出血が多い場合の口腔衛生管理 … 189
純漿液腺 … 40
準備期 … 13, 47
処置計画 … 235
小唾液腺 … 40
小頭症 … 128
小児の摂食嚥下障害 … 124
小児の摂食嚥下障害の原因 … 125
小児の必要水分量 … 101
消化障害 … 127
障害の分類 … 8
障害児の摂食嚥下障害 … 124
漿液性唾液 … 40
上咽頭 … 40
上咽頭収縮筋 … 45
上縦舌筋 … 44
上唇 … 37
常同運動 … 146
情報収集 … 232
情報処理 … 232
静脈栄養法 … 102
食具 … 65
食具の把持方法 … 163
食具の持ち方 … 65
食具・食器食べ機能の評価 … 163
食具食べ機能の発達 … 57, 65
食形態 … 102, 200
食形態の分類 … 196
食事指導 … 196
食事指導のポイント … 198

食事時の姿勢 ……………… 198	聖隷式嚥下質問紙 ………… 172, 173	舌下神経支配 ………………… 44
食道 …………………… 34, 41	精密検査 ……………… 166, 175	舌下腺 ………………… 39, 40
食道入口部 …………………… 42	咳テスト …………………… 171	舌筋 ………………………… 44
食道期 …………………… 13, 47	咳反射 ……………………… 53	舌筋群 ………………… 42, 44
食道閉鎖 …………………… 127	摂食機能獲得 ………………… 57	舌訓練 ………………… 204, 209
食分類 ……………………… 103	摂食運動 …………………… 46	舌口唇運動機能低下 ………… 87
食塊 ………………………… 12	摂食嚥下 …………………… 12	舌骨 …………………… 42, 43, 44
食器・食具の選択 ………… 199	摂食嚥下リハビリテーション … 11	舌骨下筋群 …………… 42, 43
食物の把持方法 …………… 162	摂食嚥下リハビリテーションの進め	舌骨上筋群 …………… 42, 43
心原性脳塞栓症 …………… 136	方 ……………………… 15	舌骨舌筋 …………………… 44
心室中隔欠損 ……………… 127	摂食嚥下リハビリテーションの流れ	舌根 …………… 39, 40, 42
心房中隔欠損 ……………… 127	………………………… 17	舌正中溝 …………………… 39
神経筋疾患 …………… 141, 144	摂食嚥下に関わる機能 ……… 46	舌接触補助床 ………………… 73
唇顎口蓋裂 ………………… 129	摂食嚥下に関わる筋 ………… 42	舌尖 ………………………… 39
唇紅 ………………………… 37	摂食嚥下に関わる構造 ……… 34	舌腺 ………………………… 40
新生児呼吸窮迫症候群 …… 127	摂食嚥下のプロセス ………… 12	舌前方保持嚥下訓練 ……… 204
新版 K 式発達検査 ………… 154	摂食嚥下の評価 …………… 150	舌体 ………………………… 39
新版 S-M 社会生活能力検査 … 154	摂食嚥下の 5 期モデル ……… 46	舌苔付着の評価 ……………… 81
茸状乳頭 ……………… 38, 39	摂食嚥下の 5 期モデルと咀嚼 … 74	舌突出 ……………………… 165
スクリーニングテスト … 150, 168	摂食嚥下機能スクリーニング項目	舌乳頭 ……………………… 38
スクリーニング質問票 …… 172	………………………… 155	舌背 ………………………… 38
ステージ I トランスポート … 47, 48	摂食嚥下機能のメカニズム … 34	舌扁桃 ……………………… 39
ステージ II トランスポート … 47, 48	摂食嚥下機能の獲得過程 …… 57	舌盲孔 ……………………… 39
スプーン …………………… 200	摂食嚥下機能の生後発達 …… 57	先行期 ………………… 13, 46
スプーン咬み ………… 161, 165	摂食嚥下機能の発達過程 …… 56	先端つまみ …………… 162, 163
スマイルケア食 …………… 197	摂食嚥下訓練 ……………… 194	先天異常 …………………… 129
すりつぶし機能の発達 ……… 62	摂食嚥下障害 ……… 11, 12, 124	先天性巨大結腸症 ………… 126
すりつぶし機能獲得期 ……… 57	摂食嚥下障害に対する訓練	染色体異常 ………………… 129
水頭症 ……………………… 128	………………………… 194, 202	腺房細胞 …………………… 40
水分 …………………… 100, 104	摂食嚥下障害に対する訓練計画	遷延性肺高血圧症 ………… 127
水分摂取機能の獲得 ……… 63	………………………… 195	全失語 ……………………… 140
水分摂取訓練 ………… 220, 226	摂食嚥下障害に対する訓練法 … 204	全身状態の把握 …………… 108
水分摂取量 ………………… 101	摂食嚥下障害の原因 ………… 14	前舌保持嚥下訓練 …… 204, 215
垂直舌筋 …………………… 44	摂食嚥下障害の重症度分類 … 15	前方運動 …………………… 68
セミファーラー位 ………… 184	摂食嚥下障害の対応領域 …… 13	咀嚼 ………………………… 12
セリアック病 ……………… 126	摂食嚥下障害の 3 領域 ……… 11	咀嚼（狭義）………………… 62
世界保健機構 ………………… 8	摂食嚥下障害者に関する制度 … 24	咀嚼と栄養 ………………… 88
正中舌喉頭蓋ヒダ ……… 39, 42	摂食嚥下障害者への対応 …… 194	咀嚼と全身機能 ……………… 90
生理 ………………………… 46	摂食嚥下動作 ………………… 34	咀嚼と認知機能 ……………… 91
成人期の摂食嚥下障害 …… 135	摂食嚥下能力のグレード …… 15	咀嚼の位置づけ ……………… 74
成人期（中途障害者）および老年期	摂食嚥下評価・訓練 ……… 115	咀嚼の評価と管理 …………… 74
（高齢期）に対する評価 …… 167	摂食拒否 …………………… 156	咀嚼運動 ……………………… 7
声帯 ………………………… 42	摂食訓練 ………… 194, 203, 216	咀嚼運動検査 ………………… 75
声帯筋 ……………………… 45	摂食訓練（直接訓練）の実際 … 217	咀嚼期 ………………………… 13
声帯内転運動 ……………… 214	摂食行動と脳 ………………… 46	咀嚼機能 …………………… 68
声帯内転訓練 ……………… 204	摂食障害 …………………… 12	咀嚼機能の評価法 …………… 74
声門越え嚥下法 …………… 212	舌 ………………… 38, 44, 82	咀嚼機能低下 ………………… 87
声門閉鎖 …………………… 54	舌の構造 …………………… 39	咀嚼筋群 ……………… 42, 43
声門閉鎖嚥下法 …………… 212	舌圧の評価 ………………… 82	咀嚼時の下顎運動 …………… 69
声門裂 ……………………… 42	舌咽神経 ……………… 39, 45	咀嚼粘膜 …………………… 36
制吐薬 ……………………… 55	舌運動の評価 ………………… 82	咀嚼能率 …………………… 71

索引

259

索引

咀嚼能率スコア法 ･･････････････ 76
咀嚼能率検査 ･･････････････････ 75
咀嚼能力 ･･････････････････････ 80
咀嚼能力検査 ･･････････････ 75, 76
咀嚼練習期 ････････････････････ 57
粗大運動 ･････････････････････ 152
粗大運動と口腔機能の発達 ･････ 153
粗大運動の発達 ････････････････ 59
粗大運動能 ･･･････････････････ 150
粗大運動能の評価 ･･･････････････ 150
喪失量 ･･･････････････････････ 101
総エネルギー消費量 ･･･････････ 99
総動脈幹症 ･･･････････････････ 128
側臥位 ･･･････････････････････ 184
側頭骨茎状突起 ････････････････ 43
側方運動 ･･････････････････････ 68

た

ダウン症候群 ････････････････ 129
たんぱく質 ･･･････････････････ 100
田中ビネー知能検査Ⅴ ･････････ 154
多職種連携 ････････････ 6, 25, 28
唾液 ･････････････････････････ 81
唾液腺 ･･･････････････････････ 40
代謝水 ･････････････････ 100, 101
代償的方法 ･･･････････････････ 149
体温 ･････････････････････････ 111
体格指数 ･････････････････････ 93
体重増加不良 ････････････････ 156
大唾液腺 ･････････････････････ 40
大動脈音 ･････････････････････ 128
大動脈弁狭窄症 ･･････････････ 128
第1期輸送 ････････････････････ 48
第2期輸送 ････････････････････ 48
第三の医学 ････････････････････ 2
脱感作 ･･･････････････････････ 206
探索反射 ･･･････････････････ 57, 58
痰の喀出 ･････････････････････ 118
痰の除去 ･････････････････････ 187
チームアプローチ ･･････････････ 6
チーム医療 ･･･････････････････ 25
地域ケア会議 ･････････････････ 25
地域包括ケアシステム ･･････ 24, 28
地域包括支援センター ･････････ 25
地域連携 ･････････････････････ 24
知能検査 ･････････････････････ 154
窒息 ･･･････････････････ 112, 155
中咽頭 ･･･････････････････ 35, 40
中収縮咽頭筋 ･････････････････ 45
中心静脈栄養法 ･･････････････ 102
中枢パターン発生器 ･･･････････ 50

中鼻道 ･････････････････････ 35, 42
注意障害 ･････････････････････ 145
超皮質性運動性失語 ･･･････････ 140
超皮質性感覚性失語 ･･･････････ 140
超皮質性混合性失語 ･･･････････ 140
直接訓練 ･･･････････ 194, 203, 216
津守式乳幼児精神発達診断検査
　　　　　　　　　　　　 154
強い息こらえ嚥下法 ･･･････ 204, 212
てんかん発作 ･････････････････ 129
手づかみ ･････････････････････ 146
手づかみ食べ ････････････････ 57
手づかみ食べ機能の発達 ･･･････ 64
手づかみ食べ機能の評価 ･･･････ 162
手と口の協調運動の評価項目 ･･･ 162
手続き記憶 ･･･････････････････ 146
低栄養 ･･･････････････････････ 145
低酸素血症 ･･･････････････････ 111
低舌圧 ･･･････････････････････ 87
抵抗法 ･･･････････････････ 202, 208
伝導失語 ･････････････････････ 140
電気刺激療法 ････････････････ 202
トランスディシプリナリーチームモ
　デル ･･･････････････････････ 26
とろみの段階 ････････････････ 106
とろみ調整食品 ･･･････････････ 105
疼痛 ･････････････････････････ 84
頭蓋内出血 ･･･････････････････ 128
頭頸部癌治療後の摂食嚥下障害の原
　因 ･･･････････････････････ 148
頭部挙上訓練 ･･･････････ 204, 213
糖尿病 ･･･････････････････････ 125
動脈管開存症 ････････････････ 127
動揺病 ･･･････････････････････ 55
特殊粘膜 ･････････････････････ 36
特別用途食品えん下困難者用食品
　　　　　　　　　　　　 197
鈍麻 ･･･････････････････ 130, 131

な

内舌筋 ･･･････････････････････ 44
軟口蓋 ･･･････････ 37, 41, 44, 83
軟口蓋の筋群 ･･････････････ 42, 44
軟口蓋挙上訓練 ･･････････････ 204
軟口蓋挙上装置 ･･････････ 73, 204
軟口蓋挙上不全 ････････････････ 73
軟毛タフトブラシを用いた口腔衛生
　管理 ･･･････････････････････ 191
日本摂食嚥下リハビリテーション学
　会嚥下調整食分類2013 ･･････ 197
乳歯の萌出 ････････････････････ 64

乳歯列の完成 ････････････････ 67
乳児期における機能発達 ･･･････ 57
乳汁摂取 ･･･････････････ 57, 58
乳幼児身体発育曲線 ･･･････････ 156
乳幼児発達スケール（KIDS）タイ
　プT ･･･････････････････････ 154
妊娠高血圧腎症 ･･････････････ 125
妊娠性糖尿病 ････････････････ 125
認知 ･････････････････････････ 108
認知期障害 ････････････････････ 91
認知機能 ･･･････････････ 150, 167
認知症 ･･･････････････････････ 145
認知症にみられる摂食嚥下障害
　　　　　　　　　　　　 145
認知症にみられる摂食困難 ････ 145
認知症患者の割合 ･･･････････････ 91
認知症高齢者の口腔機能 ･･･････ 91
認知症発症に関連する口腔の要因
　　　　　　　　　　　　 92
認知発達検査 ････････････････ 154
寝たきりになる原因疾患 ･･･････ 137
粘膜下組織 ･･･････････････････ 36
粘膜固有層 ･･･････････････････ 36
粘膜上皮 ･････････････････････ 36
能動的刺激法 ････････････････ 202
脳の局在性 ･･･････････････････ 139
脳梗塞 ･･･････････････････････ 135
脳室周囲白質軟化症 ･･･････････ 128
脳出血 ･･･････････････････････ 135
脳性麻痺 ･････････････････････ 128
脳卒中 ･･･････････････････････ 135
脳卒中の分類 ････････････････ 136
脳卒中後遺症 ････････････････ 136
脳損傷 ･･･････････････････････ 128
喉のアイスマッサージ ･･･ 204, 210

は

ハイムリック法 ･･････････････ 112
ハビリテーション ･･･････････ 11
ハフィング ･･･････････ 204, 212
ハリス・ベネディクトの式 ･･･ 99
バイタルサイン ･･････････････ 108
バイタルサインの把握 ････････ 168
バイトブロック ･･････････････ 189
バルーンカテーテル ･･････････ 215
バルーン拡張法 ･････････ 204, 215
バンゲード法 ････････････････ 207
パーキンソニズム ･･･････････ 142
パーキンソン症候群 ･･････････ 142
パーキンソン症候群の主な原因
　　　　　　　　　　　　 143

パーキンソン病	141	
パームグリップ	65	
パルスオキシメーター	111	
歯	40, 79	
歯ブラシ	185	
歯の機能	40	
歯の欠損	70	
歯の欠損と摂食嚥下	71	
肺動脈弁狭窄症	128	
背部叩打法	112	
廃用症候群	141	
剥離上皮除去	187	
箸の使用法	67	
発声	53	
発達の評価	153	
発達期	11, 56	
発達期の口腔形態	56	
発達期の摂食嚥下機能	56	
発達期の摂食嚥下機能の評価	150	
発達期の摂食嚥下障害	124	

発達期摂食嚥下障害児（者）のための
　嚥下調整食分類 103, 105, 197

発達検査	154	
反射	53	
反応亢進	130	
反復唾液嚥下テスト	169, 170	
半自動運動	7	
半側空間失認	139	
半能動的刺激法	202	
晩期障害	148	
ヒルスシュスプルング病	126	
ビシャの脂肪床	59	
非経腸栄養法	101	
非侵襲的脳刺激法	202	
披裂間切痕	42	
披裂筋	45	
披裂軟骨	45	
被覆粘膜	36	
微細運動	64, 152	
微細運動能	150	
鼻咽腔閉鎖	45, 49, 54	
鼻腔	34, 39	
鼻腔の構造	42	
鼻腔挿管	121	
鼻出血	119	
左片麻痺	139	
左片麻痺患者	139	
一口量	63, 219	
一人食べ	57	
表情筋群	42	
評価	239	

病態別摂食嚥下障害	124	
ファロー四徴症	127	
フィジカルアセスメント	167	
フィンガーグリップ	65	
フードテスト	170	
フレイル	84	
フレイル概念図	85	
フレイル予防	85	
ブラッシング	185	
ブローカー（運動性）失語	140	
プッシング・プリング訓練	214	
プロセスモデル	47, 48	
プロセスモデルと咀嚼	74	
不感蒸泄	101	
不顕性誤嚥	112	
服薬の影響	125	
腹部突き上げ法	112	
複数回嚥下	223	
分界溝	38, 39	
分泌細胞	40	
分娩時の問題	126	
ペングリップ	65, 163	
閉口運動	68	
閉口相	68	
偏心咬合位	68	
便中水分	101	
便秘	127	
ボタン訓練	208	
捕食	12	
捕食機能の発達	61	
捕食機能獲得期	57	
捕食訓練	219	
哺乳	57	
哺乳期	57	
哺乳に関わる反射	58	
哺乳に関わる反射の消失	59	

ま

マルチディシプリナリーチームモデル	26	
マンチング	160	
麻痺	136	
末梢静脈栄養法	102	
丸のみ	165	
ミオパチー	141	
味覚	39	
味蕾	39	
右片麻痺	137, 139, 140	
脈拍	110	
むせ	165	
無歯顎	72	

メンデルソン手技	204, 214	
迷走神経	39, 45	
物のつかみ方の発達	152	

や・ら・わ

ユニバーサルデザインフード	197	
有郭乳頭	38, 39	
有歯顎	72	
指しゃぶり	59	
予後栄養指数	97	
幼児期における機能発達	66	
要介護状態になる原因	90	
葉状乳頭	39	
横向き嚥下	224	
ラクナ梗塞	135, 137	
リハビリテーション	5, 11	
リハビリテーションの基本姿勢	2	
リハビリテーション医学	5	

リハビリテーション専門職の役割
　　　　　　　　　　　　　　　6

リハビリテーション治療	9	
梨状陥凹	40, 41, 42	
離乳開始	59	
離乳期	57	

離乳期〜幼児期における機能発達
　　　　　　　　　　　　　　60

離乳準備	58	
両側性平衡咬合	70	
輪状甲状筋	45	
輪状軟骨	41, 42, 45	
臨床的摂食嚥下障害重症度分類	16	
冷圧刺激	204, 210	
ローレル指数	156	
老年期の摂食嚥下障害	135	
ワルトン管	39	

数字

13 トリソミー	129	
18 トリソミー	129	
21 トリソミー	129	

A

ALS	143	
ASDs	131	
ASDs 児	131	

B

BEE	99	
BMI	93	
BMI SD スコア	94	
BMI パーセンタイル値	94	

索引

C

CONUT ·········· 97
CONUT 評価方法 ·········· 97
CPG ·········· 47, 50

D

DAM ·········· 154
DSS ·········· 16

E

EAT-10 ·········· 172, 175
Ebner 腺 ·········· 39
EP ·········· 235

F

FT ·········· 170

G

GCS ·········· 108, 109
GER ·········· 126
GERD ·········· 126
Glasgow Coma Scale ·········· 108, 109
GLIM 基準 ·········· 98
GNRI ·········· 97

H

HBE ·········· 99
HDS-R ·········· 167
huffing ·········· 204, 212

I

ice massage ·········· 210
ICF ·········· 8, 9
IMRT ·········· 147

J

Japan Coma Scale ·········· 108, 109, 218
JCS ·········· 108, 109, 218
JDDST-R ·········· 154

K

Kaup 指数 ·········· 93, 156
Kaup 指数の標準値 ·········· 94

M

Masako 法 ·········· 204, 215
MCI ·········· 92
Mendelsohn maneuver ·········· 204, 214
Mini-Mental State Examination ·········· 167

MMSE ·········· 167
MNA-SF ·········· 95, 96
MWST ·········· 170

N

NG 法 ·········· 101
NPC/N 比 ·········· 100
NRS ·········· 84
NST ·········· 106
Numerical Rating Scale ·········· 84

O

OAG ·········· 181
OE 法 ·········· 102
OHAT ·········· 180, 182
OHRQL ·········· 232
OP ·········· 235
O データ ·········· 233

P

palatal lift ·········· 204
PAP ·········· 73
PLP ·········· 73
PNI ·········· 97
PPN ·········· 102
pulling exercise ·········· 204
pushing exercise ·········· 204
pushing/pulling exercise ·········· 214

R

REE ·········· 99
ROAG ·········· 181
Rohrer 指数 ·········· 93
Rohrer 指数の標準値 ·········· 94
RSST ·········· 169, 170

S

SGA ·········· 94
SGA 評価用紙 ·········· 95
Shaker exercise ·········· 204, 213
SOAP ·········· 238
SOAPIE ·········· 236, 238
SpO$_2$ ·········· 111
stage Ⅰ transport ·········· 47, 48
stage Ⅱ transport ·········· 47, 48
super-supraglottic swallow ·········· 204, 212
supraglottic swallow ·········· 204, 212
S データ ·········· 233

T

TCI ·········· 80
TEE ·········· 99
thermal tactile stimulation ·········· 204, 210
think swallow ·········· 204, 223
Tongue Coating Index ·········· 81
tongue-hold swallow ·········· 204, 215
TP ·········· 235
TPN ·········· 102
transdisciplinary アプローチ ·········· 6

U

UDF ·········· 197
U コップ ·········· 201

V

VAS ·········· 84
VE ·········· 78, 166, 175
VE による咀嚼嚥下機能の評価 ·········· 79
VE 評価用紙 ·········· 177
VF ·········· 78, 166, 175
VF による咀嚼嚥下機能の評価 ·········· 78
VF 評価用紙 ·········· 176
Visual Analogue Scale ·········· 84

W

wearing off 現象 ·········· 142
WHO ·········· 8
WHO 憲章前文 ·········· 8

歯科衛生士のための	
摂食嚥下リハビリテーション 第2版	ISBN 978-4-263-42264-9

2011年 4月10日 第1版第 1 刷発行
2019年 2月20日 第1版第10刷発行
2019年 8月25日 第2版第 1 刷発行
2025年 1月20日 第2版第 8 刷発行

監　修　公益社団法人
　　　　日本歯科衛生士会

編集代表　植田　耕一郎

発行者　白石　泰夫

発行所　医歯薬出版株式会社

〒113-8612　東京都文京区本駒込 1-7-10
TEL. (03) 5395-7638 (編集)・7630 (販売)
FAX. (03) 5395-7639 (編集)・7633 (販売)
https://www.ishiyaku.co.jp/
郵便振替番号 00190-5-13816

乱丁, 落丁の際はお取り替えいたします　　印刷・木元省美堂／製本・愛千製本所
© Ishiyaku Publishers, Inc., 2011, 2019. Printed in Japan

本書の複製権・翻訳権・翻案権・上映権・譲渡権・貸与権・公衆送信権 (送信可能化権を含む)・口述権は, 医歯薬出版(株)が保有します.

本書を無断で複製する行為 (コピー, スキャン, デジタルデータ化など) は,「私的使用のための複製」などの著作権法上の限られた例外を除き禁じられています. また私的使用に該当する場合であっても, 請負業者等の第三者に依頼し上記の行為を行うことは違法となります.

JCOPY ＜出版者著作権管理機構 委託出版物＞

本書をコピーやスキャン等により複製される場合は, そのつど事前に出版者著作権管理機構 (電話 03-5244-5088, FAX 03-5244-5089, e-mail：info@jcopy. or. jp) の許諾を得てください.